Kohlhammer

Die Herausgeber

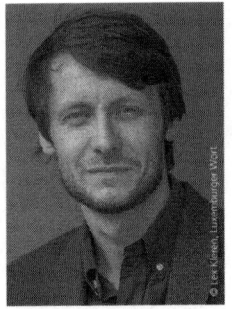

Dr. phil. Charles Benoy ist Psychologe, psychologischer Psychotherapeut, Verhaltenstherapeut. Absolvent der Universitäten Luxemburg, Fribourg und Basel. Seine klinische Tätigkeit absolviert er in der Rehaklinik des Centre Hospitalier Neuro-Psychiatrique (CHNP) in Ettelbrück in Luxemburg. Er forscht am Zentrum für Psychosomatik und Psychotherapie an der Klinik für Erwachsene der Universitären Psychiatrischen Kliniken (UPK) Basel in der Schweiz. Darüber hinaus ist er als verhaltenstherapeutischer Supervisor tätig, hat verschiedene Lehraufträge inne und ist Past-Präsident und ordentliches Mitglied des Vorstandes der Schweizerischen Gesellschaft für Zwangsstörungen (SGZ).

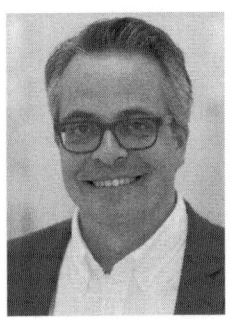

Prof. Dr. med. Marc Walter ist Facharzt für Psychiatrie und Psychotherapie, Facharzt für Psychosomatische Medizin und Psychotherapie und psychoanalytischer Psychotherapeut. Er ist Klinikleiter und Chefarzt der Klinik für Psychiatrie und Psychotherapie der Psychiatrischen Dienste Aargau AG (PDAG) und Professor für Psychiatrie und Psychotherapie an der Universität Basel. Wissenschaftlich war er an der Charité in Berlin und an der Harvard Medical School in Boston tätig. Seine Forschungsschwerpunkte sind Persönlichkeitsstörungen, Psychotherapie und Suchtmedizin.

Charles Benoy
Marc Walter (Hrsg.)

Zwangsstörung

Grundlagen – Formen – Interventionen

Verlag W. Kohlhammer

Dieses Werk einschließlich aller seiner Teile ist urheberrechtlich geschützt. Jede Verwendung außerhalb der engen Grenzen des Urheberrechts ist ohne Zustimmung des Verlags unzulässig und strafbar. Das gilt insbesondere für Vervielfältigungen, Übersetzungen, Mikroverfilmungen und für die Einspeicherung und Verarbeitung in elektronischen Systemen.

Pharmakologische Daten, d. h. u. a. Angaben von Medikamenten, ihren Dosierungen und Applikationen, verändern sich fortlaufend durch klinische Erfahrung, pharmakologische Forschung und Änderung von Produktionsverfahren. Verlag und Autoren haben große Sorgfalt darauf gelegt, dass alle in diesem Buch gemachten Angaben dem derzeitigen Wissensstand entsprechen. Da jedoch die Medizin als Wissenschaft ständig im Fluss ist, da menschliche Irrtümer und Druckfehler nie völlig auszuschließen sind, können Verlag und Autoren hierfür jedoch keine Gewähr und Haftung übernehmen. Jeder Benutzer ist daher dringend angehalten, die gemachten Angaben, insbesondere in Hinsicht auf Arzneimittelnamen, enthaltene Wirkstoffe, spezifische Anwendungsbereiche und Dosierungen anhand des Medikamentenbeipackzettels und der entsprechenden Fachinformationen zu überprüfen und in eigener Verantwortung im Bereich der Patientenversorgung zu handeln. Aufgrund der Auswahl häufig angewendeter Arzneimittel besteht kein Anspruch auf Vollständigkeit.

Die Wiedergabe von Warenbezeichnungen, Handelsnamen und sonstigen Kennzeichen in diesem Buch berechtigt nicht zu der Annahme, dass diese von jedermann frei benutzt werden dürfen. Vielmehr kann es sich auch dann um eingetragene Warenzeichen oder sonstige geschützte Kennzeichen handeln, wenn sie nicht eigens als solche gekennzeichnet sind.

Es konnten nicht alle Rechtsinhaber von Abbildungen ermittelt werden. Sollte dem Verlag gegenüber der Nachweis der Rechtsinhaberschaft geführt werden, wird das branchenübliche Honorar nachträglich gezahlt.

Dieses Werk enthält Hinweise/Links zu externen Websites Dritter, auf deren Inhalt der Verlag keinen Einfluss hat und die der Haftung der jeweiligen Seitenanbieter oder -betreiber unterliegen. Zum Zeitpunkt der Verlinkung wurden die externen Websites auf mögliche Rechtsverstöße überprüft und dabei keine Rechtsverletzung festgestellt. Ohne konkrete Hinweise auf eine solche Rechtsverletzung ist eine permanente inhaltliche Kontrolle der verlinkten Seiten nicht zumutbar. Sollten jedoch Rechtsverletzungen bekannt werden, werden die betroffenen externen Links soweit möglich unverzüglich entfernt.

1. Auflage 2022

Alle Rechte vorbehalten
© W. Kohlhammer GmbH, Stuttgart
Gesamtherstellung: W. Kohlhammer GmbH, Stuttgart

Print:
ISBN 978-3-17-038732-4

E-Book-Formate:
pdf: ISBN 978-3-17-038733-1
epub: ISBN 978-3-17-038734-8

Verzeichnis der Autorinnen und Autoren

Backenstraß, Matthias, Prof. Dr. phil. Dipl.-Psych.
Psychologischer Psychotherapeut, Institutsleiter
Institut für Klinische Psychologie
Zentrum für Seelische Gesundheit, Klinikum Stuttgart
Prießnitzweg 24, D-70374 Stuttgart
m.backenstrass@klinikum-stuttgart.de

Benoy, Charles, Dr. phil.
Psychologischer Psychotherapeut
Centre Hospitalier Neuro-Psychiatrique Luxembourg
Rehaklinik
17, avenue des Alliés, L-9012 Ettelbrück
und
Universitäre Psychiatrische Kliniken Basel
Zentrum für Psychosomatik und Psychotherapie ZPP
Wilhelm Klein-Str. 27, CH-4002 Basel
charles.benoy@chnp.lu

Brancato, Christine, M.Sc.
Psychologin, Eidgenössisch anerkannte Psychotherapeutin
Praxis Psychotherapie und Paartherapie
Horburgstr. 105, CH-4057 Basel
christine.brancato@hin.ch

Brezinka, Veronika, Dr. phil. Dr. (PhD)
Psychologin, Verhaltenstherapeutin
Spezialsprechstunde für Tics und Zwänge
Klinik für Kinder- und Jugendpsychiatrie und Psychotherapie
Psychiatrische Universitätsklinik Zürich
Eisengasse 16, CH-8008 Zürich

Dammann, Gerhard, PD Dr. med. Dipl.-Psych. (†)
Psychiatrische Dienste Thurgau (Akad. Lehrkrankenhaus der PMU Salzburg)
Psychiatrische Klinik Münsterlingen
Seeblickstr. 3, CH-8596 Münsterlingen

Verzeichnis der Autorinnen und Autoren

Dürsteler, Kenneth M., Dr. phil.
Leitender Psychologe ADS/AfS/Janus
Zentrum für Abhängigkeitserkrankungen
Universitäre Psychiatrische Kliniken Basel
Wilhelm Klein-Str. 27, CH-4002 Basel
und
Klinik für Psychiatrie, Psychotherapie und Psychosomatik
Zentrum für Abhängigkeitserkrankungen
Psychiatrische Universitätsklinik Zürich
kenneth.duersteler@upk.ch

Egger, Stephan T., Dr. med.
Oberarzt
Klinik für Psychiatrie, Psychotherapie und Psychosomatik
Psychiatrische Universitätsklinik Zürich
Lenggstr. 31, CH-8032 Zürich
stephan.egger@pukzh.ch

Exner, Cornelia, Prof. Dr. rer. nat. Dipl.-Psych.
Psychologische Psychotherapeutin (VT), Klinische Neuropsychologin
Professorin für Klinische Psychologie und Psychotherapie
Institut für Psychologie, Universität Leipzig
Neumarkt 9–19, D-04109 Leipzig
exnerc@uni-leipzig.de

Fink-Lamotte, Jakob, Dr. rer. nat. Dipl.-Psych.
Wissenschaftlicher Mitarbeiter, Psychologischer Psychotherapeut (VT)
Institut für Psychologie, Klinische Psychologie und Psychotherapie, Universität Leipzig
Neumarkt 9–19, D-04109 Leipzig
jakob.fink@uni-leipzig.de

Fricke, Susanne, PD Dr. phil.
Psychologische Psychotherapeutin
Privatpraxis
Hegestieg 6, D-20249 Hamburg
info@dr-susanne-fricke.de

Gocheva, Vanya, Dr. sc. med.
Eidgenössisch anerkannte Psychotherapeutin
Praxis Qurateam AG Basel
Steinenberg 23, CH-4051 Basel
v.gocheva@qurateam.ch

Grimmer, Bernhard, PD Dr. phil.
Leitender Psychologe, Therapeutische Bereichsleitung Psychotherapie
Psychiatrische Klinik Münsterlingen
Seeblickstr. 3, CH-8596 Münsterlingen
bernhard.grimmer@stgag.ch

Carlotta Heinzel, Dr. phil.
Assistentin
Fakultät für Psychologie, Universität Basel
Missionsstr. 62a, CH-4055 Basel
carlotta.heinzel@unibas.ch

Hollmann, Karsten, Dipl.-Psych.
Ltd. Psychologe Spezialambulanz Zwangsstörungen & Bereich Telemedizin
Abteilung Psychiatrie, Psychosomatik und Psychotherapie im Kindes- und Jugendalter
Zentrum für Psychische Gesundheit
Universitätsklinikum Tübingen
Osianderstr. 14–16, D-72076 Tübingen
karsten.hollmann@med.uni-tuebingen.de

Jahn, Ina, Dipl.-Psych.
Psychologische Leiterin Spezialambulanz für Zwangserkrankungen
Psychologische Psychotherapeutin (VT) und Systemische Therapeutin
Klinik für Psychiatrie, Psychosomatik und Psychotherapie
Zentrum für Seelische Gesundheit
Helios Park-Klinikum Leipzig
Akademisches Lehrkrankenhaus der Universität Leipzig
Morawitzstr. 2, D-04289 Leipzig
ina.jahn@helios-gesundheit.de

Kizilhan, Jan Ilhan, Prof. Dr. rer. soc. Dr. phil.
Direktor des Instituts für Transkulturelle Gesundheitsforschung, DHBW
Dekan des Instituts für Psychotherapie und Psychotraumatologie, Universität Duhok, Iraq
Transkulturelle psychosomatische Abteilung, Klinik am Vogelsang, Mediclin, Donaueschingen, Deutschland
Schramberger Str. 26, D-78054 Villingen-Schwenningen
kizilhan@dhbw-vs.de

Klesse, Christian, Dr. phil.
Psychologischer Psychotherapeut
Klinik für Psychiatrie und Psychotherapie
Universitätsklinikum Freiburg
Hauptstr. 5, D-79106 Freiburg
christian.klesse@uniklinik-freiburg.de

Verzeichnis der Autorinnen und Autoren

Köck, Patrick, Dr. med. univ.
Stv. Oberarzt, Abteilung U2
Zentrum für Abhängigkeitserkrankungen
Universitäre Psychiatrische Kliniken Basel
Wilhelm-Klein-Str. 27, CH-4002 Basel
patrick.koeck@upk.ch

Lieb, Roselind, Prof. Dr. phil. Dipl.-Psych.
Professorin für Klinische Psychologie und Epidemiologie
Psychologische Psychotherapeutin
Leitung Abteilung Klinische Psychologie und Epidemiologie
Fakultät für Psychologie, Universität Basel
Missionsstr. 60/62, CH-4055 Basel
roselind.lieb@unibas.ch

Maywald, Maximilian, Mag. rer. nat.
Wissenschaftlicher Mitarbeiter, Psychologischer Psychotherapeut
Klinik für Psychiatrie und Psychotherapie, LMU Klinikum
Nußbaumstr. 7, D-80336 München
maximilian.maywald@med.uni-muenchen.de

Miché, Marcel, Dr. phil. Dipl.-Psych.
Wissenschaftlicher Mitarbeiter
Universität Basel, Fakultät für Psychologie, Klinische Psychologie und Epidemiologie
Missionsstr. 62a, CH-4055 Basel
marcel.miche@unibas.ch

Pitsch, Karoline, Dr. phil. Dipl.-Psych.
Psychologische Psychotherapeutin, Stationspsychologin der Spezialstation für Angst- und Zwangsstörungen
Psychologische Leiterin der Spezialsprechstunde für Zwangsstörungen
Klinik für Psychiatrie und Psychotherapie
Universitätsklinikum Freiburg
Hauptstr. 5, D-79104 Freiburg
Karoline.pitsch@uniklinik-freiburg.de

Pogarell, Oliver, Prof. Dr. med.
Stellvertretender Direktor
Klinik für Psychiatrie und Psychotherapie, LMU Klinikum
Nußbaumstr. 7, D-80336 München
oliver.pogarell@med.uni-muenchen.de

Poppe, Christine, Dr. med.
Leitende Ärztin
Psychiatrie St. Gallen Nord
Zürcherstrasse 30, CH-9500 Will
christine.poppe@hin.ch

Reinecker, Hans, Univ. Prof. Dr. phil.
Ausbildungsleitung und Supervisor
CIP Ambulanz Bamberg
Fleischstr. 17, D-96047 Bamberg
hans.reinecker@uni-bamberg.de

Renner, Tobias, Prof. Dr. med.
Ärztlicher Direktor
Abteilung Psychiatrie, Psychosomatik und Psychotherapie im Kinder- und Jugendalter
Zentrum für psychische Gesundheit
Universitätsklinikum Tübingen
Osianderstr. 14, D-72076 Tübingen

Riedel, Andreas, PD Dr. med. Dr. phil.
Leitender Arzt
Luzerner Psychiatrie, Ambulante Dienste
Löwengraben 20, CH-6004 Luzern
andreas.riedel@lups.ch

Romanczuk-Seiferth, Nina, Prof. Dr. rer. medic. Dipl.-Psych.
Psychologische Psychotherapeutin
Leitende Psychologin und Psychotherapeutin
Klinik für Psychiatrie und Psychotherapie
Charité Campus Mitte
Charité – Universitätsmedizin Berlin
Corporate Member of Freie Universität Berlin and Humboldt-Universität zu Berlin
Charitéplatz 1, D-10117 Berlin
nina.seiferth@charite.de

Rufer, Michael, Prof. Dr. med.
Chefarzt
Triaplus AG, Klinik Zugersee
Zentrum für Psychiatrie und Psychotherapie
Widenstr. 55, CH-6317 Oberwil-Zug
und
Psychiatrische Universitätsklinik Zürich
Klinik für Psychiatrie, Psychotherapie und Psychosomatik
Lenggstr. 31, CH-8008 Zürich
michael.rufer@triaplus.ch

Savaskan, Egemen, Prof. Dr. med.
Chefarzt/Klinikdirektor a. i.
Klinik für Alterspsychiatrie
Psychiatrische Universitätsklinik Zürich
Minervastr. 145, CH-8032 Zürich
egemen.savaskan@pukzh.ch

Stengler, Katarina, Prof. Dr. med.
Direktorin des Zentrums für Seelische Gesundheit
Chefärztin der Klinik für Psychiatrie, Psychosomatik und Psychotherapie
Helios Park-Klinikum Leipzig
Akademisches Lehrkrankenhaus der Universität Leipzig
Morawitzstr. 2, D-04289 Leipzig
katarina.stengler@helios-gesundheit.de

Vögele, Claus, Prof. Dr. phil., Dipl.-Psych.
Professor für Klinische Psychologie und Gesundheitspsychologie
Head of Department
Department of Behavioural and Cognitive Sciences
Faculty of Humanities, Education and Social Sciences, University of Luxembourg
Maison des Sciences Humaines, 11, porte des sciences, L-4366 Esch-sur-Alzette
claus.voegele@uni.lu

Wahl, Karina, Dr. Dipl.- Psych.
Wissenschaftliche Mitarbeiterin/Senior Researcher
Fakultät für Psychologie, Universität Basel
Missionsstr. 63, CH-4055 Basel
karina.wahl@unibas.ch

Walitza, Susanne, Prof. Dr. med. Dipl.-Psych.
Klinikdirektorin, Ordinaria
Klinik für Kinder- und Jugendpsychiatrie und Psychotherapie
Psychiatrische Universitätsklinik Zürich
Neumünsterallee 3, Postfach 233, CH-8032 Zürich
susanne.walitza@pukzh.ch

Walter, Marc, Prof. Dr. med.
Klinikleiter und Chefarzt
Klinik für Psychiatrie und Psychotherapie
Psychiatrische Dienste Aargau AG
Königsfelderstr. 1, CH-5210 Windisch
marc.walter@pdag.ch

Weidt, Steffi, PD Dr. med.
Stv. Chefärztin
Klinik für Psychiatrie, Psychotherapie und Psychosomatik
Psychiatrische Universitätsklinik Zürich
Lenggstr. 31, CH-8032 Zürich
steffi.weidt@pukzh.ch

Geleitwort

von Ulrich Voderholzer

Zwangsstörungen und ihre verwandten Störungen zählen zu den häufigen psychischen Erkrankungen sowohl im Kindes- und Jugend- als auch Erwachsenenalter und sie zählen zu denjenigen Erkrankungen mit einem besonders häufig chronischen und manchmal lebenslangen Verlauf. Immer noch gilt, was schon Freud vor über 100 Jahren beschrieb, als er darauf hinwies, dass es mehr Patienten mit Zwangsstörungen gibt, als den Ärzten bekannt ist. Scham und Verheimlichung sind auch 100 Jahre nach Freud ein Grund, warum das Krankheitsbild häufig nicht erkannt wird.

Auch heute noch ist die Versorgungssituation bei diesem Krankheitsbild unbefriedigend. Das haben internationale Studien und solche im deutschsprachigen Raum übereinstimmend zeigen können. Zum einen nehmen viele Patientinnen und Patienten erst nach vielen Jahren eine Behandlung wahr, zum anderen ist die Behandlung dann sehr häufig nicht leitliniengerecht. Viele Betroffene nehmen Zeit ihres Lebens gar keine Behandlung war. Einem Review von Schwartz und Mitarbeitern (2013) mit zwölf internationalen populationsbasierten Studien zufolge, suchen nur 30–40 % der von einer Zwangssymptomatik Betroffenen der westlichen Welt in ihrem Leben nach medizinischer/therapeutischer Hilfe bez. ihrer Zwänge. Auch in der epidemiologischen Studie von Jacobi und Mitarbeitern (2014) waren die Behandlungsraten bei Zwangsstörungen geringer als bei den meisten anderen psychischen Störungen. Und wenn eine Behandlung wahrgenommen wird, sind schon viele Jahre ohne Therapie vergangen; nach einer deutschen Befragung von 369 Betroffenen waren es im Schnitt 5,9 Jahre (SD = 8,1 Jahre) (Voderholzer et al. 2015). Die Dauer der unbehandelten Erkrankung zu verkürzen, um Chronifizierungsprozesse zu verhindern und das Risiko negativer psychosozialer Folgen zu mindern, wird ein wichtiges Thema künftiger Versorgungsforschung sein.

In dem o. g. Survey gaben nur 37 % der 369 Patienten an, kognitive Verhaltenstherapie (KVT) mit Expositions- und Reaktionsmanagement als Erstbehandlung erhalten zu haben, obwohl weltweit Konsens besteht, dass es sich dabei bislang um die wirksamste und am besten belegte Therapieform handelt.

Eine weitere wichtige Ursache der Unterversorgung von Patienten mit Zwangserkrankungen liegt vermutlich in der oft unzureichenden Qualifikation von Therapeuten, die auch zu Behandlungsfehlern führen. Die Ergebnisse einer anonymen Umfrage von Külz et al. (2010) an 177 ambulanten Psychotherapeuten bestätigen diese Annahmen.

All dies erscheint bitter, wenn man bedenkt, welch gute Behandlungsmöglichkeiten heute für Zwangsstörungen zur Verfügung stehen. Doch leider erreichen die effektiven Therapiemethoden letztlich nur einen kleinen Teil der Betroffenen.

Vor diesem Hintergrund begrüße ich es sehr, wenn sich Ärzte und Psychologen dafür einsetzen, wissenschaftliche Erkenntnisse und klinisches Wissen zu Zwangserkrankungen mehr zu verbreiten. Wer Betroffene mit Zwangsstörungen gut versorgen will, sollte gut über Ursachen, sowohl biologischer als auch psychologischer Art, Komorbiditäten und auch die Besonderheiten in den unterschiedlichen Lebensphasen, die in diesem Buch auch mitberücksichtigt sind, und natürlich über das Spektrum der gesamten Therapiemöglichkeiten Bescheid wissen. Nach meiner persönlichen Erfahrung sind Betroffene mit Zwangsstörung, denen es oft nicht leichtfällt, über ihre Störung zu sprechen, sehr sensibel und spüren schnell, ob sich ihr Arzt oder Therapeut mit dieser Erkrankung auskennt und sich dafür interessiert. Das vorliegende, aus meiner Sicht sehr informative und gelungene Buch informiert umfassend zu allen Aspekten dieses Krankheitsbilds.

Ich wünsche dem Buch eine starke Verbreitung und hoffe, dass es einen Beitrag leisten kann, die Versorgung von Menschen mit Zwangsstörungen zu verbessern.

Prien am Chiemsee, im Frühjahr 2022
Prof. Dr. med. Ulrich Voderholzer

Literatur

Schwartz C, Schlegl S, Külz AK, Voderholzer U (2013) Treatment-seeking in OCD community cases and psychological treatment actually provided: a systematic review. Journal of Obsessive-Compulsive and Related Disorders 2: 448–456.
Voderholzer U, Schlegl S, Diedrich A, Külz AK, Thiel N, Hertenstein E, Schwartz C, Rufer M, Herbst N, Nissen C, Hillebrand T, Osen B, Stengler K, Jelinek L, Moritz S (2015) Versorgung Zwangserkrankter mit kognitiver Verhaltenstherapie als Behandlungsmethode erster Wahl. Verhaltenstherapie 25: 183–190.
Jacobi F, Höfler M, Strehle J, Mack S, Gerschler A, Scholl L et al. (2014) Psychische Störungen in der Allgemeinbevölkerung: Studie zur Gesundheit Erwachsener in Deutschland und ihr Zusatzmodul Psychische Gesundheit (DEGS1-MH). = Mental disorders in the general population. Study on the health of adults in Germany and the additional module mental health (DEGS1-MH). Der Nervenarzt 85(1): 77–87. doi: 10.1007/s00115-013-3961-y
Külz AK, Hassenpflug K, Riemann D, Linster HW, Dornberg M, Voderholzer U (2010) Psychotherapeutic Care in OCD Outpatients – Results from an Anonymous Therapist Survey. Psychother Psych Med 60: 194–201.

Inhalt

Verzeichnis der Autorinnen und Autoren 5

Geleitwort 13
von Ulrich Voderholzer

Vorwort 17

Teil I Grundlagen

1   Erscheinungsbild und Klassifikation 21
    Hans Reinecker

2   Epidemiologie und Verlauf 32
    Roselind Lieb und Marcel Miché

3   Theoretische Modelle der Zwangsstörung 45
    Carlotta V. Heinzel und Karina Wahl

4   Psychodynamische Aspekte der Zwangsstörung 54
    Gerhard Dammann und Bernhard Grimmer

5   Systemische Aspekte der Zwangsstörung 64
    Christine Brancato und Vanya Gocheva

6   Neurobiologie der Zwangsstörung 74
    Maximilian Maywald und Oliver Pogarell

Teil II Diagnostik, Differenzialdiagnostik und Komorbidität

7   Diagnostik 85
    Matthias Backenstraß

8   Verwandte Störungsbilder der Zwangsstörung 96
    Claus Vögele

9   Die zwanghafte Persönlichkeitsstörung 107
    Marc Walter

| 10 | Differenzialdiagnostik und Komorbidität | 117 |

Christian Klesse, Andreas Riedel und Karoline Pitsch

| 11 | Sucht und Zwang | 132 |

Kenneth M. Dürsteler und Patrick Köck

Teil III Spezifische Perspektiven

| 12 | Zwangsstörung im Kindes- und Jugendalter | 145 |

Susanne Walitza und Veronika Brezinka

| 13 | Zwangsstörung im höheren Alter | 155 |

Egemen Savaskan

| 14 | Kulturspezifische Aspekte der Zwangsstörung | 164 |

Jan Ilhan Kizilhan

Teil IV Behandlung

| 15 | Evidenzbasierte Behandlung der Zwangsstörung | 177 |

Charles Benoy

| 16 | Kognitive Verhaltenstherapie der Zwangsstörung | 188 |

Michael Rufer und Christine Poppe

| 17 | Kognitive Ansätze in der Behandlung der Zwangsstörung | 202 |

Jakob Fink-Lamotte und Cornelia Exner

| 18 | Die dritte Welle der KVT: neue psychotherapeutische Behandlungsansätze der Zwangsstörung am Beispiel der Akzeptanz- und Commitment-Therapie (ACT) | 212 |

Nina Romanczuk-Seiferth

| 19 | Pharmakotherapie der Zwangsstörung | 227 |

Stephan T. Egger und Steffi Weidt

| 20 | Psychosoziale Behandlungsinterventionen | 242 |

Ina Jahn und Katarina Stengler

| 21 | Neue Technik – neue Möglichkeiten? Technologiegestützte Behandlung der Zwangsstörung | 255 |

Karsten Hollmann und Tobias Renner

| 22 | Einbezug von Angehörigen in die Behandlung | 266 |

Susanne Fricke

Sachwortregister ... 277

Vorwort

Zwang findet meist im Verborgenen statt. Aber entgegen der üblichen Meinung sind die mit den Zwängen verbundenen, oft als skurril wahrgenommenen Verhaltensweisen nicht selten. Zwangsstörungen sind in unserer Gesellschaft weit verbreitet. Sie werden oft nicht ernst genug genommen, dabei handelt es sich häufig um schwere psychische Krankheiten.

Betroffene schämen sich in vielen Fällen, bis hin zum kompletten Rückzug aus jeglichem sozialen und gesellschaftlichen Leben. Zusätzlich zu dieser Scham führt der immer noch verbreitete Glaube, nach dem Zwangsstörungen nur schwer oder sogar gar nicht behandelbar wären, in den meisten Fällen dazu, dass Betroffene erst sehr spät (oder in vielen Fällen sogar gar keine) störungsspezifische Behandlung aufsuchen und erhalten. Leider scheint dieser Mythos auch unter Fachpersonen weiterhin verbreitet. Viel zu oft erleben wir in der klinischen Praxis, dass Zwangsstörungen zwar anbehandelt, aber nicht ordnungsgemäß, umfassend und/oder abschließend behandelt werden. Nicht selten kommen sie nur beiläufig in Therapiegesprächen zur Sprache.

Die Zwangsstörung ist eine massiv einschränkende und für die Betroffenen und ihr Umfeld extrem belastende Störung. Aber sie lässt sich nach heutigem Wissensstand gut erkennen, diagnostizieren und behandeln. Es ist hingegen nötig, dass Fachpersonen genau hinschauen, vertieft nachfragen und Zwänge ernst nehmen. Oft werden diese nämlich auch von Betroffenen selbst aus Scham bagatellisiert oder nur am Rande erwähnt.

Wir freuen uns daher umso mehr über Ihr Interesse an dem vorliegenden Herausgeberwerk. Es kommen hier zahlreiche namenhafte und renommierte deutschsprachige Experten zu Wort, denen es gelungen ist, präzise und prägnant aus Forschung und klinischer Praxis zu berichten und über alle Aspekte der Zwangsstörungen zu informieren.

Wir möchten an dieser Stelle die Gelegenheit nutzen, uns bei allen Autorinnen und Autoren, Kolleginnen, Kollegen und Freunden für ihre Mitarbeit zu bedanken. Wir sind stolz, mit ihnen allen an diesem Projekt zusammen gearbeitet zu haben. Es ehrt uns besonders, dass wir im vorliegenden Sammelwerk eine der letzten Arbeiten von PD Dr. med. Gerhard Dammann vor seinem viel zu frühen Tod aufnehmen durften. Wir werden ihn als geschätzten Kollegen und Freund immer in Erinnerung behalten.

Wir hoffen, mit den enthaltenen Beiträgen möglichst viele Fachpersonen zu erreichen, um zu einem vertieften Verständnis und einer besseren Versorgungssituation für alle Betroffenen beizutragen.

Schlussendlich möchten wir auch allen Kolleginnen und Kollegen danken, die auch weiterhin an der notwendigen Forschung zum Thema der Zwangsstörungen arbeiten und so dazu beitragen, dass in Zukunft noch bessere und für alle Patientinnen und Patienten spezifische Behandlungsmethoden entwickelt werden können.

Nun wünschen wir Ihnen, liebe Leserin und lieber Leser, eine hoffentlich spannende und erkenntnisreiche Lektüre und würden uns über Ihr Feedback sehr freuen.

Luxemburg und Basel, im Frühjahr 2022
Charles Benoy und Marc Walter

Teil I Grundlagen

1 Erscheinungsbild und Klassifikation

Hans Reinecker

1.1 Einleitung

Personen, die unter Zwangsstörungen leiden, sind sehr stark beeinträchtigt. Dabei sind Gewohnheiten und Rituale Bestandteile unseres Lebens; sie helfen uns bei der Strukturierung des Alltags, so dass wir über verschiedene Abläufe nicht mehr aktiv nachzudenken brauchen. Man denke beispielsweise an Rituale beim Begrüßen, beim Essen, beim Waschen, Duschen, bei automatisierten Handlungen im Arbeitsalltag. Rituale haben auch eine ganz wichtige Funktion in Religion und Kultur, viele davon haben wir in emotional relevanten Phasen übernommen, speziell wenn es um die Bewältigung von Gefühlen der Angst und Unsicherheit geht. Gerade in emotional bedeutsamen Momenten helfen Rituale in Situationen des Übergangs, man denke an Tauf-, Hochzeits- oder Beerdigungsrituale.

Viele Personen berichten auch, dass sie unter dem »Tic« leiden, die Haustüre mehrfach kontrollieren zu müssen oder auch bestimmte Abläufe bei der Kleidung oder beim Essen zu befolgen. Solche Gewohnheiten sind sehr weit verbreitet, Gibbs (1996) geht von einer Häufigkeit in der Bevölkerung von rund 20 % aus. In all diesen Fällen kann man auch kaum von einem relevanten Leidensdruck sprechen, die Personen können ihren Alltag in der Regel durchaus problemlos absolvieren.

All das ist nicht gemeint, wenn wir von *Zwangsstörungen* sprechen.

Eine erste fundierte Beschreibung und Klassifikation erfolgte im Jahr 1838 von Esquirol, etwas später dann auch von Westphal (1878). Die heute gängigen Klassifikationen stützen sich nach wie vor auf Beschreibungen durch Jaspers (1913).

1.2 Erscheinungsbild

Für die Einordnung eines *Zwangs* sind folgende Kriterien entscheidend:

1. Die Person leidet unter einem *inneren Drang*, bestimmte Inhalte zu denken oder zu tun.

2. Die Person leistet einen *Widerstand* gegen diesen Drang betreffend der Gedanken und Handlungen.
3. Die Person erkennt den *Inhalt* der Gedanken bzw. Handlungen als *sinnlos* und kann sich im Prinzip davon distanzieren.
4. Durch die Gedanken oder Handlungen erlebt sich die Person und/oder ihr direktes Umfeld in ihrem Alltag massiv *beeinträchtigt*.

Fallbeispiel

Herr N., ein 35-jähriger Mitarbeiter einer Bank, berichtet, vor dem Verlassen seiner Wohnung über mehrere Stunden hinweg Fenster, Türen, Elektrogeräte, Wasserhähne, aber auch Bücher im Schrank, Besteck, Geschirr usw. kontrollieren zu müssen. Um dies mit seinem Beruf in Einklang zu bringen, stellt er den Wecker so früh, dass er 2–3 Stunden Zeit hat, diese Rituale durchzuführen und dann noch einigermaßen rechtzeitig zur Arbeitsstelle zu kommen. Dem Patienten ist die Sinnlosigkeit seines Verhaltens völlig klar, er zeigt auch deutlichen Widerstand gegen die Impulse, ist jedoch nicht in der Lage, das entsprechende Verhalten zu unterlassen.

Weshalb ist es so wichtig, die einzelnen genannten Kriterien bei Betroffenen genau zu prüfen?

Ad (1): Entscheidend ist es, die Person danach zu fragen, *woher* der Drang für bestimmte Gedanken und Handlungen kommt. Dies deshalb, um Zwangsstörungen von einem möglicherweise psychotischen Geschehen abzugrenzen. Patienten und Patientinnen deuten auf die Frage nach dem *woher* des Gedankens zumeist auf den eigenen Kopf, um zu signalisieren, dass der Gedanke bei ihnen selbst entsteht und *nicht* von außen aufgetragen oder eingegeben ist.

Ad (2): Personen leisten den genannten *Widerstand*, indem sie angeben, dass sie die Gedanken und Handlungen keinesfalls möchten. Besonders relevant ist dies bei Gedanken mit aggressivem oder blasphemischem Inhalt. Die Prüfung des Widerstands ist deshalb von besonderer Bedeutung, weil Betroffene den Inhalt ihrer aggressiven, blasphemischen oder anderweitigen Impulse *nicht* in die Handlung umsetzen. Wichtig ist es zu beachten, dass bei einem geringen Teil der Betroffenen das Kriterium der Sinnlosigkeit nicht oder nur zeitweise gegeben ist: Hier sprechen wir von »atypischen Zwängen«.

Ad (3): Herr N. ist die *Sinnlosigkeit* seiner Gedanken und Handlungen völlig klar:

So verdeutlicht er immer wieder, dass er seinem Drang zur Kontrolle folgt, obwohl er doch gerade nachgesehen hat, ob das Fenster geschlossen, oder ob ein Gerät ausgeschaltet ist usw. Gerade auch bei aggressiven Gedanken sind Patienten und Patientinnen sehr betroffen über den Inhalt, anderen Personen oder Kindern Gewalt anzutun – im Sinne von »ich würde meine Kinder nie schlagen oder verletzen!«

Ad (4): Ganz entscheidend auch für das weitere Vorgehen auch hinsichtlich einer möglichen Behandlung ist das Kriterium der *Beeinträchtigung*: Personen wenden sich in der Regel speziell dann an Fachleute, wenn Alltag, Familie, Beruf und Partnerschaft so sehr beeinträchtigt sind, dass ein geregeltes Leben nicht mehr möglich ist. Viele Personen haben sich mit ihrer Problematik auch so weit arrangiert, dass sie erst nach vielen Jahren (oft angeregt durch Partner oder Familie, siehe unten Frau R.) bei professionellen Einrichtungen vorstellig werden.

Fallbeispiel

Frau R., 45 Jahre, verheiratet, zwei Kinder, Lehrerin, beschreibt umfangreiche Wasch- und Reinigungsrituale: Als Beginn schildert sie die Geburt ihres zweiten Kindes, hier hatte sie massive Ängste hinsichtlich der möglichen Verletzung entwickelt (Schmutz auf dem Boden, Glassplitter usw.) und begonnen, alle Gegenstände vorbeugend zu reinigen und zu desinfizieren. Im Verlauf von ca. zwölf Jahren seit Beginn der Problematik zeigen sich deutliche Schwankungen: Verschlechterungen vor allem im Zusammenhang mit Belastungen (Umzug, Krankheiten in der Familie, Stress im Beruf usw.). Die gesamte Familie wird in die Rituale mit einbezogen, Frau R. drängt Partner und Kinder zum Duschen beim Betreten des Hauses, sie wirft vermeintlich kontaminierte Kleider weg und verlangt spezielle Reinigung auch in den Zimmern der Kinder. Die Rituale werden immer aufwändiger, Frau R. ist mittlerweile krankgeschrieben und da die Situation für die gesamte Familie unerträglich geworden ist, wendet sie sich an den Psychotherapeuten.

1.3 Klassifikation

Bis einschließlich zum DSM-IV waren die Zwangsstörungen als Untergruppe der Angststörungen klassifiziert worden. Das hatte auch eine gewisse Logik, gesteuert sicherlich durch theoretische Modelle, wonach die Betroffenen durch ihre Gedanken und Handlungen versuchen, Angst zu vermeiden oder zu bewältigen.

Erst im DSM-5 werden Zwänge als eigene Störungsgruppe klassifiziert. Dabei erfolgt die Einordnung unter »Zwangsstörung und verwandte Störungen« (APA 2018, S. 322 f.).

Zwangsstörung – Diagnostische Kriterien (F42.2)

A. Entweder Zwangsgedanken, Zwangshandlungen oder beides:

Zwangsgedanken sind durch (1) und (2) definiert:

1. Immer wiederkehrende und anhaltende Gedanken, Impulse oder Vorstellungen, die im Krankheitsverlauf mindestens zeitweilig als aufdringlich

und ungewollt empfunden werden, und die meist ausgeprägte Angst und großes Unbehagen hervorrufen.
2. Die Person versucht, diese Gedanken, Impulse oder Vorstellungen zu ignorieren oder zu unterdrücken oder sie mithilfe anderer Gedanken oder Tätigkeiten zu neutralisieren (z. B. durhc die Ausführung einer Zwangshandlung).

Zwangshandlungen sind durch (1) und (2) definiert:

1. Wiederholte Verhaltensweisen (z. B. Händewaschen, Ordnen, Kontrollieren) oder mentale Handlungen (z. B. Beten, Zählen, Wörter lautlos wiederholen), zu denen sich die Person als Reaktion auf einen Zwangsgedanken oder aufgrund von streng zu befolgenden Regeln gezwungen fühlt.
2. Die Verhaltensweisen oder mentalen Handlungen dienen dazu, Angst oder Unbehagen zu verhindern oder zu reduzieren oder gefürchteten Ereignissen oder Situationen vorzubeugen; diese Verhaltensweisen oder mentalen Handlungen stehen jedoch in keinem realistischen Bezug zu dem, was sie zu neutralisieren oder zu verhindern versuchen oder sie sind deutlich übertrieben.

Beachte: Kleine Kinder könnten nicht in der Lage sein, den Zweck dieser Verhaltensweisen oder mentalen Handlungen auszudrücken.

B. Die Zwangsgedanken oder Zwangshandlungen sind zeitintensiv (sie beanspruchen z. B. mehr als 1 Stunde pro Tag) oder verursachen in klinisch bedeutsamer Weise Leiden oder Beeinträchtigungen in sozialen, beruflichen oder anderen wichtigen Funktionbereichen.
C. Die Symptome der Zwangsstörungen sind nicht Folge der physiologischen Wirkung einer Substanz (z. B. Substanz mit Missbrauchspotenzial, Medikament) oder eines medizinischen Krankheitsfaktors.
D. Das Störungsbild kann nicht besser durch das Vorliegen einer anderen psychischen Störung erklärt werden (z. B. exzessive Sorgen, wie bei der Generalisierten Angststörung; übermäßige Beschäftigung mit dem äußeren Erscheinungsbild, wie bei der Körperdysmorphen Störung; Schwierigkeiten, Gegenstände auszusondern oder sich von diesen zu trennen, wie beim Pathologischen Horten; Haareausreißen, wie bei der Trichotillomanie [Pathologisches Haareausreißen]; Hautzupfen/-quetschen, wie bei der Dermatillomanie [Pathologisches Hautzupfen/-quetschen]; Stereotypien, wie bei der Stereotypen Bewegungsstörung; ritualisiertes Essverhalten, wie bei Essstörungen; übermäßige Beschäftigung mit Substanzen oder Glücksspielen, wie bei den Störungen im Zusammenhang mit psychotropen Substanzen und abhängigen Verhaltensweisen; übermäßige Beschäftigung, eine Krankheit zu haben, wie bei der Krankheitsangststörung; sexuell dranghafte Bedürfnisse oder Fantasien, wie bei der Paraphilie; Impulsdurchbrüche, wie bei den disruptiven, Impulskontroll- und Sozialverhaltensstörungen; Grü-

beln über Schuld, wie bei einer Major Depression; Gedankeneingebung oder Wahn, wie bei einer Störung aus dem Schizophrenie-Spektrum oder anderen psychotischen Störungen; oder stereotyp wiederholten Verhaltensmustern, wie bei der Autismus-Spektrum-Störung).

Bestimme, ob:
Mit Guter oder Angemessener Einsicht: Die Person erkennt, dass die zwangsbezogenen Überzeugungen definitiv nicht, wahrscheinlich nicht oder möglicherweise nicht zutreffen.
Mit Wenig Einsicht: Die Person denkt, dass die zwangsbezogenen Überzeugungen wahrscheinlich zutreffen.
Mit Fehlender Einsicht/Wahnhaften Überzeugungen: Die Person ist vollkommen davon überzeugt, dass die zwangsbezogenen Überzeugungen zutreffen.
Bestimme, ob:
Tic-Bezogen: Die Person weist gegenwärtig oder in der Vorgeschichte eine Tic-Störung auf.

Abdruck erfolgt mit Genehmigung vom Hogrefe Verlag Göttingen aus dem Diagnostic and Statistical Manual of Mental Disorders, Fifth Edition, © 2013 American Psychiatric Association, dt. Version © 2018 Hogrefe Verlag.

Die wichtigste differenzialdiagnostische Abgrenzung betrifft das Merkmal der *Angststörungen* – dies deshalb, weil das Merkmal der Angst auch in den Kriterien bei Zwängen benannt wird. Folgende Gesichtspunkte erlauben eine Differenzierung von Zwängen einerseits und Angststörungen andererseits:

- Art der *Emotionen*: Patienten und Patientinnen mit Ängsten (z. B. Phobien) benennen die Emotion als Angst, während bei Zwängen eher undifferenzierte emotionale Zustände beschrieben werden, nämlich Unruhe, Anspannung etc.
- Merkmale der *Vermeidung*: Bei Patienten und Patientinnen mit Ängsten sprechen wir eher von *passiver Vermeidung*, d. h. die Personen versuchen, mit einer gefürchteten Situation gar nicht in Kontakt zu kommen (z. B. Vermeidung von öffentlichen Plätzen, sozialen Kontakten). Bei Zwängen spielt *aktive Vermeidung* eine wichtige Rolle, die Patienten und Patientinnen versuchen durch eigenes Verhalten, die entsprechende Emotion zu reduzieren (z. B. durch Waschen, Reinigen, Zählen und weitere gedankliche Rituale).
- Patienten und Patientinnen mit Ängsten können die *Auslöser* ihrer Ängste zumeist recht konkret beschreiben (z. B. bei Phobien, oder auch bei generalisierter Angststörung). Frägt man Patienten und Patientinnen mit Zwängen nach den Auslösern ihrer Unruhe und ihrer Zwänge, so können sie diese kaum konkret benennen. Entscheidend ist für Betroffene vielmehr das Gefühl, eine Situation nicht mehr aushalten zu können (also eher ein innerer Spannungszustand).

- Wirkung von *Medikamenten*: Patienten und Patientinnen mit Angststörungen reagieren in der Regel signifikant auf Anxiolytika (z. B. Benzodiazepine), diese erweisen sich bei Zwängen als weitgehend unwirksam. Ebenso interessant ist die deutliche Reaktion von Patienten und Patientinnen mit Ängsten auf Placebos, während sich diese Reaktion in Studien bei Zwängen nicht zeigt.

Zwangsstörungen treten in der Regel mit einer Reihe von anderen psychischen Störungen auf. Hier ist vor allem die Problematik der *Depression* zu erwähnen, aber auch viele andere Störungsbilder sind häufig mit Zwängen verknüpft (Komorbidität, ▶ Kap. 10 in diesem Buch). Daneben sind Erscheinungsbilder zu berücksichtigen, die große Ähnlichkeiten mit Zwängen aufweisen, die aber in der Klassifikation davon getrennt gesehen werden sollten (z. B. Horten, Trichotillomanie etc., ▶ Kap. 8 in diesem Buch). Vielfach wird hier auch von *Zwangsspektrumsstörungen* gesprochen.

1.4 Aspekte der Differenzierung von Zwangsstörungen

Die beschriebene Klassifikation täuscht eine Einheitlichkeit des Störungsbildes vor, die in der klinischen Realität so nicht gegeben ist: Zwang ist nicht gleich Zwang. Verschiedene Differenzierungen haben sich nicht nur aus deskriptiver Sicht als sinnvoll herausgestellt, sie sind auch in epidemiologischer und vor allem hinsichtlich des Verlaufs und der Therapie relevant.

Generell macht es Sinn, zwischen *Zwangsgedanken* einerseits und *Zwangshandlungen* andererseits zu unterscheiden; dabei ist zu berücksichtigen, dass diese beiden Formen in der Regel gemeinsam auftreten – die Gedanken sind zumeist Auslöser, Vorläufer oder Begleiter der Zwangshandlungen.

Bei den *Zwangsgedanken* unterscheidet man wiederum:

- Reine *Gedanken*, z. B. zählen, wiederholen von Worten, beten etc.,
- zwanghaft immer wieder auftauchende *Bilder*, etwa über unerwünschte Inhalte und
- unerwünschte *Impulse* hinsichtlich einer bestimmten Handlung, etwa Gedanken aggressiver oder blasphemischer Art.

Auch wenn Zwangsgedanken zumeist mit Handlungen gemeinsam auftreten, gehen wir davon aus, dass in rund ¼ aller Fälle keine Handlungen mit den Gedanken verknüpft sind.

Bei den Zwangshandlungen hat es sich als sehr sinnvoll herausgestellt, zu unterscheiden zwischen

a. *Waschzwängen* (u. a. auch Reinigen, Putzen, Säubern …) und
b. *Kontrollzwängen* (Ordnen, Symmetrien …).

Die Differenzierung ist nicht nur phänomenologisch relevant, sondern auch hinsichtlich einiger anderer Merkmale von Bedeutung, nämlich:

- *Geschlecht*: Männer leiden etwas häufiger unter Kontrollzwängen, Frauen eher unter Waschzwängen (Rachman und Hodgson 1980).
- *Alter*: Der Durchschnitt des Beginns von Zwängen liegt generell bei ca. 23 Jahren (▶ Kap. 2). Dabei beginnen Kontrollzwänge rund fünf Jahre früher als der Durchschnitt, Waschzwänge ca. fünf Jahre später (Rachman und Hodgson 1980).
- Art des *Beginns*: Kontrollzwänge beginnen »schleichend«, d. h. der Verlauf kann sich über Jahre hinweg entwickeln; Waschzwänge beginnen eher »abrupt«, d. h. sie können sich innerhalb weniger Wochen oder Tage vollständig ausbilden.
- Überlappungen mit *Phobien*: Bei Waschzwängen werden viele Überschneidungen mit Phobien beobachtet (z. B. Kontaminationsängste, Verschmutzung, Krankheiten etc.). Für Kontrollzwänge trifft dies offenbar nicht zu.
- Die Differenzierung hat wichtige Implikationen für die Therapie: Bei Betroffenen mit Kontrollzwängen ist es ganz entscheidend, die Verantwortung bei den Patientinnen und Patienen zu belassen (z. B. für die Frage, ob das Licht, der E-Herd, eine Maschine etc. auch sicher ausgeschaltet ist). Bei der Behandlung von Patientinnen und Patienten mit Waschzwängen spielt dies offenbar keine so große Rolle.

In der Forschung wird vielfach auch darüber diskutiert, ob es sinnvoll ist, eine weitere Gruppe so genannter »atypischer Zwänge« zu klassifizieren (s. o., Merkmale). Gemeint sind damit Patienten und Patientinnen, die sich nur zeitweise vom Inhalt ihrer Gedanken distanzieren können. Generell geht man davon aus, dass dies rund 10 % aller Patienten und Patientinnen betrifft (Kozak und Foa 1994). Diese Form der Problematik stellt für die Behandlung natürlich eine ganz besondere Herausforderung dar. In gewisser Weise bildet diese Gruppe eine Art Übergang zur »Zwanghaften Persönlichkeitsstörung« (▶ Kap. 9 in diesem Buch).

1.5 Beschreibung der Psychopathologie

Für Zwecke der Forschung sowie für die Verständigung unter Fachleuten ist es zweifellos wichtig, bei der Analyse psychischer Störungen auf eine valide Klassifikation zurückgreifen zu können. Im Umgang mit der Problematik erscheint es allerdings noch bedeutsamer, eine Beschreibung der Problematik auf unterschiedlichen Ebenen zu leisten. Im Folgenden sollen einige dafür relevante Gesichtspunkte benannt werden.

Was ist mit den unterschiedlichen *Ebenen* gemeint:

Menschliches Verhalten lässt sich in einzelne Ebenen gliedern – dabei ist klar, dass Erleben und Verhalten eine Einheit sind, die lediglich für Zwecke der Analyse in einzelne Details gegliedert wird. Seit einer grundlegenden Arbeit von P. Lang (1971) wird unterschieden in

- eine Ebene des *Verhaltens* (Merkmal: Beobachtbarkeit),
- eine Ebene der *Gedanken* oder auch der *Kognitionen*, Prozesse, Ereignisse und Strukturen, sowie
- eine Ebene der *physiologischen*, körperlichen, biologischen Abläufe und des damit verbundenen komplexen Geschehens.

Es ist in diesem Zusammenhang darauf zu verweisen, dass die Ebenen sowohl jede für sich, als auch in ihrer Interaktion als ausgesprochen komplex anzusehen sind (wie entstehen Gedanken, wie beeinflussen Hormone unser Verhalten, wie verändert unser Verhalten körperliche Prozesse usw.).

Anmerkung: Ebenso wichtig wie die Erfassung der Pathologie und ihrer detaillierten Merkmale ist auch die Analyse von Verhaltensweisen, die als unproblematisch anzusehen sind; in letzter Zeit spricht man in diesem Zusammenhang auch von »Ressourcen«, die auch für den Weg aus der Problematik nutzbar gemacht werden können.

Für unsere Zwecke heißt das, bei der Analyse der Problematik genau hinzusehen und eine Beschreibung auf unterschiedlichen Ebenen zu leisten: Was genau *tut* der Patient und die Patientin, wie intensiv sind seine und ihre Bestrebungen nach Sauberkeit, wie häufig kontrolliert er und sie einen Wasserhahn oder eine Türklinke? Wie viel Zeit benötigt die Person für alltägliche Handlungen?

Es ist völlig klar, dass eine Erfassung der *Gedanken* nur auf indirektem Weg erfolgen kann, aber: Ohne eine Analyse der Befürchtungen, Gedanken, der kognitiven Abläufe einer Person hat man die Problematik nur unvollständig erfasst.

Dasselbe gilt für körperliche/somatische Prozesse, *physiologische Abläufe* etc. Auch und gerade als Psychotherapeut und Psychotherapeutin sollte man einschlägige physiologische Merkmale erfassen und in der Beschreibung und Behandlung nutzen.

Exkurs: Emotionen

Es ist hier natürlich nicht der Raum, das Thema der Emotionen in der notwendigen Differenziertheit darzustellen. Dennoch: Die Analyse von P. Lang ist und war als eine mögliche Analyse von Emotionen angelegt. Demnach sind Emotionen als theoretische Konstrukte zu sehen, die selbst nicht direkt beobachtbar sind – wir können Aspekte von Emotionen erfassen, und genau dies tun wir mit der oben beschriebenen Form der Analyse.

Zusätzlich zur genauen *Beschreibung* auf den unterschiedlichen Ebenen stellt es sich als höchst bedeutsam heraus, die Einbettung des Verhaltens (wiederum: auf unterschiedlichen Ebenen) in auslösende und aufrechterhaltende *Bedingungen* zu erfassen. Verhalten ist in eine Kette von Mikro- und Makro-Bedingungen eingebettet zu sehen. Dabei können sowohl externe Merkmale als Auslöser angesehen werden, als auch eigenes Verhalten (Berührung einer Türklinke), eigene Gedanken (habe ich die Türklinke berührt?) oder auch physiologische Merkmale (Schlaf, Erregung ...).

Die Trennung von Mikro- und Makroebene bedarf einer Erläuterung:

Mit *Mikro*ebene sind diejenigen Auslöser ebenso wie Konsequenzen einer Handlung (oder eines Gedankens) gemeint, die bei detaillierter Betrachtung des Ablaufs eines Verhaltens einer Person erfassbar sind.

Als *Makro*ebene bezeichnen wir diejenigen Merkmale im Umfeld der Person, die als Randbedingungen unseres Verhaltens anzusehen sind, z. B. Familie, berufliches Umfeld, finanzielle Situation, generelle Stressbedingungen usw. Gerade die Analyse von Makro-Bedingungen stellt sich für die spätere Behandlung der Problematik als ganz entscheidend heraus, z. B. hinsichtlich der Kooperation von Partnern, der Familie, des beruflichen Umfelds, aber auch hinsichtlich der Erreichbarkeit von psychotherapeutischer Hilfestellung.

1.6 Klinische Fragestellungen

Wie kommen der Patient und die Patientin zur Therapie in die Klinik?

Diese einfach klingende Frage steht am Beginn eines diagnostischen oder therapeutischen Kontakts. Daran lassen sich auch verschiedene Merkmale der Pathologie von Personen mit Zwangsstörungen gut erläutern.

- Nach verschiedenen Studien zur Epidemiologie (▶ Kap. 2) dauert die Suche nach einer professionellen Einrichtung bei Patienten und Patientinnen mit Zwängen 9–14 Jahre. Das hängt u. a. mit der oben beschriebenen Makro-Situation der Versorgung von Patienten und Patientinnen zusammen. Hinsichtlich der Pathologie verwundert es nicht, dass sich die Problematik im Lebenskontext der Patienten und Patientinnen stabilisiert hat. Die Schwierigkeiten für die Therapie (sprich: Veränderung) liegen dabei auf der Hand.
- Eng damit verbunden ist ein spezielles Merkmal von Betroffenen: Personen mit Zwängen versuchen, ihre Problematik oft über Jahre hinweg selbst vor ihren nächsten Angehörigen zu verheimlichen. Diese *Verheimlichung* hat mit der Scham der Patienten vor ihren eigenen Gedanken ebenso zu tun wie mit der Angst vor Ablehnung durch die Umgebung. Viele Patienten und Patientinnen haben auch im professionellen System vielfach Unverständnis und Hilflosigkeit erlebt.

- Wenn Personen mit Zwängen professionelle Hilfe suchen, tun sie dies vielfach auf Anraten oder Drängen von *Angehörigen*. Personen der näheren Umgebung leiden unter der Problematik zumeist in besonderer Weise, da sie vielfach in die Problematik mit einbezogen sind (Unterstützung bei Kontrollen oder bei Reinigungsritualen usw.). Hier ist es meist Aufgabe von Therapeuten und Therapeutinnen, die Patienten und Patientinnen selbst zur Veränderung zu motivieren. Veränderung ist aber generell aversiv, so dass der Patient oder die Patientin zumeist wenig Motivation zeigt, Schritte in Richtung eines Ziels zu unternehmen.
- Damit im Zusammenhang steht eine besondere Form von *Ambivalenz* von Betroffenen: Die Person kann sich auf der Grundlage einer lange dauernden Problematik kaum noch vorstellen, wiederum ein »normales« Leben zu führen. Darüber hinaus ist der Patient oder die Patientin unsicher, und hinsichtlich der Problematik auch demoralisiert: Er oder sie hat ggf. schon eine Reihe von erfolglosen (medikamentösen oder psychotherapeutischen) Versuchen zur Behandlung unternommen. Viele Patienten und Patientinnen berichten auch von Ansätzen aus dem nicht- oder paraprofessionellen Bereich.
- Die angesprochene *Unsicherheit* schlägt sich auch im Bereich der therapeutischen Beziehung nieder: Viele Kolleginnen und Kollegen kennen dies auf der Grundlage der Erfahrung in der Behandlung von Patienten und Patientinnen mit Zwängen. Betroffene äußern sich skeptisch über Psychotherapie, schwanken hinsichtlich der Medikation oder Möglichkeit einer stationären Behandlung und ggf. auch hinsichtlich des Geschlechts oder der Kompetenz des Therapeuten oder der Therapeutin (»Mir wäre eine weibliche Therapeutin lieber!« »Sie sind ja noch so jung, haben Sie Erfahrung in der Behandlung einer so schweren Störung?«).
- Letztlich zeigen Betroffene ihrer Umgebung – und nicht zuletzt den Psychotherapeuten gegenüber – ein beachtliches Ausmaß an *Manipulation*: Angehörige werden massiv gedrängt, dem Patienten und der Patientin diejenige (Pseudo-)Sicherheit zu vermitteln, wenn es um Merkmale von Sauberkeit, Kontrolle etc. geht. Nicht zuletzt werden auch Therapeuten und Therapeutinnen damit konfrontiert, zumindest kurzfristig nachzusehen, ob die Türe wirklich abgeschlossen ist etc.

1.7 Zusammenfassung

Im Verlauf des Beitrags wurde mehrfach auf die Notwendigkeit einer Binnen-Differenzierung der Problematik sowie auf eine Analyse auf unterschiedlichen Ebenen verwiesen. Dennoch hat bereits die Klassifikation als »Zwangsstörung« oder »Zwangserkrankung« für den Patienten und die Patientin eine wichtige Funktion: Viele Betroffene erleben eine deutliche Erleichterung, wenn sie die einschlägige Diagnose vermittelt bekommen. Vorher herrscht beim Patienten oder der Patientin vielfach ein Zustand der Demoralisierung, d. h. er oder sie erlebt zusätzlich zur Problematik ein Gefühl der völligen Hilflosigkeit (Frank 1985). Hier bietet eine sachliche Vermittlung einer Diagnose und Klassifikation eine erste Orientierung: Wenn die Problematik einen Namen hat, dann besteht auch die Chance einer Einordnung und ggf. auch einer Lösung.

Damit im Zusammenhang steht die Möglichkeit der Vermittlung eines plausiblen Modells an den Patienten und die Patientin: Die Aufklärung über Häufigkeit und Verteilung der Problematik in der Bevölkerung bietet vielen Betroffenen eine erste Erleichterung, mit der Störung nicht allein zu sein und im professionellen System gut aufgehoben zu sein. Diese Vermittlung eines plausiblen Modells für die mögliche Entstehung der Problematik vor dem Hintergrund der eigenen Biografie wird vielfach auch als »Psycho-Edukation« bezeichnet und steht sinnvollerweise am Beginn jeder therapeutischen Intervention.

Zur Grob-Identifikation von Zwangsstörungen hat es sich als sinnvoll herausgestellt, folgende *Screening-Fragen* an den Beginn zu stellen:

- Müssen Sie Ihre Hände immer wieder waschen, obwohl sie sauber sind?
- Müssen Sie Dinge immer und immer wieder kontrollieren?
- Gehen Ihnen häufig unangenehme Gedanken durch den Kopf, die Sie nicht loswerden?

Mit diesen einfachen Fragen ist es möglich, rund 90 % der Phänomene korrekt als »Zwangsstörung« zu klassifizieren.

Literatur

American Psychiatric Association (APA) (2018) Diagnostisches und Statistisches Manual Psychischer Störungen DSM-5®. Deutsche Ausgabe herausgegeben von Peter Falkai und Hans-Ulrich Wittchen. 2., korrigierte Auflage. Göttingen: Hogrefe.
Frank JD (1985) Die Heiler. München: DTV Klett-Cotta.
Gibbs N A (1996) Nonclinical populations in research on obsessive-compulsive disorder: A critical review. Clinical Psychology Review 16: 729–773.
Esquirol JED (1838) Des maladies mentales. Paris: Lafayette.
Jaspers K (1913) Allgemeine Psychopathologie. Berlin: Springer.
Kozak MJ, Foa EB (1994) Obsessions, overvalued ideas and delusions in obsessive-compulsive disorder. Behaviour Research and Therapy 32: 343–353.
Lang PJ (1971) The application of psychophysiological methods for the study of psychotherapy and behavior change. In: Bergin AE, Garfield SL (Eds.) Handbook of psychotherapy and behavior change. New York: J. Wiley.
Rachman SJ, Hodgson RJ (1980) Obsessions and Compulsions. Englewood Cliffs, NJ: Prentice-Hall.
Westphal C (1878) Über Zwangsvorstellungen. Archiv für Psychiatrie und Nervenkrankheiten 8: 734–750.

2 Epidemiologie und Verlauf[1]

Roselind Lieb und Marcel Miché

2.1 Einleitung

Epidemiologie ist die wissenschaftliche Disziplin, in der die Verteilung von gesundheitsbezogenen Phänomenen, wie z. B. von psychischen Störungen, körperlichen Erkrankungen oder Substanzkonsum in definierten Populationen untersucht wird. Zudem werden in epidemiologischen Studien Faktoren untersucht, die diese Verteilung beeinflussen (Lieb 2015).

Epidemiologische Forschung ist entscheidend für das Verständnis unterschiedlicher Aspekte von gesundheitsbezogenen Phänomenen. So ist etwa Wissen darüber, wie häufig eine Störung (z. B. Prävalenz oder Inzidenz) in spezifischen Bevölkerungsgruppen oder auch in der Gesamtbevölkerung auftritt, von entscheidender Bedeutung für die Planung von Versorgungsdiensten (z. B. Behandlungsangebot).

Andere Aspekte epidemiologischer Forschung umfassen den natürlichen Verlauf einer Störung. Hier wird z. B. untersucht, in welchem Alter sich eine Störung in der Regel erstmalig manifestiert, wie sich ihr Verlauf ohne Behandlung gestaltet oder mit welchen Komplikationen ein Störungsbild kurz- und langfristig verbunden ist. Ein weiterer Aspekt umfasst unterschiedlichste Faktoren, die an der Ätiologie und Entwicklung des Verlaufs einer Störung oder Krankheit beteiligt sein können. Ein besseres Verständnis all dieser Aspekte kann zur Entwicklung von neuen Präventions- oder Interventionsmethoden herangezogen werden. Die Epidemiologie kann grob in die *deskriptive* und *analytische* Epidemiologie unterteilt werden. Die deskriptive Epidemiologie fokussiert primär auf die Untersuchung der Häufigkeit und des Verlaufs von Störungen in umschriebenen Populationen, wie auch auf die Evaluation von bestehenden Versorgungseinrichtungen. Die analytische Epidemiologie hingegen befasst sich primär mit der Identifikation von Faktoren (Risikofaktoren, kausale Faktoren), die an der Entstehung von spezifischen Störungen oder auch deren Verlaufsgestaltung (z. B. chronischer vs. remittierender Verlauf) beteiligt sind. Epidemiologische Forschung ist eine zentrale Ergänzung zur klinischen Forschung, da Forschungsbefunde, die an klinischen Gruppen ermittelt werden, nicht unkritisch auf nichtklinische Populationen verallgemeinerbar sind, somit z. B. auf Personen, die eine Störung entwickelt haben, sich aber nicht an eine Behandlungseinrichtung bege-

---

1 Dieses Kapitel beinhaltet eine Übersetzung, Modifikation und Aktualisierung des Buchkapitels Lieb et al. (2019), Abdruck mit freundlicher Genehmigung.

ben. Beispielsweise haben epidemiologische Studien an Personen der Allgemeinbevölkerung aufgezeigt, dass bei weitem nicht alle Personen, die von einer psychischen Störung betroffen sind, auch eine Behandlung bekommen (Bijl et al. 2003) – die Inanspruchnahme einer Behandlung und die Rekrutierung von Studienteilnehmerinnen und -teilnehmern über das klinische Setting könnten somit in klinischen Studien mit einem sog. Selektions-Bias assoziiert sein (siehe etwa Nohr und Liew 2018; Patten 2000). Daher können Befunde, die an betroffenen Personen ermittelt wurden, die sich in Behandlung befinden, nicht auf betroffene Personen generell verallgemeinert werden. Epidemiologische Studien, die betroffene Personen unabhängig davon untersuchen, ob diese sich in Behandlung befinden oder nicht und zudem zufällig aus der Allgemeinbevölkerung ausgewählt werden, sind daher erforderlich, um zu ökologisch validen Befunden zu kommen. Dieses Kapitel soll einen Überblick über den aktuellen Wissensstand zur Epidemiologie von Zwangsstörungen bieten. Dabei soll zunächst auf die Auftretenshäufigkeit (Prävalenz) von Zwangsstörungen in der Allgemeinbevölkerung, das Alter der erstmaligen Manifestation, Beeinträchtigungen, Aspekte der Versorgung und das gemeinsame Auftreten von Zwangsstörungen mit anderen psychischen Störungen (Komorbidität) fokussiert werden. Das Kapitel schließt mit einem Überblick über den aktuellen Wissensstand zu Risikofaktoren.

2.2 Häufigkeit von Zwangsstörungen in der Allgemeinbevölkerung

Motiviert durch die Entwicklung von reliablen diagnostischen Kriterien und standardisierten diagnostischen Instrumente begann in den 1980er Jahren die systematische Erforschung der epidemiologischen Aspekte der Zwangsstörung. Als erste Studie hier kann wohl die vom US-amerikanischen National Institute of Mental Health durchgeführte ECA-Studie (Epidemiological Catchment Area Program) genannt werden, in der unter Anwendung operationalisierter Kriterien (DSM-III) und standardisierter Instrumente Informationen die Prävalenz der Zwangsstörung in der Allgemeinbevölkerung untersucht wurde (Karno et al. 1988). Seitdem wurde eine Reihe bevölkerungsbezogener Erhebungen mit standardisierten diagnostischen Instrumenten und der Operationalisierung diagnostischer Kriterien nach DSM-III, DSM-III-R, DSM-IV oder ICD-10 durchgeführt. Epidemiologische Studien, in denen die Häufigkeit von Störungen erhoben wird, bestimmen in der Regel zwei Schätzwerte: die Lebenszeitprävalenzrate (Anteil an Personen der Risikopopulation, der irgendwann im Verlauf ihres Lebens die diagnostischen Kriterien erfüllte) und die 12-Monats-Prävalenzrate (Anteil an Personen der Risikopopulation, der im Verlauf von zwölf Monaten – in der Regel erfasst für die zwölf Monate vor der Befragung – die diagnostischen Kriterien erfüllte). Bezogen auf die Lebenszeitprävalenz von Zwangsstörungen bei Erwachsenen deuten Ergebnisse von epidemiologischen Studien in der Allgemeinbevölkerung darauf hin, dass zwischen 0,3 % und 3,5 % der erwachsenen Bevölkerung mindestens einmal in ihrem Leben die diagnostischen Kriterien für eine Zwangsstörung erfüllen (siehe Caraveo-Anduaga und Bermúdez 2004; De Bruijn et al. 2010; Fontenelle et al. 2006; Ruscio et al. 2010). Auf der Grundlage der Prävalenzschätzungen von 14 Studien kommen Somers et al. (2006) zu einer gepoolten »besten Schätzung« von 1,3 % [95 % -Konfidenzintervall (CI) = 0,86 %– 1,8 %]. Zu ähnlichen Befunden kommt die Metaanalyse von Fawcett et al. (2020). Diese Arbeit ermittelte eine gemittelte Schätzung der Lebenszeitprävalenz von 1,3 % über alle in die Analyse einbezogenen Allgemeinbevölkerungsstudien hinweg. Die geschätzten 12-Monats-Prävalenzraten der Zwangsstörung variieren über die Studien hinweg zwischen 0,1 % und 3,6 % (siehe Adam et al. 2012; Fontenelle et al. 2006; Jacobi et al. 2014; Ruscio et al. 2010; Somers et al. 2006). Hier betrug die von Somers et al. (2006) auf der Grundlage von neun Studien ermittelte gepoolte »beste Schätzung« 0,54 % (95 % CI = 0,28 %–0,86 %).

Epidemiologische Studien konnten ferner aufzeigen, dass Zwangsstörungen bereits im Kindes- und Jugendalter auftreten. Studien, die auf der Basis von operationalisierten Kriterien und standardisierter Erhebungsinstrumente durchgeführt wurden, ergaben Schätzungen der Lebenszeitprävalenz zwischen 0,5 % und 2,6 % und für die 12-Monats-Prävalenz zwischen 0,0 % und 4,0 % für Kinder und Jugendliche (z. B. Beesdo-Baum et al. 2015; Fontenelle et al. 2006; Valleni-Basile et al. 1994; Wittchen et al. 1998).

Bevölkerungsbasierte epidemiologische Studien konnten weiter aufzeigen, dass sog. subklinische Ausprägungen der Zwangsstörung, somit Störungsbilder, die nicht alle diagnostischen Kriterien erfüllen, relativ häufig in der Bevölkerung vorkommen. Für solche subklinischen Störungsbilder wurden über die Studien hinweg Lebenszeitprävalenzen zwischen 2,0 % und 8,7 % geschätzt (Adam et al. 2012; Angst et al. 2004; De Bruijn et al. 2010; Grabe et al. 2000). Betrachtet man sich schließlich die Zwangsstörung auf der Symptomebene, also dem Vorkommen von Zwangshandlungen oder Zwangsgedanken, ohne dass die betroffenen Personen die diagnostischen Kriterien für die Diagnose einer Zwangsstörung erfüllen, so konnte die Replikationsstudie des National Comorbidity Survey (NCS-R) aufzeigen, dass immerhin 28,2 % der befragten Personen irgendwann in ihrem Leben Zwangsgedanken oder Zwangshandlungen erlebten (Ruscio et al. 2010). Auch aus den Befunden weiterer Allgemeinbevölkerungsstudien lässt sich der Schluss ableiten, dass bis zu einem Viertel der Allgemeinbevölkerung irgendwann in ihrem Leben Zwangssymptome erlebt (Adam et al. 2012; Fullana et al. 2010; Stein et al. 1997; Valleni-Basile et al. 1994). Zusammenfassend zeigt sich somit das Bild, dass Zwangsstörungen, die die diagnostischen Kriterien voll erfüllen, eher selten in der Bevölkerung vorkommen. Erweitert man jedoch den Blick und zieht auch subklinische Störungsformen oder auch symptomatisch auftretende Zwangshandlungen oder Zwangsgedanken in die Betrachtung ein, so sind weit mehr Menschen in der Allgemeinbevölkerung betroffen.

2.3 Alter der erstmaligen Manifestation

Wie die oben beschriebenen Prävalenzbefunde zeigen, kann die Zwangsstörung bereits im Kindes- und Jugendalter auftreten. Mehrere Allgemeinbevölkerungsstudien nahmen das zum Anlass, retrospektiv Informationen zum Alter der erstmaligen Manifestation von Zwangsstörungen zu erfassen. So konnte gezeigt werden, dass insbesondere das zweite und dritte Lebensjahrzehnt die kritischste Zeit – somit die Hochrisikophase – für die erste Störungsmanifestation zu sein scheint. Die mittleren Erkrankungsalter für Zwangsstörungen, die aus Querschnittsstudien mit Erwachsenenstichproben berichtet wurden, liegen zwischen 19 und 35,5 Jahren (Angst et al. 2004; Çilli et al. 2004; Grabe et al. 2000; Karno et al. 1988; Kessler et al. 2007; Mohammadi et al. 2004; Weissman et al. 1994).

Basierend auf einer Survivalanalyse ermittelte die ECA-Studie das höchste Risiko für die erste Manifestation einer Zwangsstörung in der Altersspanne zwischen 15 und 39 Jahren. Der Median des Ersterkrankungsalters der Zwangsstörung lag bei 23 Jahren (Burke et al. 1990), der höchste Median unter den in der ECA erfassten DSM-III-Angststörungen. Analysiert auf der Basis des gleichen methodischen Vorgehens berichteten der NCS-R (Ruscio et al. 2010) und eine in Zürich durchgeführte Längsschnittstudie (Fineberg et al. 2013) über ein mittleres Erkrankungsalter von 19 Jahren. In dem NCS-R zeigten die Alterskurven im zweiten und dritten Jahrzehnt die höchsten Risiken für Männer und Frauen. Dieser steile Anstieg im Risiko für das erste Auftreten von Zwangsstörungen im Alter zwischen 10 und 30 Jahren konnte in der Zürcher Studie überzeugend repliziert werden (Fineberg et al. 2013).

2.4 Funktionsbeeinträchtigungen und Inanspruchnahme von Behandlung

Mehrere epidemiologische Studien konnten überzeugend aufzeigen, dass Personen mit einer Zwangsstörung beachtliche Einschränkungen in ihren sozialen und beruflichen Funktionbereichen erleben und auch deren Lebensqualität stark beeinträchtigt ist (vgl. Adam et al. 2012; Ruscio et al. 2010). So berichteten etwa in dem NCS-R nahezu zwei Drittel der Personen, die in den zwölf Monaten vor der Erhebung die diagnostischen Kriterien für eine Zwangsstörung erfüllten, schwerwiegende Rollenbeeinträchtigungen (Ruscio et al. 2010). Zudem liegen Befunde vor, die darauf hinweisen, dass betroffene Personen in ihrem Alltag nicht nur stärker beeinträchtigt sind als gesunde Personen, sondern ebenfalls stärker beeinträchtigt als Personen mit einer anderen psychischen Störung (Torres et al. 2006).

Die Befunde epidemiologischer Studien weisen ebenfalls darauf hin, dass bereits Personen mit einer subklinischen Ausprägung der Zwangsstörung in ihren sozialen oder beruflichen Funktionbereichen beeinträchtigt sind (Adam et al. 2012; De Bruijn et al. 2010; Fineberg et al. 2013). Die Ergebnisse des im Jahr 1998 in Deutschland durchgeführten Bundesgesundheitssurveys deuten zudem darauf hin, dass bereits das Vorliegen von Zwangssymptomen mit bemerkenswerten Beeinträchtigungen des täglichen Lebens verbunden ist (Adam et al. 2012).

Epidemiologische Studien haben sich ebenfalls mit der Frage der Inanspruchnahme von professioneller Hilfe von Personen mit Zwangsstörungen befasst. Hier zeigt sich eine eher heterogene Befundlage. Während in einigen Studien eher niedrige Behandlungsraten beobachtet wurden (z. B. 10,2 % (Subramaniam et al. 2012) in einer asiatischen Population), kamen andere Studien zu höheren Raten. In dem US-amerikanischen NCS-R berichteten ca. 50 % der Personen mit einer 12-Monats-Diagnose, dass sie im Jahr vor der Erhebung eine Behandlung erhielten (Ruscio et al. 2010). Im Rahmen des deutschen Bundesgesundheitssurveys berichteten immerhin 68 % der Personen mit einer 12-Monats-Diagnose einer Zwangsstörung die Inanspruchnahme einer Intervention (Adam et al. 2012). Torres et al. (2006) konnten zudem beobachten, dass Personen mit einer Zwangsstörung häufiger als Personen mit anderen psychischen Störungen eine Behandlung aufsuchen (40 % gegenüber 23 %), wobei hier Personen ohne eine zusätzliche komorbide Störung geringere Raten zeigen als Personen, die noch die Kriterien für mindestens eine zusätzliche komorbide Störung erfüllen (14 % gegenüber 56 %).

Der Befund von Torres et al. (2006) stimmt mit den Ergebnissen anderer epidemiologischer Studien überein, die aufzeigen konnten, dass die Komorbidität mit anderen psychischen Störungen ein starker Prädiktor für das Aufsuchen einer Behandlung zu sein scheint (Jacobi et al. 2004; Mayerovitch et al. 2003). Studien, die sich die Frage gestellt haben, wie lange es dauert, bis eine Person ab erstem Auftreten der Zwangssymptomatik eine Behandlung aufsucht, ergaben einen sog. »treatment delay« von 9 bis 14 Jahren (Cullen et al. 2008; Pinto et al. 2006; Subramaniam et al. 2012). Diese »Behandlungsverzögerungen« fallen zeitlich länger als bei affektiven Störungen aus, sind jedoch vergleichbar mit denjenigen, die für Angststörungen berichtet wurden (Wang et al. 2005).

2.5 Risikofaktoren

Nach Kraemer et al. (1997) ist ein Risikofaktor definiert als ein Faktor, der zeitlich vor dem Outcome (z. B. Störung) auftritt. Personen, die den Risikofaktor aufweisen, haben im Vergleich zu Personen, die den Risikofaktor nicht aufweisen, eine höhere Wahrscheinlichkeit, den Outcome zu entwickeln. Das Zeitkriterium kann bis auf wenige Ausnahmen (z. B. Geschlecht) nur von prospektiven Längsschnittstudien – jedoch nicht von Querschnittstudien – erfüllt werden.

Teilnehmer und Teilnehmerinnen einer prospektiven Längsschnittstudie unterscheiden sich zu Studienbeginn darin, ob sie den vermuteten Risikofaktor aufweisen oder nicht, während der Outcome zu Studienbeginn bei niemandem vorliegen darf, sondern frühestens bei der ersten Folgeuntersuchung.

Die Autorin und der Autor konzentrieren sich in diesem Beitrag auf bevölkerungsrepräsentative Längsschnittstudien, die hinsichtlich des Outcomes Zwangsstörung Risikofaktoren untersucht haben (Kraemer et al. 1997). Es sei bereits hier erwähnt, dass unterschiedliche Merkmale die Interpretation der Ergebnisse einschränken können, z. B. eine geringe Anzahl an Studienteilnehmern mit inzidenter Zwangsstörung (Valleni-Basile et al. 1996) oder trotz Studiendesign verbleibende Unsicherheit, ob das Zeitkriterium in allen Fällen als erfüllt gilt (Douglass et al. 1995; Grisham et al. 2011).

Soziodemografische Faktoren

In den meisten epidemiologischen Studien zeigte sich, dass mehr Frauen eine Zwangsstörung aufwiesen, verglichen mit Männern. Die von Somers et al. (2006) in einem systematischen Review zusammengefassten Schätzungen für die 12-Monats- und Lebenszeitdiagnose lauten für Frauen 0,5 % (95 % CI = 0,31 %–0,76 %) und 1,6 % (95 % CI = 1,0 %–2,2 %), für Männer hingegen 0,31 % (95 % CI = 0,08 %–0,65 %) und 1,0 % (95 % CI = 0,67 %–1,60 %). Auch Fontenelle et al. (2006) kamen in einem Review epidemiologischer Studien zum Ergebnis, wonach Frauen, verglichen mit Männern, ein erhöhtes Risiko für Zwangsstörungen aufweisen. Ruscio et al. (2010) bezifferte dies anhand der 2,1-fach erhöhten Chance für das Auftreten von Zwangsstörungen bei Frauen, verglichen mit Männern in jener Stichprobe. In anderen epidemiologischen Studien konnten jedoch keine geschlechtsspezifischen Unterschiede nachgewiesen werden (Adam et al. 2012; Jacobi et al. 2014; Stein et al. 1997).

Sozioökonomischer Status und Erwerbsstatus sind weitere mögliche Risikofaktoren, die untersucht wurden, die jedoch ein unklares Bild ergaben. So wiesen in einer Studie von Valleni-Basile et al. (1996) alle fünf inzidenten Zwangsstörungsfälle entweder einen mittleren oder hohen sozioökonomischen Status auf. In der ECA-Studie von Crum und Anthony (1993) hatten erwerbslose Frauen die höchste Chance eine Zwangsstörung zu entwickeln (OR = 3,9), verglichen mit erwerbstätigen Männern (Referenzgruppe), wohingegen erwerbstätige Frauen eine 2,3-fach erhöhte Chance, und erwerbslose Männer eine 1,6-fach erhöhte Chance hatten, eine Zwangsstörung zu entwickeln, jeweils verglichen mit der Referenzgruppe.

In zwei Studien konnten jedoch keine Zusammenhänge gezeigt werden zwischen sozioökonomischem Status und Zwangsstörung einerseits und Haushaltseinkommen und Zwangsstörung andererseits (Douglass et al. 1995; Nestadt et al. 1998).

Erfahrungen in der Kindheit

In der Dunedin Multidisciplinary Health and Development Studie war keiner der vermuteten Kindheitsrisikofaktoren (u. a. Frühgeburt, Verhaltensprobleme wie z. B. Gemütsausbrüche, Stottern oder Temperament des Kindes) in der Gruppe mit Diagnose Zwangsstörung (im Alter von 18 Jahren) erhöht, verglichen mit gleichaltrigen Gruppen mit einem anderen psychischen Störungsbild (Angst, Depression, Sozialverhalten), sowie der Gruppe ohne psychische Störung (Douglass et al. 1995). Als im Rahmen derselben Studie (Grisham et al. 2011) die 12-Monats-Prävalenz für Zwangsstörung erneut im Alter von 26 und 32 Jahren erhoben wurde, wies die Gruppe mit Zwangsstörung mehr soziale Isolation während der Kindheit auf (OR = 1,4), und eine negativere Emotionalität im Alter von 18 Jahren (OR = 1,7), verglichen mit der Gruppe mit irgendeiner anderen Angststörung. In einer Stichprobe Jugendlicher konnte Valleni-Basile et al. (1996) einen positiven Zusammenhang zwischen unerwünschten Lebensereignissen in den vergangenen zwölf Monaten und Zwangsstörung nachweisen (OR = 1,2), wohingegen ein negativer Zusammenhang bestand zwischen erwünschten Lebensereignissen und Zwangsstörung (OR = 0,78) sowie zwischen familiärem Zusammenhalt und Zwangsstörung (OR = 0,9), worin die Autoren je einen möglichen Schutzfaktor hinsichtlich der Entwicklung von Zwangsstörungen sahen.

Intelligenz

Bisher konnte keine Studie einen Zusammenhang zwischen Intelligenz und Zwangsstörung im Alter von 18 Jahren (Douglass et al. 1995), 26 Jahren oder 32 Jahren (Grisham et al. 2011) zeigen. Einem positiven Zusammenhang zwischen IQ und Zwangssymptomen im frühen Erwachsenenalter (Peterson et al. 2001) steht ein negativer Zusammenhang in einer Stichprobe von Jugendlichen gegenüber (de Barros et al. 2020).

Weitere Risikofaktoren für Zwangsstörungen oder Korrelate

In der Literatur wird eine Reihe weiterer möglicher Risikofaktoren für Zwangsstörungen diskutiert, z. B. Fortpflanzungsfaktoren (Sharma und Mazmanian 2020). Für die Phasen der Schwangerschaft und der ca. 6–8-wöchigen Zeit danach konnte eine Risikoerhöhung bisher in einer Metaanalyse belegt werden, verglichen mit Frauen der Allgemeinbevölkerung (Russell et al. 2013).

Empirische Belege für weitere potenzielle Risikofaktoren für Zwangsstörungen sind bisher eher als schwach einzustufen (Brander et al. 2016), etwa elterliches Erziehungsverhalten (z. B. Überbehütung) oder Infektionskrankheiten. Brander et al. (2016) betonen in ihrem systematischen Review, dass die verschiedenen Studiendesigns sowie methodologische Schwächen es derzeit für keinen der betrachteten Faktoren zuließe, den Status Risikofaktor weder zu- noch abzuerkennen.

In einem kürzlich erschienenen Umbrella-Review wurde Neurotizismus in die zweithöchste von insgesamt vier Risikokategorien für Zwangsstörungen eingestuft (Fullana et al. 2020). Hervorzuheben sind zwei Studien von Hofer et al. (2018; 2020), in denen anhand der Early Developmental Stages of Psychopathology Studie (EDSP) prospektiv das Erstauftreten von Zwangsstörungen bei Jugendlichen und jungen Erwachsenen untersucht wurde, und zwar als Funktion elterlichen Erziehungsverhaltens, interagierend mit Verhaltenshemmung in der Kindheit einerseits, und mit unerwünschten oder traumatischen Lebensereignissen andererseits. Es konnten verschiedene differenzielle Effekte gezeigt werden, etwa dass Personen, die ein traumatisches Ereignis erlebt hatten, ein geringeres Risiko hatten, eine Zwangsstörung zu entwickeln, wenn emotional warmes mütterliches Erziehungsverhalten berichtet wurde (RR = 0,16; 95 % CI = 0,03–0,77), verglichen mit geringerer Ausprägung jenes Erziehungsverhaltens.

Psychische Störungen als Risikofaktoren für Zwangsstörungen

Aufgrund der zumeist hohen Komorbidität mit psychischen Störungen (etwa McGrath et al. 2020) ist es leicht nachvollziehbar, dass psychische Störungen zu den am häufigsten untersuchten, potenziellen Risikofaktoren für Zwangsstörungen zählen.

Affektive Störungen

Positive Zusammenhänge vorhergehender affektiver Störungen und nachfolgendem Auftreten von Zwangsstörungen zeigten sich bisher für Major Depression (RR = 2,4; 95 % CI = 1,1–5,2) und bipolare Störung (RR = 8,2; 95 % CI = 1,8–37,2) (Crum und Anthony 1993). Ähnliche Ergebnisse berichteten auch Douglass et al. (1995), wonach Personen mit Zwangsstörungen im Alter von 18 Jahren höhere Depressionswerte im Alter von sowohl 11 als auch 15 Jahren aufwiesen, verglichen mit einer psychologisch gesunden Kontrollgruppe. Ein erhöhtes Risiko Zwangsstörungen zu entwickeln, konnte ebenfalls in einer einjährigen prospektiven Studie gezeigt werden für Schüler und Schülerinnen (Durchschnittsalter 13 Jahre) mit erhöhten Depressionswerten zu Studienbeginn (OR = 1,08; 95 % CI = 1,00–1,16) (Valleni-Basile et al. 1996). Aktuelle Studien zum Zusammenhang zwischen Bipolarer Störung und Zwangsstörung widmen sich Fragen zur Beeinträchtigung im Alltag der Betroffenen (Carta et al. 2020) und zu möglichen psychologischen Mechanismen (Ferentinos et al. 2020).

Angststörungen

Zeitlich prospektive Zusammenhänge zwischen vorherigen Angststörungen und der erstmaligen Entwicklung von Zwangsstörungen (statistisch kontrolliert für verschiedene Konfundierungsvariablen) zeigten sich bisher in der ECA-Studie von Crum und Anthony (1993) und in der EDSP-Studie (Lieb et al. 2016), mit einem Follow-up Zeitraum von einem bzw. zehn Jahren. Während in Crum und Anthony (1993) irgendeine DSM-III Angststörung das Risiko für Zwangsstörungen erhöhte (RR = 3,4; 95 % CI = 1,7–6,5), wurde in Lieb et al. (2016) spezifische Phobie als Risikofaktor untersucht (RR = 3,8; 95 % CI = 1,6–8,8). Ebenso zeigte sich eine Risikoerhöhung für Zwangsstörungen, wenn die betroffenen Personen die Kriterien für zwei oder mehr Subtypen der spezifischen Phobie erfüllten, verglichen mit nur einem Subtyp (RR = 5,4; 95 % CI = 1,6–17,8).

Substanzbezogene Störungen

In verschiedenen Studien konnte gezeigt werden, dass Substanzstörungen mit einer Risikoerhöhung für Zwangsstörungen einhergehen. Im längsschnittlichen Northwestern-UCLA Youth Emotion Project (Wolitzky-Taylor et al. 2012) zeigte sich die Alkoholkonsumstörung als Risikofaktor für die Neuentwicklung von Zwangsstörungen innerhalb des Follow-up Zeitraums von vier Jahren (OR = 9,6; 95 % CI = 1,04–88,7). Ebenfalls konnte dies auch in der ECA-Studie von Crum und Anthony (1993) für die erstmalige Entwicklung von Zwangsstörungen innerhalb eines Jahres gezeigt werden (RR = 2,2; 95 % CI = 1,0–4,7), wobei sich im selben statistischen Modell auch Marihuanakonsum als alleinig konsumierte Substanz (RR = 2,9; 95 % CI = 1,1–7,5), wie auch in Kombination mit Kokainkonsum (RR = 7,2; 95 % CI = 1,2–42,6) als risikoerhöhend erwiesen. In der Dunedin Kohortenstudie (Douglass et al. 1995) zeigte sich die DSM-III Diagnose Substanzmissbrauch im Alter von 15 Jahren als risikoerhöhend für die Entwicklung von Zwangsstörungen im Alter von 18 Jahren.

Psychosen

Zwei Studien liegen derzeit vor, die dem vermuteten Zusammenhang psychotischer Störungen bzw. Symptomatik und Zwangsstörungen nachgegangen sind. In der ECA-Studie von Crum und Anthony (1993) zeigte sich ein bivariater Zusammenhang zwischen schizophrenen Störungen zu Studienbeginn und Inzidenz von Zwangsstörungen im Ein-Jahres Follow-up (RR = 7,4; 95 % CI 2,0–26,9). In der anderen Studie (Rössler et al. 2011) zeigten sich sowohl schizotype Anzeichen (OR = 2,4; 95 % CI = 1,4–3,8) als auch deren abgeschwächte Variante (OR = 1,9; 95 % CI = 1,3–2,9) als prädiktiv für die spätere Entwicklung von Zwangsstörungen.

2.6 Zusammenfassung

Trotz der Verwendung reliabler Instrumente zur diagnostischen Erfassung schwanken die Prävalenzschätzungen für Zwangsstörungen beträchtlich zwischen verschiedenen epidemiologischen Studien. Diese Schwankungen sind vermutlich zurückzuführen auf Unterschiede zwischen den Diagnoseinstrumenten, Ländern, sowie der Bereitschaft zur Studienteilnahme. Auf Grundlage der epidemiologischen Studien lässt sich dennoch feststellen, dass ein beachtlicher Anteil der Gesamtbevölkerung in den vergangenen zwölf Monaten oder irgendwann im bisherigen Leben von einer Zwangsstörung betroffen waren bzw. derzeit davon betroffen sind. Weiterhin ist erwähnenswert, dass Zwangsgedanken und -handlungen in der Allgemeinbevölkerung durchaus häufig vorkommen. Subklinische Zwangsgedanken sowie -handlungen sollten somit stärker berücksichtigt werden, sowohl in der Forschung als auch in Interventionsbemühungen. Epidemiologische Studien haben zudem Hinweise geliefert, wonach Zwangsstörungen häufig mit starken Alltagseinschränkungen für die Betroffenen einhergehen.

Weiterhin zeigten epidemiologische Studien, dass das Risiko für das erstmalige Auftreten von Zwangsstörungen, bezogen auf die Lebensspanne, am höchsten ist zwischen der späten Kindheit und dem frühen bis mittleren Erwachsenenalter. Wie weiter oben in diesem Kapitel aufgeführt, haben Personen mit Zwangsstörung eine erhöhte Chance für psychische Komorbidität, etwa Affekt-, Angst- oder Substanzkonsumstörungen. Frühere Schlussfolgerungen von Autoren wie Brander et al. (2016) oder Fontenelle und Hasler (2008) gelten weiterhin, nämlich dass aufgrund einer geringen Anzahl veröffentlichter Studien und methodologischer Schwächen bisher noch kein Risikofaktor für Zwangsstörungen deutlich etabliert werden konnte. Die dringende Notwendigkeit entsprechend potenter Studien ergibt sich hieraus automatisch, da ohne robuste Kenntnisse zu Risikofaktoren keine darauf aufbauende Forschung stattfinden kann zu Kausalitätsfragen bzw. Ätiologie von Zwangsstörungen, worauf letztlich die Entwicklung verbesserter Präventions- und Interventionsstrategien direkt angewiesen ist.

Literatur

Adam Y, Meinlschmidt G, Gloster AT, Lieb R (2012) Obsessive-compulsive disorder in the community: 12-month prevalence, comorbidity and impairment. Social psychiatry and psychiatric epidemiology 47(3): 339–349.
Angst J, Gamma A, Endrass J, Goodwin R, Ajdacic V, Eich D, Rössler W (2004) Obsessive-compulsive severity spectrum in the community: prevalence, comorbidity, and course. Eur Arch Psychiatry Clin Neurosci 254(3): 156–164. Doi:10.1007/s00406-004-0459-4
Beesdo-Baum K, Knappe S, Asselmann E et al. (2015) The ›Early Developmental Stages of Psychopathology (EDSP) study‹: a 20-year review of methods and findings. Social psychiatry and psychiatric epidemiology 50(6): 851–866.
Bijl RV, De Graaf R, Hiripi E et al. (2003) The prevalence of treated and untreated mental disorders in five countries. Health Aff (Millwood) 22(3): 122–133.
Brander G, Pérez-Vigil A, Larsson H, Mataix-Cols D (2016) Systematic review of environmental risk factors for obsessive-compulsive disorder: a proposed roadmap from association to causation. Neuroscience & Biobehavioral Reviews 65: 36–62.
Burke KC, Burke JD, Regier DA, Rae DS (1990) Age at onset of selected mental disorders in five community populations. Archives of general psychiatry 47(6): 511–518.

Caraveo-Anduaga JJ, Bermúdez EC (2004) The epidemiology of obsessive-compulsive disorder in Mexico City. Salud Mental 27(2): 65–73.

Carta MG, Fineberg N, Moro MF et al. (2020) The Burden of Comorbidity Between Bipolar Spectrum and Obsessive-Compulsive Disorder in an Italian Community Survey. Frontiers in Psychiatry 11: 188.

Cederlöf M, Lichtenstein P, Larsson H, Boman M, Rück C, Landén M, Mataix-Cols D (2015) Obsessive-compulsive disorder, psychosis, and bipolarity: a longitudinal cohort and multigenerational family study. Schizophrenia bulletin 41(5): 1076–1083.

CilliÇilli AS, Telcioğlu M, Aşkın R, Kaya N, Bodur S, Kucur R (2004) Twelve-month prevalence of obsessive-compulsive disorder in Konya, Turkey. Comprehensive psychiatry 45(5): 367–374.

Crum RM, Anthony JC (1993) Cocaine use and other suspected risk factors for obsessive-compulsive disorder: a prospective study with data from the Epidemiologic Catchment Area surveys. Drug and Alcohol Dependence 31(3): 281–295.

Cullen B, Samuels JF, Pinto A et al. (2008) Demographic and clinical characteristics associated with treatment status in family members with obsessive-compulsive disorder. Depression and anxiety 25(3): 218–224.

De Barros PMF, do Rosário MC, Szejko N et al. (2020) Risk factors for obsessive–compulsive symptoms. Follow-up of a community-based youth cohort. European Child & Adolescent Psychiatry 1–16.

De Bruijn C, Beun S, De Graaf R, Ten Have M, Denys D (2010) Subthreshold symptoms and obsessive-compulsive disorder: evaluating the diagnostic threshold. Psychological medicine 40(6): 989.

De Graaf R, Bijl R, Spijker J, Beekman A, Vollebergh W (2003) Temporal sequencing of lifetime mood disorders in relation to comorbid anxiety and substance use disorders. Social psychiatry and psychiatric epidemiology 38(1): 1–11.

Douglass HM, Moffitt TE, Dar R, McGee R, Silva P (1995) Obsessive-compulsive disorder in a birth cohort of 18-year-olds: prevalence and predictors. Journal of the American Academy of Child & Adolescent Psychiatry 34(11): 1424–1431.

Fawcett EJ, Power H, Fawcett JM (2020) Women Are at Greater Risk of OCD Than Men: A Meta-Analytic Review of OCD Prevalence Worldwide. The Journal of clinical psychiatry 81(4).

Ferentinos P, Preti A, Veroniki AA, Pitsalidis KG, Theofilidis AT, Antoniou A, Fountoulakis KN (2020) Comorbidity of obsessive-compulsive disorder in bipolar spectrum disorders: systematic review and meta-analysis of its prevalence. Journal of Affective Disorders 263: 193–208.

Fineberg NA, Hengartner MP, Bergbaum CE et al. (2013) A prospective population-based cohort study of the prevalence, incidence and impact of obsessive-compulsive symptomatology. International Journal of Psychiatry in Clinical Practice 17(3): 170–178.

Fontenelle LF, Hasler G (2008) The analytical epidemiology of obsessive–compulsive disorder: risk factors and correlates. Progress in Neuro-Psychopharmacology and Biological Psychiatry 32(1): 1–15.

Fontenelle LF, Mendlowicz MV, Versiani M (2006) The descriptive epidemiology of obsessive–compulsive disorder. Progress in Neuro-Psychopharmacology and Biological Psychiatry 30(3): 327–337.

Fullana M, Vilagut G, Rojas-Farreras S et al. (2010) Obsessive–compulsive symptom dimensions in the general population: Results from an epidemiological study in six European countries. Journal of Affective Disorders 124(3): 291–299.

Fullana MA, Tortella-Feliu M, de la Cruz LF et al. (2020) Risk and protective factors for anxiety and obsessive-compulsive disorders: an umbrella review of systematic reviews and meta-analyses. Psychological medicine 50(8): 1300–1315.

Grabe H, Meyer C, Hapke U, Rumpf HJ, Freyberger H, Dilling H, John U (2000) Prevalence, quality of life and psychosocial function in obsessive-compulsive disorder and subclinical obsessive-compulsive disorder in northern Germany. European Archives of Psychiatry and Clinical Neuroscience 250(5): 262–268.

Grisham J, Fullana M, Mataix-Cols D, Moffitt T, Caspi A, Poulton R (2011) Risk factors prospectively associated with adult obsessive-compulsive symptom dimensions and obsessive-compulsive disorder. Psychological medicine 41(12): 2495.

Hofer PD, Wahl K, Meyer AH, Miché M, Beesdo-Baum K, Wittchen HU, Lieb R (2018) The role of behavioral inhibition, perceived parental rearing, and adverse life events in adolescents and young adults with incident obsessive-compulsive disorder. Journal of obsessive-compulsive and related disorders 19: 116–123.

Hofer PD, Wahl K, Meyer AH, Miché M, Beesdo-Baum K, Lieb R (2020) Parental emotional warmth interacts with traumatic life events in predicting the onset of obsessive-compulsive disorder. Journal of obsessive-compulsive and related disorders 100531.

Hudson JI, Hiripi E, Pope Jr HG, Kessler RC (2007) The prevalence and correlates of eating disorders in the National Comorbidity Survey Replication. Biological psychiatry 61(3): 348–358.

Jacobi F, Höfler M, Siegert J et al. (2014) Twelve-month prevalence, comorbidity and correlates of mental disorders in Germany: the Mental Health Module of the German Health Interview and Examination Survey for Adults (DEGS1-MH). International journal of methods in psychiatric research 23(3): 304–319.

Jacobi F, Wittchen HU, Hölting C, Höfler M, Pfister H, Müller N, Lieb R (2004) Prevalence, co-morbidity and correlates of mental disorders in the general population: results from the German Health Interview and Examination Survey (GHS). Psychological medicine 34(4): 597.

Karno M, Golding JM, Sorenson SB, Burnam MA (1988) The epidemiology of obsessive-compulsive disorder in five US communities. Archives of general psychiatry 45(12): 1094–1099.

Kessler RC, Amminger GP, Aguilar-Gaxiola S, Alonso J, Lee S, Ustun TB (2007) Age of onset of mental disorders: a review of recent literature. Current opinion in psychiatry 20(4): 359.

Kraemer HC, Kazdin AE, Offord DR, Kessler RC, Jensen P S, Kupfer DJ (1997) Coming to terms with the terms of risk. Archives of general psychiatry 54(4): 337–343.

Lieb R (2015) Concepts and Methods of Epidemiology. International Encyclopedia of the Social & Behavioral Sciences 7: 824–831.

Lieb R, Hofer P, Wahl K (2019) Epidemiology of obsessive-compulsive disorder. In: Yucel LFM (Ed.) A transdiagnostic approach to obsessions, compulsions & related phenomena. Cambridge: Cambridge University Press.

Lieb R, Miché M, Gloster AT, Beesdo-Baum K, Meyer AH, Wittchen HU (2016) Impact of specific phobia on the risk of onset of mental disorders: A 10-year prospective-longitudinal community study of adolescents and young adults. Depression and anxiety 33(7): 667–675.

Mayerovitch JI, du Fort GG, Kakuma R, Bland RC, Newman SC, Pinard G (2003) Treatment seeking for obsessive-compulsive disorder: role of obsessive-compulsive disorder symptoms and comorbid psychiatric diagnoses. Comprehensive psychiatry 44(2): 162–168.

McGrath J, Lim C, Plana-Ripoll O et al. (2020) Comorbidity within mental disorders: a comprehensive analysis based on 145 990 survey respondents from 27 countries. Epidemiology and psychiatric sciences 29.

Mohammadi MR, Ghanizadeh A, Rahgozar M et al. (2004) Prevalence of obsessive-compulsive disorder in Iran. BMC psychiatry 4(1): 2.

Nestadt G, Bienvenu OJ, Cai G, Samuels J, Eaton WW (1998) Incidence of obsessive-compulsive disorder in adults. J Nerv Ment Dis 186(7): 401–406. doi:10.1097/00005053-199807000-00003

Nohr EA, Liew Z (2018) How to investigate and adjust for selection bias in cohort studies. Acta Obstetricia et Gynecologica Scandinavica 97(4): 407–416.

Patten SB (2000) Selection bias in studies of major depression using clinical subjects. Journal of Clinical Epidemiology 53(4): 351–357.

Peterson BS, Pine DS, Cohen P, Brook JS (2001) Prospective, longitudinal study of tic, obsessive-compulsive, and attention-deficit/hyperactivity disorders in an epidemiological

sample. Journal of the American Academy of Child & Adolescent Psychiatry 40(6): 685–695.
Pinto A, Mancebo MC, Eisen JL, Pagano ME, Rasmussen SA (2006) The Brown Longitudinal Obsessive Compulsive Study: clinical features and symptoms of the sample at intake. The Journal of clinical psychiatry 67(5): 703.
Rapoport JL, Inoff-Germain G, Weissman MM et al. (2000) Childhood obsessive–compulsive disorder in the NIMH MECA study: parent versus child identification of cases. Journal of anxiety disorders 14(6): 535–548.
Rössler W, Hengartner MP, Ajdacic-Gross V, Haker H, Gamma A, Angst J (2011) Sub-clinical psychosis symptoms in young adults are risk factors for subsequent common mental disorders. Schizophr Res 131(1–3): 18–23. doi:10.1016/j.schres.2011.06.019
Ruscio AM, Stein DJ, Chiu WT, Kessler RC (2010) The epidemiology of obsessive-compulsive disorder in the National Comorbidity Survey Replication. Molecular psychiatry 15 (1): 53–63.
Russell EJ, Fawcett JM, Mazmanian D (2013) Risk of obsessive-compulsive disorder in pregnant and postpartum women: a meta-analysis. The Journal of clinical psychiatry 74(4).
Sharma V, Mazmanian D (2020) Are we overlooking obsessive-compulsive disorder during and after pregnancy? Some arguments for a peripartum onset specifier. Archives of Women's Mental Health 1–4.
Somers JM, Goldner EM, Waraich P, Hsu L (2006) Prevalence and incidence studies of anxiety disorders: a systematic review of the literature. The Canadian Journal of Psychiatry 51(2): 100–113.
Stein MB, Forde DR, Anderson G, Walker JR (1997) Obsessive-compulsive disorder in the community: an epidemiologic survey with clinical reappraisal. American Journal of Psychiatry 154(8) 1120–1126.
Subramaniam M, Abdin E, Vaingankar JA, Chong SA (2012) Obsessive–compulsive disorder: prevalence, correlates, help-seeking and quality of life in a multiracial Asian population. Social psychiatry and psychiatric epidemiology 47(12): 2035–2043.
Torres AR, Moran P, Bebbington P et al. (2006) Obsessive–compulsive disorder and personality disorder. Social psychiatry and psychiatric epidemiology 41(11): 862–867.
Valleni-Basile LA, Garrison CZ, Jackson KL, Waller JL, McKeown RE, Addy CL, Cuffe SP (1994) Frequency of obsessive-compulsive disorder in a community sample of young adolescents. Journal of the American Academy of Child & Adolescent Psychiatry 33(6): 782–791.
Valleni-Basile LA, Garrison CZ, Waller JL, Addy CL, McKeown RE, Jackson KL, Cuffe SP (1996) Incidence of obsessive-compulsive disorder in a community sample of young adolescents. Journal of the American Academy of Child & Adolescent Psychiatry 35(7): 898–906.
Wang PS, Berglund P, Olfson M, Pincus HA, Wells KB, Kessler RC (2005) Failure and delay in initial treatment contact after first onset of mental disorders in the National Comorbidity Survey Replication. Archives of general psychiatry 62(6): 603–613.
Weissman MM, Bland R, Canino G et al. (1994) The cross national epidemiology of obsessive compulsive disorder. J Clin Psychiatry 1(994): 55.
Wittchen HU, Nelson CB, Lachner G (1998) Prevalence of mental disorders and psychosocial impairments in adolescents and young adults. Psychological medicine 28(1): 109–126.
Wolitzky-Taylor K, Bobova L, Zinbarg RE, Mineka S, Craske MG (2012) Longitudinal investigation of the impact of anxiety and mood disorders in adolescence on subsequent substance use disorder onset and vice versa. Addictive behaviors 37(8): 982–985.

3 Theoretische Modelle der Zwangsstörung

Carlotta V. Heinzel und Karina Wahl

3.1 Einleitung

Die Vorstellung, dass exzessives, wiederholtes Zwangsverhalten durch klassische bzw. operante Konditionierung erworben und aufrechterhalten wird, hat die psychotherapeutische Behandlung der Zwangsstörung entscheidend beeinflusst. Das lerntheoretische Modell der Zwangsstörung basiert auf Orval Mowrer's Zwei-Faktoren-Modell und postuliert zwei zentrale Schritte bei der Entstehung und Aufrechterhaltung der Zwangsstörung (Hohagen et al. 2007): Im ersten Schritt entstehen Zwangsbefürchtungen, indem ein zuvor neutraler Stimulus mit einem angstauslösenden Reiz (z. B. einem traumatischen Erlebnis) verbunden wird, so dass betroffene Personen auf den zuvor neutralen Stimulus mit Angst reagieren (klassische Konditionierung). Die Durchführung von Zwangsverhalten führt zu einer Reduktion der Angst, und hält über negative Verstärkungsmechanismen (operantes Konditionieren) langfristig die kontraproduktiven und quälenden Zwangshandlungen aufrecht. Das für die Weiterentwicklung der Psychotherapie einflussreichste Modell der Zwangsstörung ist das kognitiv-behaviorale Model (z. B. Rachman 1997; Salkovskis und Millar 2016). Es erweitert das lerntheoretische Modell durch spezifische kognitive Aspekte. Da es dasjenige Modell mit dem größten wissenschaftlichen Konsens ist, soll es in diesem Kapitel ausführlich dargestellt werden.

3.2 Das kognitiv-behaviorale Modell

Die Grundzüge des kognitiv-behavioralen Modells sind in ▶ Abb. 3.1 dargestellt. Eine zentrale Annahme des Modells ist, dass Intrusionen (d. h. ungewollte oder inakzeptable intrusive Gedanken, Vorstellungen, oder Impulse, siehe Rachman 1981) in der Allgemeinbevölkerung weit verbreitet sind. Erst die negativen Fehlinterpretationen dieser Intrusionen führen laut Modell zur Entstehung einer Zwangsstörung (Rachman 1997). Die Fehlinterpretation erfolgt in dem Sinne, dass Auftreten oder Inhalte der Intrusionen als bedrohlich für die eigene Person oder für andere wahrgenommen werden, und sich die Betroffenen verantwortlich fühlen, die vermeintliche Gefahr abzuwenden. Dadurch kommt es zu Unbehagen oder Angst (Salkovskis 1989), und wiederholten Handlungen, um die vermeintliche Gefahr oder die negativen Gefühle zu neutralisieren (Freeston und Ladouceur 1997). Neutralisieren kann auf der Handlungsebene (z. B. Hände waschen, Herd kontrollieren), oder auf der gedanklichen Ebene (z. B. Gedankenunterdrückung, gedankliches Rekonstruieren von Situationen) auftreten. Es hat verschiedene negative Auswirkungen: Zunächst werden kurzfristig Angst und Unbehagen reduziert, was durch die bekannten negativen Verstärkungsmechanismen dazu führt, dass Neutralisieren langfristig aufrechterhalten wird. Außerdem verhindert Neutralisieren die Möglichkeit, Fehlinterpretationen der Intrusionen zu widerlegen, so dass auch diese ebenfalls aufrechterhalten werden.

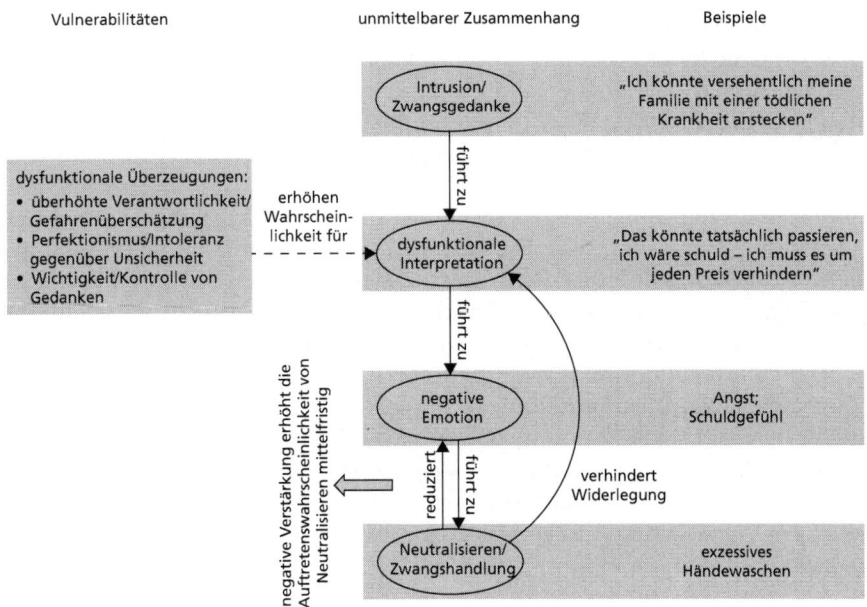

Abb. 3.1: Das kognitiv-behaviorale Modell

Das Modell nimmt an, dass die Fehlinterpretationen durch verschiedene, schon vorher bestehende, dysfunktionale Überzeugungen begünstigt werden (z. B. Salkovskis et al. 1999). Die Obsessive Compulsive Cognitions Working Group (OCCWG 1997) hat sechs Überzeugungen herausgearbeitet, die für die Zwangsstörung besonders relevant sind:

- Eine überhöhte subjektive Verantwortlichkeit, d. h. die Überzeugung, für das Eintreten negativer Ereignisse in überhöhtem Maße verantwortlich zu sein und diese beeinflussen zu können,
- Gefahrenüberschätzung, d. h. eine Überschätzung der Wahrscheinlichkeit oder des Ausmaßes von Gefahren,

- Perfektionismus, d. h. eine Überzeugung, dass man Dinge perfekt und fehlerfrei durchführen kann und sollte,
- Intoleranz gegenüber Unsicherheit, d. h. Schwierigkeiten, mit unvorhersehbaren oder mehrdeutigen Situationen umzugehen, oder die Notwendigkeit, sich absolut sicher zu sein,
- die Wichtigkeit von Gedanken, d. h. die Überzeugung, dass das Auftreten von Gedanken bedeutsam ist, und
- die Notwendigkeit, Gedanken zu kontrollieren, d. h. die Überzeugung, die eigenen Gedanken unter Kontrolle haben zu müssen.

In verschiedenen Versionen des Modells wird der Schwerpunkt auf unterschiedliche dysfunktionale Überzeugungen gelegt: Salkovskis (1985) betont z. B. die Rolle überhöhter subjektiver Verantwortlichkeit, während Purdon und Clark (1993) einen Schwerpunkt auf die Wichtigkeit von Gedanken und die Notwendigkeit, diese zu kontrollieren, legen.

Fallbeispiel

Frau A. erlebt intrusive Gedanken, ihre Familie mit einer tödlichen Krankheit anstecken zu können. Diese treten besonders häufig auf, wenn sie befleckte oder schmutzige Gegenstände sieht oder berührt. Sobald sie diese Gedanken erlebt, fühlt sie starke Angst und Schuldgefühle in sich aufsteigen, da sie der Überzeugung ist, dass die Gedanken eine Gefahr aufzeigen, die abzuwenden in ihrer Verantwortung liegt. Sie empfindet den starken Drang, sicherzugehen, dass alles extrem sauber ist, und wäscht gründlich ihre Hände, bis ihre Angst abklingt. Anfangs nimmt das Händewaschen nicht viel ihrer Zeit in Anspruch. Mit der Zeit muss sie aber immer ausführlichere und längere Waschhandlungen ausführen, um sich zu beruhigen. Sie beginnt außerdem, Gegenstände besonders gründlich und exzessiv zu reinigen, bis die Zwangshandlungen jeden Tag viele Stunden dauern.

3.3 Empirische Überprüfung des Modells

Vielen Annahmen des kognitiv-behavioralen Modells werden durch empirische Untersuchungen bestätigt (für Übersichten, siehe z. B. Cougle und Lee 2014; Taylor et al. 2007). Im Folgenden gehen wir näher auf die Evidenz ein.

3.3.1 Intrusionen als universelles Phänomen

Unangenehme und ungewollte, sich aufdrängende Gedanken (Intrusionen) sind ein universelles Phänomen. Eine wegweisende Studie von Rachman und de Silva

(1978) zeigte, dass die große Mehrheit der Personen in der Allgemeinbevölkerung zumindest gelegentlich ungewollte Intrusionen erlebt. Dieser Befund wird von aktuelleren Studien weitgehend unterstützt und dahingehend erweitert, dass das Auftreten der Intrusionen über verschiedene Länder und Kulturen hinweg ähnlich ist (Berry und Laskey 2012; Julien et al. 2007; Radomsky et al. 2014). Die Inhalte von Intrusionen und klinisch relevanten Zwangsgedanken ähnelten sich stark (Rachman und de Silva 1978), allerdings gibt es auch Studien die darauf hinweisen, dass sich die Inhalte unterscheiden (siehe z. B. Berry und Laskey 2012).

3.3.2 Dysfunktionale Überzeugungen und Interpretationen

Auf der Grundlage theoretischer Überlegungen erarbeitete die OCCWG für die Zwangsstörung die oben genannten sechs dysfunktionalen Überzeugungen und entwickelte den Obsessive-Beliefs Questionnaire für ihre Erfassung (OCCWG 1997; 2001). Anschließend wurden die sechs Überzeugungen in diesem Fragebogen aufgrund faktoranalytischer Ergebnisse in drei Dimensionen zusammengefasst (▶ Abb. 3.1; Ertle et al. 2008; OCCWG 2005).

Viele querschnittliche Beobachtungsstudien und vereinzelte prospektive Studien haben die im kognitiv-behavioralen Modell postulierten Assoziation von dysfunktionalen Überzeugungen mit Zwangssymptomen unterstützt (für einen Überblick, siehe z. B. Hezel und McNally 2016). Es gibt allerdings Grund für die Annahme, dass diese dysfunktionalen Überzeugungen nicht spezifisch für die Zwangsstörung sind, sondern auch bei anderen Störungen wie der Generalisierten Angststörung eine Rolle spielen, und dass nicht alle Subtypen von Zwangssymptomen dysfunktionale Überzeugungen im selben Ausmaß mit sich bringen (Cougle und Lee 2014; Julien et al. 2007; Starcevic und Berle 2006). Experimentelle Studien bringen weitere Evidenz für die Rolle von dysfunktionalen Überzeugungen und Interpretationen für die Zwangsstörung und geben Hinweise auf kausale Mechanismen (z. B. Rassin et al. 1999). Mantz und Abbott (2017) fassen Experimente zu Effekten von subjektiver Verantwortlichkeit auf Zwangssymptome zusammen: Während einige Experimente (z. B. Lopatka und Rachman 1995) Effekte von subjektiver Verantwortlichkeit auf Konstrukte wie Angst/Unbehagen oder den Drang zu neutralisieren zeigten, wurden diese von anderen Experimenten (z. B. Bouchard et al. 1999) nicht repliziert. Weitere prospektive und experimentelle Studien sind nötig, um die kausale Rolle von dysfunktionalen Überzeugungen und Interpretationen in der Zwangsstörung aufzuklären.

3.3.3 Effekte von Neutralisieren

In einigen Studien konnte gezeigt werden, dass Neutralisieren bei den meisten Personen zur kurzfristigen Angstreduktion führt (Rachman und Shafran 1998). Allerdings konnten andere Studien diese Annahme nicht stützen (siehe z. B. van den Hout et al. 2002). In einem Experiment von Salkovskis und Kollegen (2003) wurden Personen mit der Diagnose einer Zwangsstörung gebeten, entweder gedanklich zu neutralisieren (Neutralisierungsbedingung) oder rückwärts zu zählen (Ablenkungsbedingung). Personen in der Neutralisierungsbedingung berichteten während des Neutralisierens sinkendes, und mittelfristig ansteigendes Unbehagen, wohingegen sich das Unbehagen bei Personen in der Ablenkungsbedingung weder kurz- noch mittelfristig veränderte.

3.4 Implikationen des kognitiv-behavioralen Modells für die Behandlung von Zwangsstörungen

Aus den Postulaten des kognitiv-behavioralen Modells leiten sich zwei Behandlungsmaxime für die Psychotherapie bei Zwangsstörungen ab, die in der kognitiven Verhaltenstherapie zentral sind: Zum einen gilt es, die erlernte Koppelung von harmlosen Reizen mit Gefahr durch eine Exposition mit diesen Reizen und eine gleichzeitige Verhinderung der Zwangshandlung (Exposition mit Reaktionsverhinderung) zu verändern (für eine Integration auch neuerer Ergebnisse der Lernforschung in die Behandlung der Zwangsstörung siehe Abramowitz et al. 2018). Zum anderen werden gezielt die Fehlinterpretationen der Intrusionen und die zugrundeliegenden Überzeugungen durch kognitive Techniken und Verhaltensexperimente verändert.

Fallbeispiel

Frau A. identifiziert mit ihrer Therapeutin zusammen Situationen, in denen sie große Angst vor der Ansteckung mit einer gefährlichen Krankheit hat, z. B. das Berühren von braunen Flecken auf einem Teppich in öffentlichen Einrichtungen (dies könnte Blut sein), oder das Anfassen von Haltestangen im Bus. Die Expositionsübung mit Reaktionsverhinderung besteht nun darin, sich der vermeintlich gefährlichen Situation so lange auszusetzen, bis die Angst nachlässt, ohne dass im Anschluss die Hände gewaschen werden. Frau A. entscheidet sich dazu, mit dem Berühren von Haltestangen im Bus zu beginnen.

Gemeinsam mit ihrer Therapeutin identifiziert sie ihre Überzeugung, ein verantwortungsloser Mensch zu sein, wenn sie nicht alles Menschenmögliche tut, um eine potenzielle Ansteckung zu verhindern, als problematisch. Diese Überzeugung wird durch verschiedene therapeutische Techniken hinterfragt und langsam verändert. Zum Beispiel erklärt sich Frau A. bereit, absichtlich eine mögliche Ansteckungsquelle zu übersehen und diese nicht zu reinigen, um die Auswirkungen auf ihre Überzeugung, dass sie ein verantwortungsloser Mensch sei, kritisch zu beobachten.

3.5 Aktuelle Erweiterungen des Modells

Im Folgenden werden einige Erweiterungen des kognitiv-behavioralen Modells vorgestellt.

3.5.1 Vertrauen in das eigene Gedächtnis

Es gibt einen sehr robusten Befund, der zeigt, dass mehrfaches Kontrollieren das Vertrauen in das eigene Gedächtnis paradoxerweise reduziert: Wenn Personen ohne Zwangsstörung gebeten werden, einzuschätzen, wie sehr sie ihrem Gedächtnis bezüglich einer gerade zurückliegenden Kontrolle vertrauen, dann zeigen diejenigen, die mehrfach ein- und denselben Gegenstand kontrolliert haben, ein geringeres Vertrauen als diejenigen, die mehrfach unterschiedliche Gegenstände kontrolliert haben, bei gleicher objektiver Gedächtnisleistung (van den Hout und Kindt 2003). Vielfache Replikationen und Erweiterungen dieses Paradigmas haben insgesamt große Effekte von mehrfachem Kontrollieren auf die Verringerung des Vertrauens in das eigene Gedächtnis gezeigt (van den Hout et al. 2019).

Eine Verzerrung bezüglich des Vertrauens in das eigene Gedächtnis aufgrund mehrfachen Kontrollierens könnte deshalb eine Rolle bei der Aufrechterhaltung der Zwangsstörung spielen (Rachman 2002): Statt ein stärkeres Gefühl von Sicherheit durch das Kontrollieren zu erlangen, steigen die Zweifel.

3.5.2 Überzeugungen zu Kontrollverlust

Zusätzlich könnten Überzeugungen zu Kontrollverlust relevant für die Zwangsstörung sein (Radomsky und Gagné 2020). Hiermit sind negative Überzeugungen über die Wahrscheinlichkeit, Bedeutung, oder Konsequenzen eines Kontrollverlusts über eigene Gedanken, Verhalten, Emotionen, oder Körperfunktionen gemeint (Radomsky und Gagné 2020). Diese Überzeugungen könnten einerseits direkt zu dysfunktionalen Interpretationen von Intrusionen führen. Beispielsweise könnte eine Person, die überzeugt ist, die Kontrolle über ihre Handlungen zu verlieren, gewalttätige Impulse als besonders gefährlich interpretieren (Gagné und Radomsky 2020). Andererseits könnten solche Überzeugungen mit den bereits im Modell beschriebenen anderen dysfunktionalen Überzeugungen wie z. B. Wichtigkeit und Kontrolle von Gedanken interagieren, um so beispielsweise die dysfunktionale Interpretation von Intrusionen zu verschlimmern (Gagné und Radomsky 2020). Diese Annahmen werden von einigen ersten Studien unterstützt (Froreich et al. 2016; Gagné und Radomsky 2017; 2020). Es ist aber weitere Forschung nötig, um ihre genaue Rolle bei der Zwangsstörung zu überprüfen.

3.5.3 Das gefürchtete Selbst

Im klassischen kognitiv-behavioralen Modell der Zwangsstörung wird dem Selbstbild nur eine relativ begrenzte Rolle zugesprochen. Einige Forscherinnen und Forscher haben jedoch hervorgehoben, dass verschiedene Konzepte des Selbstbildes eine wichtigere Rolle in der Entstehung und Aufrechterhaltung der Zwangsstörung spielen könnten (Bhar und Kyrios 2007; Doron und Kyrios 2005). Eines dieser Konzepte ist das gefürchtete Selbst, d. h., dass Personen sich davor fürchten, bestimmte schlimme Eigenschaften zu besitzen oder zu erwerben (Aardema und Wong 2020). Das gefürchtete Selbst scheint besonders für Personen relevant zu sein, die unter aggressiven, sexuellen oder religiösen Intrusionen leiden (Aardema et al. 2017).

Aardema und Wong (2020) haben ein Modell aufgestellt, das die Rolle des gefürchteten Selbst bei der Zwangsstörung darstellt: Menschen mit einer besonders intensiven Angst davor, bestimmte schlimme Eigenschaften besitzen, zeigen eine erhöhte Vulnerabilität dafür, Intrusionen zu entwickeln, die diesem spezifischen gefürchteten Selbst entsprechen. Die anschließenden dysfunktionalen Interpretationen der Intrusionen sowie die Zwangshandlungen, die betroffene Personen nutzen, erhalten das gefürchtete Selbst wiederum aufrecht. Das von Aardema und Wong vorgeschlagene Modell wird bereits von einigen Studien unterstützt (Aardema und Wong 2020). Es ist jedoch noch weitere Forschung zur Beurteilung nötig.

3.6 Zusammenfassung

Das kognitiv-behaviorale Modell der Zwangsstörung postuliert, dass es durch die Fehlinterpretation von spontan auftretenden, ungewollten Intrusionen zur Entstehung und Aufrechterhaltung der Zwangsstörung kommt. Die Fehlinterpretation erfolgt in dem Sinne, dass die Betroffenen die Intrusion als eine Gefahr für sich oder andere interpretieren, und sich in der Verantwortung sehen, diese zu verhindern. Das exzessive Zwangsverhalten wird zusätzlich durch negative Verstärkung aufrechterhalten. Das Modell ist in großen Teilen wissenschaftlich bestätigt, und hat entscheidend zur psychotherapeutischen Behandlung von Zwangsstörungen beigetragen. Aktuelle Erweiterungen umfassen das Vertrauen in das eigene Gedächtnis, Überzeugungen zum Kontrollverlust, und das gefürchtete Selbst.

Literatur

Aardema F, Moulding R, Melli G et al. (2017) The role of feared possible selves in obsessive-compulsive and related disorders: A comparative analysis of a core cognitive self-construct in clinical samples. Clinical Psychology & Psychotherapy 25: E19–E29.

Aardema F, Wong SF (2020) Feared possible selves in cognitive-behavioral theory: An analysis of its historical and empirical context, and introduction of a working model. Journal of Obsessive-Compulsive and Related Disorders 24.

Abramowitz JS, Blakey SM, Reuman L et al. (2018) New Directions in the Cognitive-Behavioral Treatment of OCD: Theory, Research, and Practice. Behavior Therapy 49: 311–322.

Berry LM, Laskey B (2012) A review of obsessive intrusive thoughts in the general population. Journal of Obsessive-Compulsive and Related Disorders 1: 125–132.

Bhar SS, Kyrios M (2007) An investigation of self-ambivalence in obsessive-compulsive disorder. Behaviour Research and Therapy 45: 1845–1857.

Bouchard C, Rheaume J, Ladouceur R (1999) Responsibility and perfectionism in OCD: An experimental study. Behaviour Research and Therapy 37: 239–248.

Cougle JR, Lee HJ (2014) Pathological and non-pathological features of obsessive-compulsive disorder: Revisiting basic assumptions of cognitive models. Journal of Obsessive-Compulsive and Related Disorders 3: 12–20.

Doron G, Kyrios M (2005) Obsessive compulsive disorder: A review of possible specific internal representations within a broader cognitive theory. Clinical Psychology Review 25: 415–432.

Ertle A, Wahl K, Bohne A et al. (2008) Dimensionen zwangsspezifischer Einstellungen. Der Obsessive-Beliefs Questionnaire (OBQ) für den deutschen Sprachraum analysiert. Zeitschrift Für Klinische Psychologie Und Psychotherapie 37: 263–271.

Freeston MH, Ladouceur R (1997) What do patients do with their obsessive thoughts? Behaviour Research and Therapy 35: 335–348.

Froreich FV, Vartanian LR, Grisham JR et al. (2016) Dimensions of control and their relation to disordered eating behaviours and obsessive-compulsive symptoms. Journal of Eating Disorders 4: 1–9.

Gagné JP, Radomsky AS (2017) Manipulating beliefs about losing control causes checking behaviour. Journal of Obsessive-Compulsive and Related Disorders 15: 34–42.

Gagné JP, Radomsky AS (2020) Beliefs about losing control, obsessions, and caution: An experimental investigation. Behaviour Research and Therapy 126: 103574.

Hezel DM, McNally RJ (2016) A Theoretical review of cognitive biases and deficits in obsessive-compulsive disorder. Biological Psychology 121: 221–232.

Hohagen F, Kordon A, Lotz-Rambaldi W et al. (2007) S3-Leitlinie Zwangsstörungen. Berlin: Springer.

Julien D, O'Connor KP, Aardema F (2007) Intrusive thoughts, obsessions, and appraisals in obsessive-compulsive disorder: A critical review. Clinical Psychology Review 27: 366–383.

Lopatka C, Rachman S (1995) Perceived Responsibility and Compulsive Checking – an Experimental-Analysis. Behaviour Research and Therapy 33: 673–684.

Mantz SC, Abbott MJ (2017) The relationship between responsibility beliefs and symptoms and processes in obsessive compulsive disorder: A systematic review. Journal of Obsessive-Compulsive and Related Disorders 14: 13–26.

Obsessive Compulsive Cognitions Working Group (OCCWG) (1997) Cognitive assessment of obsessive-compulsive disorder. Behaviour Research and Therapy 35: 667–681.

Obsessive Compulsive Cognitions Working Group (OCCWG) (2001) Development and initial validation of the obsessive beliefs questionnaire and the interpretation of intrusions inventory. Behaviour Research and Therapy 39: 987–1006.

Obsessive Compulsive Cognitions Working Group (OCCWG) (2005) Psychometric validation of the obsessive belief questionnaire and interpretation of intrusions inventory –

Part 2: Factor analyses and testing of a brief version. Behaviour Research and Therapy 43: 1527–1542.
Purdon C, Clark DA (1993) Obsessive intrusive thoughts in nonclinical subjects. Part I. Content and relation with depressive, anxious and obsessional symptoms. Behaviour Research and Therapy 31: 713–720.
Rachman S (1981) Part I. Unwanted intrusive cognitions. Advances in Behaivour Research and Therapy 3: 89–99.
Rachman S (1997) A cognitive theory of obsessions. Behaviour Research and Therapy 35: 793–802.
Rachman S (2002) A cognitive theory of compulsive checking. Behaviour Research and Therapy 40: 625–639.
Rachman S, de Silva P (1978) Abnormal and Normal Obsessions. Behaviour Research and Therapy 16: 233–248.
Rachman S, Shafran R (1998) Cognitive and behavioral features of obsessive-compulsive disorder. In: Swinson RP, Antony MM, Rachman S, Richter MA (Hrsg.) Obsessive-compulsive disorder: Theory, research, and treatment. New York, NY: The Guilford Press. S. 51–78.
Radomsky AS, Alcolado GM, Abramowitz JS et al. (2014) Part 1–You can run but you can't hide: Intrusive thoughts on six continents. Journal of Obsessive-Compulsive and Related Disorders 3: 269–279.
Radomsky AS, Gagné JP (2020) The development and validation of the Beliefs About Losing Control Inventory (BALCI). Cognitive Behaviour Therapy 49: 97–112.
Rassin E, Merckelbach H, Muris P et al. (1999) Thought-action fusion as a causal factor in the development of intrusions. Behaviour Research and Therapy 37: 231–237.
Salkovskis PM (1985) Obsessional-compulsive problems–A cognitive-behavioral analysis. Behaviour Research and Therapy 23: 571–583.
Salkovskis PM (1989) Cognitive Behavioral-Factors and the Persistence of Intrusive Thoughts in Obsessional Problems. Behaviour Research and Therapy 27: 677–682.
Salkovskis PM, Millar JFA (2016) Still Cognitive After All These Years? Perspectives for a Cognitive Behavioural Theory of Obsessions and Where We Are 30 Years Later. Australian Psychologist 51: 3–13.
Salkovskis PM, Shafran R, Rachman S et al. (1999) Multiple pathways to inflated responsibility beliefs in obsessional problems: possible origins and implications for therapy and research. Behaviour Research and Therapy 37: 1055–1072.
Salkovskis PM, Thorpe SJ, Wahl K et al. (2003) Neutralizing increases discomfort associated with obsessional thoughts: An experimental study with obsessional patients. Journal of Abnormal Psychology 112: 709–715.
Shafran R, Thordarson DS, Rachman S (1996) Thought-action fusion in obsessive compulsive disorder. Journal of Anxiety Disorders 10: 379–391.
Starcevic V, Berle D (2006) Cognitive specificity of anxiety disorders: A review of selected key constructs. Depression and Anxiety 23: 51–61.
Taylor S, Abramowitz JS, McKay D (2007) Cognitive-behavioral models of obsessive-compulsive disorder. In: Antony MM, Purdon C, Summerfeldt LJ (Hrsg.) Psychological treatment of obsessive-compulsive disorder: Fundamentals and beyond. Washington, DC: American Psychological Association. S. 9–29.
van den Hout MA, Kindt M (2003) Repeated checking causes memory distrust. Behaviour Research and Therapy 41: 301–316.
van den Hout MA, Kindt M, Weiland T et al. (2002) Instructed neutralization, spontaneous neutralization and prevented neutralization after an obsession-like thought. Journal of Behavior Therapy and Experimental Psychiatry 33: 177–189.
van den Hout MA, van Dis EAM, van Woudenberg C et al. (2019) OCD-like checking in the lab: A meta-analysis and improvement of an experimental paradigm. Journal of Obsessive-Compulsive and Related Disorders 20: 39–49.

4 Psychodynamische Aspekte der Zwangsstörung

Gerhard Dammann und Bernhard Grimmer

4.1 Einleitung

Zwangssymptome und Zwangsstörungen kommen nicht nur komorbid bei verschiedenen Störungsbildern vor (etwa Schizophrenien, Tic-Störungen), sondern sind typischerweise nicht selten in ihrer Genese multifaktoriell und als leichte Zwangssymptome in leichter Ausprägung ohne Krankheitswert recht häufig. Einerseits sind Verbindungen zur Lerntheorie und einem Konditionierungsmodell (aufrechterhaltende Verstärker) unbestritten und stellen die Basis der Verhaltenstherapie dar, andererseits sind neurobiologische Auffälligkeiten bekannt (etwa Verbindungen zu Zwangssymptomen bei Tic-Störungen und die Bedeutung der Basalganglien bzw. positive Resultate nach stereotaktischen Operationen bzw. Tiefe Hirnstimulation bei extrem schweren Fällen) (Tastevin et al. 2019). Wichtig ist auch die kognitive und zeitliche Hartnäckigkeit, die (subjektiv) unerledigte Aufgaben ganz allgemein aufweisen können (Zeigarnik-Effekt) (Zeigarnik 1927).

Die psychoanalytisch-orientierten Therapieverfahren beanspruchen daher in der Regel nicht, eine allumfassende Theorie und Therapie von Zwangsstörungen und Zwangssymptomen zu ermöglichen. Auf der anderen Seite bieten die psychodynamischen Ansätze sehr gute Möglichkeiten, Besonderheiten der Zwangsstörungen (etwa ihre intrapsychische Funktionalität oder Verbindungen zur Konflikt- und Strukturtheorie) plausibel und für Kliniker hilfreich zu beleuchten.

Die Klassifikation der Zwangsstörungen unter die Angststörungen wie etwa im ICD erscheint aus psychodynamischer Sicht problematisch, weil sich die zugrundeliegenden Konfliktdynamiken und die Abwehrmechanismen doch teilweise deutlich unterscheiden. Allerdings besteht eine Verbindung zu den Angststörungen über die regulierende Funktion der Zwangssymptome auf Ängste und das Vermeidungsverhalten (auch Verbindungen zu dissoziativen Störungen wurden vermutet, Grabe et al. 1999).

Das folgende Kapitel stellt eine Übersicht über wichtige psychodynamische Modellvorstellungen und daraus abgeleiteten Therapiegrundsätzen dar.

4.2 Phänomenologie aus psychodynamischer Perspektive

Es fällt unmittelbar auf, dass sich Zwangsgedanken und Zwangshandlungen typischerweise um Themen wie Verunreinigung (»Bin ich infiziert?«), Sexualität (»Was wäre, wenn ich in der vollen U-Bahn sexuelle Schimpfwörter von mir gebe?«), Aggression (»Ich will das Baby nicht in den Arm nehmen, weil ich es sonst absichtlich aus dem Fenster werfe.«) oder schuldhafte Verurteilung (»Man sieht mir an, dass ich schlecht und schmutzig bin.«) kreisen. Es konnte auch empirisch gezeigt werden, dass es zwei Subtypen von Zwangsgedanken gibt: intrusive Gedanken, die sich um Sexualität und Aggression drehen oder solche, die um Kontamination, Fehler oder Kontrollverlust kreisen (Lee und Kwon 2003).

Es sind also triebnahe, um Aggression und Sexualität kreisende und zu zensurierende Gedanken, die bei den Zwangsgedanken ängstigend und bewusstseinsnah werden. Moritz und Mitarbeiter (2011) fanden erhöhte Werte für latente Aggression bei zwangserkrankten Personen. Zwang ist, wie andere Symptomdarbietungen insbesondere bei strukturellen Störungen, durch Wiederholung charakterisiert. Dabei sind ich-dystone, kurze Gedanken, die an Zwangsgedanken erinnern, nicht selten (beispielsweise der Gedanke man könnte jemanden mit voller Absicht schubsen). Doch können diese Gedanken – anders als bei der Zwangsstörung – eingeordnet, als unsinnig kategorisiert und rasch wieder verdrängt werden.

Zwangskranke kommen nicht selten nicht wegen der Unfreiheit durch die quälenden Zwangssymptome selbst, sondern weil sie sich depressiv, zerrissen-gequält, unsicher oder minderwertig fühlen.

Ein weiterer Aspekt stellt ein Versagen der Ordnung oder der Kontrolle dar: Zwangsgedanken können auch um Asymmetrien kreisen. Personen mit vermüllter Wohnung (aus der Schwierigkeit etwas wegzuwerfen), »Messies« sind nicht selten – sozusagen dekompensierte – Zwangserkrankte, mit an sich übertriebenem Wunsch nach Ordnung und Sauberkeit (Rehberger 2013).

4.3 Psychodynamische Konfliktmodelle

4.3.1 Triebtheoretische Perspektive

Sigmund Freuds zentrale, triebtheoretische Theorie der Zwangsneurose, die er insbesondere in den Fällen »Rattenmann« (*Bemerkungen über einen Fall von Zwangsneurose*, 1909) und »Wolfsmann« (*Aus der Geschichte einer infantilen Neurose*, 1918) ausgearbeitet hat, geht von einer Regression oder Fixierung auf der anal-sadistischen Entwicklungsstufe aus, bei der es um Kontrolle über die Körperfunktionen, aber auch Kontrolle über andere geht. Diese Entwicklungsphase ist nicht selten mit Reinlichkeit, Sauberkeit und damit auch mit Über-Ich-Entwicklung (»Sphinkter-Moral«) assoziiert. Freud und mit ihm die erste Generation der Psychoanalytiker gingen davon aus, dass konflikthafte Entwicklungen (»Reinlichkeitsdressur«) in der frühen Kindheit dazu führen können, dass es zu einer pathologischen, neurotischen Entwicklung (d.h. Fixierung) auf dieser Triebstufe kommen kann, die wiederum eine unbewusste Funktionalität hat. Freud beschreibt etwa im Fall des »Rattenmanns«, wie infantiler, sadistischer Hass auf den Vater (und auf den Anus bezogene Ängste) verdrängt werden und es zu zwanghaften Befürchtungen bezogen auf den Vater kommt. Es geht also um eine psychische Verschiebung weg vom eigentlich Bedeutsamen (Schuldgefühle, aggressive Triebimpulse, ängstigende homosexuelle Erregung) auf ein anderes kontrollierbares und handlungsnahes, konkretes Thema (Händewaschen).

Die Theorie der Regression bzw. der Fusion von aggressiven und libidinösen Triebimpulsen (bei also vorwiegend triebtheoretischer Konzeptualisierung der Zwangsneurose) findet sich etwa noch 1988 bei dem einflussreichen Psychiater und Psychoanalytiker John C. Nemiah (S. 243):

> »Angesichts von Reizen, die eine angstauslösende ödipale Libido hervorrufen, anstatt den Trieb zu unterdrücken und die Energie in somatische Symptome wie bei der Hysterie umzuwandeln oder sie wie bei phobischer Neurose zu verdrängen und zu projizieren, zieht sich der Patient mit einer zwanghaften Neurose, dem Weg der psychosexuellen Entwicklung folgend, aus der Ödipalität zurück in die regressive Position der analen Phase, eine Regression, die häufig durch das Vorhandensein von analen Fixierungen unterstützt wird, die auf Störungen im frühen Durchlaufen dieser Patienten durch diese Entwicklungsphase während der frühen Kindheit zurückzuführen sind.«

4.3.2 Autonomie und Fügsamkeit

Zwangsgedanken und Zwangshandlungen sind aber nicht immer Folge ungelöster überwältigender ödipaler Konflikte, denen durch Regression ausgewichen wird. Sie stellen häufig auch Kompromissbildungen zur Bewältigung von Konflikten zwischen Autonomiebestrebungen und Fügsamkeit oder Unterwerfung dar. Zunehmende Wünsche nach Selbstbestimmtheit und Selbstständigkeit können in der kindlichen Entwicklung in Konflikt mit den erlebten Ansprüchen und Normen der frühen Bezugspersonen geraten, was Ängste vor Bestrafung und Liebesverlust auslöst. Dies führt dazu, dass Spontanität, Eigensinn, Vitalität und motorisch-expansive Impulse im kindlichen Entwicklungsverlauf unterdrückt und abgelehnt werden müssen. Es kommt zu einer Handlungsstörung, bei der eine positive Wirksamkeit eigener aggressiver Impulse und Autonomiewünsche nicht mehr erfahren wird. Diese werden nun als unkontrollierbar und überwältigend-bedrohlich erlebt, sie lösen massive Ängste aus. Vordergründig kommt es zu Fügsamkeit sowie Anpassung an die Gebote und Normen der Bezugspersonen und damit zur Internalisierung einer rigiden Über-Ich-Struktur. Die abgewehrten Wünsche und Autonomieimpulse bleiben aber drängend, es kommt zu latenter Aggressivität und heimlichem Widerstand. Lang (2015, S. 439) bezeichnet einen unter Zwangsstörungen leidenden Menschen deshalb als »gehemmten Rebell«.

4.4 Zwang und Strukturniveau

4.4.1 Zwanghafte Persönlichkeit

Die zwanghafte oder anankastische Persönlichkeit bzw. Persönlichkeitsstörung steht in einem nicht ganz leicht zu klärenden Verhältnis zu der Zwangsstörung im engeren Sinn.

Teilweise kann bei Zwangsneurotikern diese Persönlichkeitsakzentuierung, die durch Ordentlichkeit, Eigensinnigkeit bzw. Sturheit und Sparsamkeit gekennzeichnet ist, häufiger vorkommen. Eine zwanghafte Persönlichkeitsstörung im engeren Sinne ist bei Patienten und Patientinnen mit ausgeprägter Zwangssymptomatik aber eher selten (Csef 2019). Interessanterweise scheint die anankastische Persönlichkeit vor dem Auftreten manifester Zwangssymptome in manchen Fällen sogar zu schützen, so dass Personen mit zwanghafter Persönlichkeitsstörung zwar interaktionelle Probleme entwickeln, aber lebenslang kaum echte Wasch- oder Kontrollzwänge.

Personen mit zwanghaften Störungen sind von einer großen Ambivalenz aufgrund des konflikthaften Nebeneinanders von aggressiven und auf das Objekt ausgerichteten Regungen gekennzeichnet. Die typischen Abwehrmechanismen sind – abhängig vom Strukturniveau, das bei der Zwangsneurose und zwanghaften Persönlichkeit sehr breit heterogen breit sein kann – Reaktionsbildung, Isolation (bzw. Affektisolierung), Verschieben, Ungeschehenmachen oder Rationalisierung.

4.4.2 Zwang und narzisstische Vulnerabilität

In der psychodynamischen Diagnostik wird zwischen einer Konflikt- und einer Strukturdiagnostik (Doering und Hörz 2012) unterschieden. Um ein spezifisches Symptom und seine Bedeutung für die psychische Regulation zu verstehen, sollten einerseits die Art und Schwere der Konfliktdynamik verstanden werden, andererseits die psychische Struktur, ihre Stabilität, Integriertheit, sowie die Fähigkeit zur Selbstregulation und Beziehungsregulation untersucht werden. Auf diese Weise kann das psychische Funktionsniveau eingeschätzt werden, was auch im alternativen Modell der Persönlichkeitsstörungen des DSM-5 Eingang gefunden hat (Zimmermann et al. 2015). Zum Verständnis der Bedeutung und Funktion von Zwangssymptomen ist die Erfassung des psychischen Strukturniveaus von zentraler Bedeutung. Einer Differenzierung von klassischer Zwangsneurose und Zwangssymptomatik bei ich-struktureller Störung findet sich bei Brunnhuber (2001).

Während die Zwangssymptomatik bei Patienten und Patientinnen mit einer integrierten Persönlichkeit und einem hohen psychischen Strukturniveau in der Regel als Kompromissbildung und Bewältigungsversuch der beschriebenen ungelösten Konflikte zwischen Autonomie und Fügsamkeit sowie zwischen Es-Impulsen und Über-Ich-Ansprüchen zu verstehen ist, stellen sie bei Patienten und Patientinnen mit niedrigem Strukturniveau häufig einen Schutzversuch gegen eine bedrohliche Desintegration und archaische Vernichtungs- und Auslöschungsängste dar. Kernberg hat dies besonders für den Zusammenhang von schweren narzisstischen Persönlichkeitsstörungen und Zwangssymptomatik beschrieben (Kernberg und Hartmann 2015). Der Zwang dient in diesen Fällen dazu, ein vulnerables und von Fragmentierung bedrohtes Selbst zu stabilisieren, in ähnlicher Weise wie Perversionen. Dies betrifft vor allem Männer, während bei Frauen mit niedrigem Strukturniveau und narzisstischer Persönlichkeitsakzentuierung Zwangssymptome häufig im Zusammenhang mit einer bulimischen Essstörung auftreten (Csef 2019).

4.4.3 Zwangssymptome und psychotischer Zusammenbruch

Die psychoanalytische Objektbeziehungstheorie beschreibt den psychischen Strukturbildungsprozess als Internalisierung früher Beziehungserfahrungen zwischen Kind und Bezugspersonen. Die so entstehenden psychischen Repräsentanzen des eigenen Selbst in Beziehung zu den inneren Objekten ist durch das Verhalten der Bezugspersonen aber auch durch das Ausmaß der aggressiven Impulse und Fantasien des Kindes bestimmt. In dieser Sichtweise ist die Ausbildung von Zwangsmechanismen ein wichtiger adaptiver Vorgang der Ich-Entwicklung und Ausdruck eines zentralen Reifungsschrittts, wie es von Melanie Klein (1983) beschrieben wurde. Sie ermöglichen dem Kind, frühe archaische Ängste und Impulse, die im Kontext der frühen Objektbeziehungen auftreten, zu kontrollieren, ohne sie nur durch Spaltung und Projektion nach Außen zu bewältigen. Dies stärkt die Integrationsfähigkeit des Ich (Klein 1983). Zwangshandlungen werden somit als Mittel verstanden, um ansonsten überwältigende Verfolgungsängste des Kindes in Schach zu halten: »Je schwerer die in der Entwicklung vorausgehende paranoide Störung war, desto schwerer wird die zwangsneurotische Erkrankung sein. Reichen die zu ihrer Überwindung entwickelten zwangsneurotischen Mechanismen nicht aus, dann treten häufig die der Zwangsneurose zugrundeliegenden paranoiden Züge deutlicher hervor, oder eine Paranoia bricht aus« (Klein 1973, S. 177).

Bereits Freud (1909) spricht von der Allmacht der Gedanken, die eine fast magische Qualität erhalten können, so als könnten sie den anderen wirklich töten und die dann entsprechend bedrohlichen Ängste auslösen. Die Zwangssymptome sind hier als Abwehrmechanismen zu verstehen, die einen psychotischen Zusammenbruch verhindern sollen. Einerseits wird das eigene Selbst stabilisiert und eine Überflutung mit aggressiven Fantasien und Ängsten verhindert, gleichzeitig kann aber auch das Objekt durch Einbindung in die Zwangshandlungen kontrolliert werden. Bei Patienten und Patientinnen mit einem psychotischen oder psychose-nahen Strukturniveau können Zwangshandlungen und -gedanken auch in späteren Lebensphasen dazu dienen, ihre psychische Struktur zu stabilisieren und Verfolgungs- und Vernichtungsängste in Schach zu halten.

4.4.4 Zwang und Somatisierung

Aus psychosomatischer Perspektive können Zwänge und Somatisierung als zwei unterschiedliche Bewältigungsversuche für ungelöste Konflikte verstanden werden. Die Zwangsgedanken und -handlungen binden die Konflikte auf psychischer Ebene, in der Somatisierung und durch die Entwicklung einer körperlichen Erkrankung kommt es zur Bindung der ungelösten Dynamik auf Körperebene. Beispielsweise wird beobachtet, dass bei Patienten und Patientinnen mit Hypertonie, die Zwangssymptome entwickeln, der Blutdruck absinkt. Der Zwang besitzt, so Lang (2019, S. 29) deshalb auch eine protektive Funktion, weil er »das gegen den eigenen Körper gerichtete destruktive Potential auf eine psychische Ebene heben und so den Körper vor Autodestruktion schützten« kann.

4.5 Gegenübertragung

Eine besondere Behandlungsschwierigkeit dieser Patienten entsteht auch aus den Gegenübertragungsproblemen, die sich im Laufe der Behandlung entwickeln können. Typischerweise werden folgende Schwierigkeiten beschrieben:

- Der Zwangsneurotiker, der wie beschrieben von Lang als »gehemmter Rebell« bezeichnet wird, zeigt ein Janusgesicht zwischen äußerer Fügsamkeit, Überangepasstheit und innerer Opposition (Lang 2015).
- Die Tendenz zu Fragmentierung und Identitätsverlust (als Ausdruck des fragilen Selbst) manifestiert sich in der Behandlung.
- Die Schilderungen des Patienten oder der Patietntin sind quälend, minutiös, langatmig und es fehlt die emotionale Erlebnisqualität.
- Einsicht ist nicht selten vorhanden, führt jedoch nicht weiter (kognitives »Pingpong« zwischen Patient oder Patientin und Therapeut oder Therapeutin).
- Gelegentlich kommt es durch die Kompromissbildung aus Triebregung und Abwehr zu einem Stück »Lustgewinn«, an dem der Patient oder die Patientin, einerseits leidend, anderseits genüsslich festhält.
- Ständiges Zweifeln und permanente Ambivalenz.
- Andauernde Verlängerungstendenzen der Behandlung (»unendliche Therapie«).

4.6 Therapeutische Implikationen

Ganz allgemein gilt die Behandlung der Zwangserkrankungen als schwierig. Dabei spielen Verheimlichung (teils aus Scham, teils um das Zwangssystem zu schützen), größere Ambivalenz, Abbrüche während der Behandlung oder auch das Persistieren an den Inhalten der Gedanken trotz Behandlung eine größere Rolle (Leichsenring und Steinert 2019).

Auch kognitiv-verhaltenstherapeutische Autoren (vgl. Ambühl und Meier 2003) sehen in den Zwängen inzwischen eine funktionale »Pseudokonfliktlösung«, in dem es zu einer Verlagerung eigentlich innerer Probleme auf eine äußere, konkretistische Ebene kommt.

Zentral für das therapeutische Vorgehen ist eine gründliche Konflikt- und Strukturdiagnostik, um die Funktion der Zwänge zu verstehen. Bei Patienten und Patientinnen mit Persönlichkeitsstörungen, in denen die Zwänge strukturstabilisierend wirken, ist in der Regel eine die gesamte strukturelle Störung fokussierende psychodynamische Therapie, wie etwa die übertragungsfokussierte Therapie der Borderline-Persönlichkeitsstörung (Yeomans et al. 2017) indiziert. Eine störungsspezifische Behandlung der Zwangssymptomatik allein ist in diesen Fällen nicht zielführend, kann sogar sehr destabilisierend wirken.

Zwang kann nicht durch Gegenzwang gelöst werden, auch wenn die Patienten und Patientinnen und die Gegenübertragung, die sie auslösen, dies manchmal induzieren. Im Gegenteil kommt der *Über-Ich-Entlastung* in vielen Fällen eine wesentliche Rolle zu. Aufgabe des Therapeuten oder der Therapeutin ist es dabei, das gnadenlos kritisierende und Schuldgefühle induzierende »Über-Ich« des Patienten oder der Patientin abzumildern.

Zwar schützen Zwangshandlungen kurzfristig vor Ängsten, die Vermeidung führt aber zu immer mehr Einschränkungen und die Zwänge haben die Tendenz sich auszuweiten. Eine Schwierigkeit bei der Therapie von Zwangssymptomen aus psychodynamischer Sicht liegt auch darin, dass sich die Zwänge mit der Zeit so verselbstständigen, dass die Verbindung zur ursprünglichen Auslösedynamik oder Psychodynamik in den Hintergrund tritt (etwa bei einem Patienten, der täglich acht Stunden, auf eine stark ritualisierte Art, duschen muss).

In manchen Fällen wird ein psychodynamischer Behandlungsansatz nicht die Zwänge vollständig zum Verschwinden bringen, sondern die interpersonelle Isolation und die Hintergründe der Aggressionsthematik beleuchten helfen.

Fallbeispiel

Frau M., eine ca. 40-jährige Frau, hat eine zunehmende Zwangsstörung entwickelt, die ihren Bewegungsradius stark einschränkt. Die Zwangsgedanken und Zwangshandlungen kreisen um Laub, das »dreckig/vergiftet« sein könnte und dass sie weitertragen könnte. Nach den Erstgesprächen weist die psychoanalytisch-orientierte Therapeutin mit Nachdruck darauf hin, dass eigentlich eine expositionsbasierte Verhaltenstherapie in einer Fachklinik empfohlen werden müsste, was die Patientin von sich weist. Die Darlegung von Exposition erscheint ihr wie eine »Vergewaltigung«, der sie nicht zustimmen könne. Erst nach Beendigung der psychodynamischen Einzeltherapie, die zu einer Verbesserung ihres Selbstwerts und der bei Therapiebeginn vorhandenen Depression beitrug und ihr Einsicht in die Psychodynamik der Zwänge vermittelte (die sich dadurch besserten, aber nicht verschwanden) entscheidet sich freiwillig, in die empfohlene Klinik zu gehen.

4.6.1 Psychodynamische störungsspezifische Kurztherapie

Leichsenring und Steinert (2019) haben eine psychodynamische störungsspezifische und manualisierte Kurzzeittherapie für Zwangsstörungen auf einem höheren Strukturniveau entwickelt, die auf der supportiv-expressiven Therapie (SET) von Luborsky (1999) aufbaut. Die Wirksamkeit des Verfahrens wird gegenwärtig in einer RCT-Multicenter-Studie untersucht. Die Therapie umfasst 24 Sitzungen und 12 Module. Sie verbindet psychodynamische Interventionen mit supportiven und verhaltenstherapeutischen. Im Zentrum steht die Identifizierung und Fokussierung des zentralen Beziehungskonfliktthemas, das durch die Zwangssymptome zu bewältigen versucht wird. Dabei soll vor allem der abgewehrte Affekt und damit verbundene Wünsche thematisiert und das »Über-Ich« des Patienten oder Patientin abgemildert werden. Der Patient oder die Patientin wird dabei ähnlich wie in der Verhaltenstherapie ermutigt und angehalten, sich den gefürchteten Situationen zu stellen und die Vermeidung bzw. Zwangshandlungen aufzugeben.

4.7 Zusammenfassung

Eine psychodynamische Perspektive ermöglicht, die innerpsychische Funktion und die interpersonelle Wirkung von Zwangssymptomen zu verstehen. Die im Entwicklungsverlauf unbewältigten Wunsch-Angst-Abwehr-Konflikte, die den Zwängen zugrunde liegen, lassen sich rekonstruieren und einer bewussten Bearbeitung zugänglich machen. Zwanghafte Verhaltensweisen übernehmen bei strukturellen Störungen stabilisierende Schutzfunktion gegen Fragmentierung und Auflösungsängsten, was ein anderes therapeutisches Vorgehen erfordern. Neue psychodynamische Behandlungsansätze integrieren immer auch verhaltenstherapeutische Konfrontations- und Reaktionsunterbrechungstechniken, um das Vermeidungsverhalten zu reduzieren.

Zwang, aus psychodynamischer Perspektive, lässt sich zusammenfassend als ein Coping-Phänomen verstehen, als eine Reaktion, »die angesichts von Verunsicherung, Angst und Entordnung als ordnendes, autoprotektives Gegenregulans imponiert« (Lang 2019, S. 26).

Im Versuch sich zu schützen, engt sich die Welt des Zwangsneurotikers zunehmend ein und wird von den Ritualen mehr und mehr beherrscht. Das schafft dem Zwangserkrankten eine Art innere Festung, in der er sich sicherer fühlt, was ihn aber zugleich massiv belastet:

> »Es kommt zu einer weitgehenden Ich-Einschränkung. Die Reduzierung der Freiheiten wird schon darin deutlich, dass Erleben und Verhalten in einem höheren Maße als vorher voraussagbar werden. Die Abwehr- und Schutzmaßnahmen, die zum großen Teil die Störung bewirken, scheinen zur regelmäßigen Zwangsjacke geworden zu sein« (Mentzos 1996, S. 126).

Literatur

Ambühl H, Meier B (2003) Zwang verstehen und behandeln. Stuttgart: Pfeiffer/Klett-Cotta.
Brunnhuber S (2001) Zur Psychopathologie, Psychodynamik und Differentialdiagnose des »Frühen Anankasmus«. Psyche 55(1): 26–42.
Csef H (2019) Zwang und Narzissmus. Psychodynamische Psychotherapie 18: 13–22.
Doering S, Hörz S (2012) Handbuch der Strukturdiagnostik. Konzepte, Instrumente, Praxis. Stuttgart: Schattauer.
Freud S (1909) Bemerkungen über einen Fall von Zwangsneurose [Der »Rattenmann«]. GW Bd. 7. Frankfurt: Fischer. S. 379–463.
Freud S (1918) Aus der Geschichte einer infantilen Neurose [Der »Wolfsmann«]. GW Bd. 12. Frankfurt: Fischer. S. 27–157.
Grabe HJ, Goldschmidt F, Lehmkuhl L, Gänsicke M, Spitzer C, Freyberger HJ (1999) Dissociative symptoms in obsessive-compulsive dimensions. Psychopathology 32(6): 319–24.
Kernberg OF, Hartmann HP (2015) Narzissmus. Grundlagen – Störungsbilder – Therapie. Stuttgart: Schattauer.
Klein M (1973) Die Psychoanalyse des Kindes. München: Kindler.
Klein M (1983) Über das Seelenleben des Kleinkindes. Stuttgart: Klett-Cotta.
Lang H (2015) Der gehemmte Rebell. Struktur, Psychodynamik und Therapie von Menschen mit Zwangsstörungen. Stuttgart: Klett-Cotta.
Lang H (2019) Zwang als Coping-Phänomen. Psychodynamische Psychotherapie 18: 23–31.
Lang H (1986) Der Zwangsneurotiker als »gehemmter Rebell«. Psyche – Z Psychoanal 11: 953–970.
Lee IJ, Kwon SM (2003) Two different types of obsession: autogenous obsessions and reactive obsessions. Behav Res Ther 41: 11-29.
Leichsenring F, Steinert C (2019) Psychodynamische Therapie der Zwangsstörung. Behandlungsprinzipien. Psychodynamische Psychotherapie 18: 32–42.
Luborsky L (1999) Einführung in die analytische Psychotherapie: ein Lehrbuch. 3. Auf. Göttingen: Vandenhoeck & Ruprecht.
Mentzos S (1996) Psychodynamische Modelle in der Psychiatrie. 4. Aufl. Göttingen: Vandenhoeck & Ruprecht.
Moritz S, Kempke S, Luyten P, Randjbar S, Jelinek L (2011) Was Freud partly right on obsessive-compulsive disorder (OCD)? Investigation of latent aggression in OCD. Psychiatry Res 187(1–2): 180–4.
Nemiah JC (1988) Psychoneurotic disorders. In: Nicholi Jr, AM (Ed.) The New Harvard Guide to Psychiatry. Cambridge MA: Harvard University Press. PP. 234–258.
Rehberger R (2013) Messies – Sucht und Zwang: Psychodynamik und Behandlung bei Messie-Syndrom und Zwangsstörung. Stuttgart: Klett-Cotta.

Tastevin M, Spatola G, Régis J, Lançon C, Richieri R (2019) Deep brain stimulation in the treatment of obsessive-compulsive disorder: current perspectives. Neuropsychiatr Dis Treat 15: 1259–1272.

Yeomans FE, Clarkin JF, Kernberg OF (2017) Übertragungsfokussierte Psychotherapie für Borderline-Patienten. Das TFP-Praxismanual. Stuttgart: Schattauer.

Zeigarnik B (1927) Das Behalten erledigter und unerledigter Handlungen. Psychologische Forschung 9: 1–85.

Zimmermann J, Brakemeier, EL, Benecke C (2015) Alternatives DSM-5-Modell zur Klassifikation von Persönlichkeitsstörungen. Psychotherapeut 60(4): 269–279.

5 Systemische Aspekte der Zwangsstörung

Christine Brancato und Vanya Gocheva

5.1 Einleitung

Zwangsstörungen treten in der Regel früh im Leben auf, etwa ein Fünftel der Betroffenen haben bereits in der Kindheit Zwänge (Ambühl und Meier 2003). Ritualisierte, stereotype Verhaltensmuster kommen bei vielen Kindern in gewissen Entwicklungsphasen vor wie beispielsweise Zubettgeh- oder Spielrituale, die in rigider Form immer auf die gleiche Art und Weise ausgeführt werden. Diese Vorlieben können in gewisser Weise an Zwangsrituale erinnern, sind jedoch als Sicherheit und Vertrautheit stiftende Muster für die Kinder positiv besetzt und haben ich-syntonen Charakter (Förstner et al. 2011). Auch bestimmte magische Befürchtungen, wie beispielsweise beim Betreten von Ritzen zwischen Pflastersteinen ein Unglück heraufzubeschwören, sind in bestimmten Entwicklungsstufen normal und verschwinden im Rahmen der Entwicklung in der Regel meist von selbst. Dennoch können bereits im Kindesalter Zwangssymptome auftreten, die so belastend sind, dass sie behandlungsbedürftig sind. Der Großteil der Betroffenen entwickelt die Störung jedoch in der Adoleszenz oder im frühen Erwachsenenalter. Das durchschnittliche Alter bei Störungsbeginn liegt bei 22 Jahren. Es gibt Hinweise auf eine zweigipflige Verteilung bezüglich des Beginns der Zwangserkrankung, mit einem Gipfel zwischen 12 und 14 Jahren und einem zweiten zwischen 20 und 22 Jahren (Rasmussen und Eisen 1992). Die Symptomausprägungen bei Kindern ähneln dabei denen von erwachsenen Betroffenen, allerdings variieren die Symptome häufiger über die Zeit (Flament et al. 2007; Mataix-Cols et al. 2008).

Zwangserkrankungen gehören mit einer Prävalenz von 2 % zu den häufigen psychischen Erkrankungen im Kindes- und Jugendalter (Schneider und Margraf 2018). Für Kinder und Jugendliche liegt das Durchschnittsalter bei Störungsbeginn bei zehn Jahren, es existieren aber auch Fälle mit einem Krankheitsbeginn zwischen vier und fünf Jahren (Garcia et al. 2009; Renner und Walitza 2006). Zwangserkrankungen gehen oft mit gravierenden Beeinträchtigungen des Familienlebens, schlechten Beziehungen zu Gleichaltrigen und einer Verschlechterung der Schulleistungen einher (Barrett et al. 2005; Renshaw et al. 2005). Viele Eltern fragen sich, ob sie die Krankheit ihres Kindes durch »falsches« Erziehungsverhalten verursacht haben. Da bei Zwangserkrankungen von einem multifaktoriellen Entstehungsmodell ausgegangen wird, das neurobiologische, psychologische und familiäre Faktoren berücksichtigt, kann das Erziehungsverhalten der Eltern als alleinige Ursache für eine Zwangserkrankung ausgeschlossen werden (Wewetzer und Wewetzer 2019). Allerdings ist mittlerweile gut belegt, dass ungünstiges Verhalten von Eltern oder anderen Angehörigen zur Aufrechterhaltung einer Zwangserkrankung beiträgt und damit die Wirksamkeit einer verhaltenstherapeutischen Behandlung beeinträchtigen kann. Es handelt sich dabei vor allem um eine übertriebene Anpassung des Familienalltags an die Zwänge bis hin zur direkten Unterstützung bei deren Ausführung (Renshaw et al. 2005). (Mehr dazu ▶ Kap. 5.2.3 Funktionalität der Zwangssymptomatik im Kinder- und Jugendalter.)

5.2 Die Funktionalität der Zwänge in der therapeutischen Arbeit

Als »Goldstandard« für die Behandlung der Zwangsstörung gilt gemäß S3-Leitlinien die kognitive Verhaltenstherapie als die Therapie der Wahl. Die kognitive Verhaltenstherapie weist in Studien größere und nachhaltigere Effekte auf als alternative Behandlungsmethoden, das gilt insbesondere auch im Vergleich zur psychopharmakologischen Behandlung. Viele verbreitete Psychotherapieformen wie etwa die psychodynamische Therapie und die Gesprächspsychotherapie haben für die Zwangsstörung bisher keine soliden Wirksamkeitsnachweise erbracht (Hohagen et al. 2014).

Schulungsübergreifend herrscht heute Konsens darüber, dass bei der Therapie einer Zwangsstörung eine störungsspezifische Behandlung der Zwangssymptomatik eine notwendige Voraussetzung für den Therapieerfolg darstellt. Nichtsdestotrotz ist die Berücksichtigung der Funktionalitätsebene sowie der systemischen Ebene von zentraler Bedeutung, denn durch die Ausführung von Zwangsritualen »profitieren« die Betroffenen nicht nur im Rahmen der kurzfristigen Reduktion unangenehmer Gefühle. Die Zwangssymptomatik tritt häufig gerade dann verstärkt auf, wenn unangenehme Gefühle zum Beispiel im sozialen Umfeld, im Arbeitsleben, in der Partnerschaft oder im Rahmen einer ausgeprägten Trauerreaktion auftreten und nehmen damit einen bedeutsamen Stellenwert in der intrapsychischen Emotionsregulation ein (Hohagen et al. 2014; Lakatos und Reinecker 1999). Um die umfassende funktionale Bedeutung des Zwangs zu erfassen, sollte sich der Behandler damit auseinandersetzen, warum der Patient oder die Patientin gerade jetzt in Behandlung kommt, da die Zwangsstörung höchstwahrscheinlich bereits seit langer Zeit besteht. Dabei ist zu berücksichtigen, dass je mehr psychosoziale Belastungsfaktoren vorliegen, desto schwieriger ist es, die Störung zu behandeln (Nickel und Förstner 2008).

Das Beachten der Funktionalitätsebene ist für den Beziehungsaufbau, die Verbesserung der Motivation, und die Planung des Reaktionsmanagements während der Reizkonfrontation wichtig. Hilfreiche Kenntnisse über die Entwicklung der Zwangsstörung im Längsschnitt können über folgende Fragen gewonnen werden. Sie geben Aufschluss über vorhandene intra- und interpsychische Problembereiche sowie überdauernde Schemata und Ressourcen (Ambühl und Meier 2003; Ecker und Kraft 2005; Hoffmann und Hofmann 2011):

- »Wie war der häusliche Erziehungsstil? (überbehütend, hohe Leistungsansprüche, inadäquater Umgang mit ›Fehlern‹, überwiegend bestrafend, Schuldgefühle induzierend, fehlende Vermittlung von Kompetenzen im Umgang mit Problemen, fehlende ›Angstimmunisierung‹).
- Welche Lernerfahrungen wurden im Zusammenhang mit den Zwangsinhalten bzw. übergeordneten Themen gemacht? (Umgang mit Sauberkeit, Konflikten, starken Emotionen, konditionierende Stimuli etc.).
- Gab es Traumata, die in ursächlichen Zusammenhang mit der Entwicklung der Zwangsstörung stehen könnten? (Verlustereignisse, Gewalterfahrungen, massive Zurückweisung beispielsweise nach Umzug, Klassenwechsel etc.).
- Gibt es überdauernde Persönlichkeitsfaktoren, die im Zusammenhang mit Entwicklung und Aufrechterhaltung der Zwangsstörung stehen könnten? (Selbstunsicherheit, Selbstzweifel, Katastrophendenken, Ängste vor Ablehnung oder Isolation, hohe moralische Standards, interpersonelle Defizite, übermäßige Aggressionsgehemmtheit oder Konfliktvermeidung).
- Welche religiösen/gesellschaftlichen Normen bestehen« (Nickel und Förstner 2008, S. 136).

Ein bedeutsamer Grund für möglicherweise unzureichende Therapieerfolge mit der KVT kann eine nicht ausreichende Beachtung der Funktionalität sein (Ecker und Kraft 2005). Die von Hand vorgeschlagene Differenzierung zwischen intraindividuellen und interaktionellen Funktionalitäten geben uns Hinweise darauf, wozu Zwangsrituale dienen können (Hand et al. 1992). In diesem Kapitel wird nur kurz auf die intrapsychische Funktionalität eingegangen werden, da diese weniger bedeutsam im Zusammenhang mit systemischen Aspekten sind.

5.2.1 Intrapsychische Funktionalität

Häufig leiden Zwangsbetroffene unter erheblichen Defiziten in der sozialen Kompetenz, in der Fähigkeit, negative Gefühle zu tolerieren sowie in der Wahrnehmung verbaler und nonverbaler Signale anderer Menschen. Die Zwangssymptome können hier eine Schutzfunktion einnehmen, indem sie den Betroffenen erlauben, sich aus unsicheren Situationen zurückzuziehen, und damit nicht der ständigen Konfrontation mit dem sozialen Versagen ausgesetzt zu sein (Nickel und Förstner 2008).

5.2.2 Interpersonelle Funktionalität

Zwänge können den Tag strukturieren, vor Langeweile, vor unangenehmen Verpflichtungen oder bevorstehenden Entwicklungsschritten schützen (Hand 2006;

Hoffmann und Hofmann 2011). Im zwischenmenschlichen Bereich übernehmen Zwänge unterschiedlichste Funktionen. Sie können ein Ventil für Konflikte oder Ärger in einer Partnerschaft sein oder eine Erklärung für die Vermeidung unangenehmer Aufgaben bieten. Vermeintliche sexuelle Verpflichtungen können vermieden werden. Das Verhalten anderer Menschen in der Nähe-Distanz-Regulierung kann kontrolliert werden, andere Personen können an einen gebunden werden oder Abhängigkeiten können eine alternative Begründung finden. Eine emotionalere, engere oder spontane Beziehungsgestaltung kann zudem verhindert werden (Ecker und Kraft 2005; Lakatos und Reinecker 1999).

Fallbeispiel

Eine 28-jährige Patientin mit anankastischen Persönlichkeitszügen entwickelt nach der Heirat und dem Einzug in das gemeinsame Haus aufgrund der ungewohnten zwischenmenschlichen Nähe Reinigungs- und Ordnungszwänge. Nach der Geburt des ersten Kindes ist sie durchgehend dem Kontakt mit Mann und Kind ausgesetzt. Der Verlust ihrer Autonomie führt zu einer Exazerbation der Zwangssymptomatik. Durch die stundenlange Beschäftigung mit den Zwängen verschafft sich die Patientin Freiräume. Der Zwang erfüllt dadurch die Funktion der Wahrung der Privatsphäre der Patientin.

Zwänge können auch als Druckmittel in zwischenmenschlichen »Machtkämpfen« eingesetzt werden. Lebenspartner oder Angehörige werden bei Einbeziehung in das Zwangssystem in ihrer Autonomie beschnitten, wohingegen die Betroffenen ihre eigene Autonomie im Durchführen der alternativlosen Zwänge durchsetzen können. Diese »Machtkämpfe« belasten das familiäre System zum Teil ungemein. Zwänge können auch ein Ausdruck ungelebter Aggressionen sein (Ambühl und Meier 2003; Hand 2006; Nardone 2003). Dies wird anhand des folgenden Fallbeispiels dargestellt.

Fallbeispiel

Eine Mutter leidet unter dem Zwangsgedanken, sie könne mit dem Küchenmesser ihr Baby umbringen. Selbst wenn sie die Handlung nie ausführen würde, fühlt sie sich schon schwer schuldig, überhaupt solche Gedanken zu haben. Bei der fundierten Anamnese verdeutlicht sich, dass Ehemann und Patientin sich bei der Familienplanung über eine gleichberechtigte Aufteilung elterlicher und beruflicher Aufgaben geeinigt hatten. Der Ehemann habe nach der Geburt des Kindes seine Zusage dazu jedoch zurückgezogen. Versuche der Ehefrau, sich durchzusetzen, habe der Ehemann abgewehrt, indem er die finanzielle Notwendigkeit seiner beruflichen Tätigkeit für die junge Familie betont habe. Die Frau müsse dies verstehen und akzeptieren. Daraufhin entstehende Gedanken an eine Trennung seitens der Patientin lösten existenzielle Ängste aus und wurden von ihr unterdrückt. Aus systemischer Sicht kann angenommen werden, dass die Frau die aggressiven Impulse gegenüber denmEhemann nicht ausleben kann, um das Familiensystem nicht zu destabilisieren. In der Folge werden diese zur Aggressionsbewältigung notwendige Impulse unbewusst auf das Kind umgelenkt.

Es gilt zu beachten, nicht direkt vom Inhalt der Zwänge auf die intrapsychische oder interpersonelle Funktionalität zu schließen. Aggressive Zwangsgedanken gegenüber dem Kind oder sexuelle Zwangsgedanken gegenüber Peers stehen häufig nicht im Zusammenhang mit einer Ambivalenz in der Eltern-Kind-Beziehung oder ungelebten sexuellen Impulsen. Hintergrund ist häufig vielmehr ein rigides Wertesystem, das gerade diese Gedanken als besonders problematisch oder gar gefährlich erscheinen lässt. Die Betroffenen haben meist massive Schuldgefühle wegen ihrer Zwangsgedanken. In diesem Falle gilt es von therapeutischer Seite, die Betroffenen zu entlasten und psychoedukativ aufzuzeigen, dass die quälenden Gedanken entgegengesetzt der persönlichen Moral und nicht willentlich steuerbar sind.

Wenn Zwangssymptome hauptsächlich dazu dienen, von Erinnerungen an traumatische Erfahrungen oder Konflikte abzulenken oder wenn damit das Auseinanderbrechen des familiären Systems verhindert werden soll, stellt die Arbeit an solchen dem Zwang zugrundeliegenden Problemen ein wichtiges therapeutisches Element dar. Es hat sich gezeigt, dass therapeutische Interventionen, die direkt an der Veränderung der Zwangssymptomatik ansetzen, oft zu einem wieder Bewusstwerden von früheren Konflikten und traumatischen Erfahrungen und zum Erleben der entsprechenden Gefühle wie Trauer, Wut oder Hilflosigkeit führen (Ambühl und Meier 2003). Der richtige Zeitpunkt zur Bearbeitung zugrundeliegender Traumata und Konflikte ist aber dennoch erst nach einer störungsspezifischen Behandlung der Zwangssymptomatik. Eine Kontraindikation für die primäre störungsspezifische Behandlung der Zwänge besteht, wenn die Zwangssymptomatik eindeutig der Ablenkung von akuter Selbst- oder Fremdgefährdung wie beispielsweise bei einer schweren Depression dient. In diesem Fall muss die zugrundeliegende Störung vorrangig bearbeitet werden (Ambühl und Meier 2003).

Gerade im ambulanten Setting sollte überprüft werden, ob es beim Verhindern der Zwangssymptome nicht zu einer Überforderung des familiären oder partnerschaftlichen Systems kommt. Möglicherweise schützt ausschließlich die Zwangssymptomatik vor den Übergriffen eines Partners oder der Eltern bzw. das Unterlassen der Zwänge führt zu massiven Aggressionen in diesem System (Nickel und Förstner 2008).

5.2.3 Funktionalität der Zwangssymptomatik im Kinder- und Jugendalter

Zu den ursächlichen und aufrechterhaltenden Bedingungen von kindlichen Zwangsstörungen gehört ihre Funktion in der Familie. Dabei können Zwänge auch als Schutz vor ungelösten Problemen des Kindes oder der Familie verstanden werden. Nicht selten »schützen« Zwänge vor Entwicklungsaufgaben des Kindes und/oder der Eltern; das Kind erhält für sein zwanghaftes Verhalten so viel Aufmerksamkeit von den Eltern, dass Themen wie größere Selbstständigkeit bei den Hausaufgaben, die Übernahme von kleinen Haushaltsaufgaben, der Besuch einer Tagesbetreuung oder die Teilnahme an Klassenlagern aufgeschoben werden (Wewetzer und Wewetzer 2014).

In der therapeutischen Familienarbeit betonen Eltern manchmal ihr harmonisches, konfliktfreies Verhältnis, während die Kinder Gefühle wie Ängste, Trauer, Wut oder Aggressionen kaum benennen oder Ausdruck verleihen können, aber in Stresssituationen Zwänge ausführen. Im Fall großer Konflikte zwischen den Eltern ist es wichtig, diese im Behandlungsplan zu berücksichtigen. Eine rein störungsspezifische Zwangsbehandlung des Kindes, bei der die Paarthematik ausgeklammert wird, wäre in diesem Fall wohl unzureichend.

Es ist empirisch gut belegt, dass sowohl ein überfürsorglicher elterlicher Erziehungsstil inkl. dem Einbezug der Familienmitglieder in die Zwänge als auch harsche Kritik und Ablehnung des Kindes ein Risikofaktor für die Entwicklung und Aggravation einer Zwangserkrankung eines Kindes darstellen (Brander et al. 2016).

Am folgenden Fallbeispiel wird gezeigt, wie Zwänge Unstimmigkeiten innerhalb des Familiensystems regulieren können.

Fallbeispiel

Der 8-jährige Sohn hat seit sieben Monaten multiple Denk- und Handlungszwänge, nachdem er im Alter von drei Jahren bereits eine leichte Zwangssymptomatik entwickelte. Im Paargespräch mit den Eltern wird offensichtlich, dass die Ehefrau seit einigen Jahren die Ehe verlassen möchte, sich aber diesbezüglich handlungsunfähig fühlt. In der Folge entwickelt die Ehefrau Depressionen, der Ehemann zeigt einen Rückzug in das häusliche Arbeitszimmer und konsumiert übermäßig Alkohol. Systemanalyse: Der Sohn ist durch den depressiven Rückzug der Mutter und den immer seltener werdenden Kontakt zwischen den beiden Eltern zutiefst verunsichert. Die Erkrankung des Sohns kann also als Reaktion auf den drohenden Zerfall der Familie verstanden werden. Die interaktionelle Funktionalität der Zwänge »Symptome als Problemlöseversuch« liegt darin, dass das auffällige zwangsbedingte Verhalten des Kindes die Eltern zunehmend zu gemeinsamen Tätigkeiten zwingt wie bspw. Elterngespräche und damit das Familiensystem zusammenhält.

Von diesem Hintergrund ausgehend lohnt es sich im therapeutischen Prozess mit Kindern, die an einer Zwangsstörung leiden, folgende Überlegungen einfließen zu lassen:

- »Erlaubt das Familienklima die Äußerung negativer Gefühle? Kann Streit akzeptiert werden, oder fühlt sich die Familie dadurch in ihren Grundfesten bedroht?

- Kann das Kind unter den gegebenen Bedingungen seine Entwicklungsaufgaben, nämlich die schrittweise Ablösung vom Elternhaus und das Selbstständigwerden, erfüllen?
- Gibt es ernsthafte Konflikte zwischen den Eltern? Haben sie genug Zeit, ihre Partnerschaft zu pflegen?« (Brezinka 2015, S. 6).

5.3 Systemtherapeutische Interventionen als Ergänzung zur Leitlinientherapie

Obwohl die KVT die Therapie erster Wahl bei Zwangsstörungen ist, befasst sich die Systemische Therapie ausführlich mit der Systemdynamik, die wie ausgeführt von zentraler Bedeutung für die Entstehung und Aufrechterhaltung von Zwangsstörungen ist. Die Funktionalitäten einer Zwangsstörung werden folgend aus systemtherapeutischer Sichtweise beschrieben. Der Zwang übernimmt im aktuellen Beziehungsgefüge eine spezifische Rolle, interpersonalen Funktionalitäten des Zwangs wird ein wichtiger Stellenwert bei der Aufrechterhaltung der Störung zugeschrieben (Hand 2002).

Die systemische Perspektive erfasst die Auswirkungen der Zwangsstörung auf die nächsten Bezugspersonen. Bei einer hohen interpersonellen Funktionalität der Zwänge in der Beziehungsgestaltung und Lösung von Konflikten muss mit dem Betroffenen oft eine alternative Problemlösung vor dem Aufgeben der Zwangssymptomatik erarbeitet werden.

Des Weiteren ist zu bedenken, dass nach Veränderung der Zwangssymptomatik stabilisierende Effekte auf partnerschaftliche oder familiäre Systeme wegfallen können. Die Abhängigkeit des zwangskranken Partners kann den »gesunden« Partner durchaus in seinem Selbstwertgefühl stabilisieren, bzw. der Beziehung trotz möglicherweise grundlegender Differenzen Stabilität geben. Eine Reduktion der Zwänge und der damit verbundenen Abhängigkeit kann zu einer Destabilisierung des »gesunden« Partners und auch zu offenen partnerschaftlichen Schwierigkeiten führen. In der Bearbeitung von Zwängen im Kindes- und Jugendalter wird häufig die Rolle des Symptomträgers im Rahmen systemischer Problembereiche betont. Beispielsweise stellt die Erkrankung des Kindes die einzige tragfähige Gemeinsamkeit einer ansonsten vor dem Scheitern stehenden elterlichen Beziehung dar (Ambühl und Meier 2003; Hand 2006; Nickel und Förstner 2008).

Um die intrapsychischen und interpersonellen Funktionalitäten zu erfassen, ist das Systemgespräch mit den relevanten Bezugspersonen ebenso wichtig wie die Verhaltensbeobachtung vor Ort. Verhaltensbeobachtung und Fremdanamnese geben häufig entscheidende Hinweise über die Schwere der Zwangssymptomatik, die von den Betroffenen vielfach bagatellisiert wird.

Die aufgrund der Abklärung resultierende Indikationsstellung für die Therapie zeigt auf, welche Problembereiche in welcher Reihenfolge angegangen werden sollen, wo primär Hilfe zur Problembewältigung bzw. Klärungsarbeit geleistet werden soll, und welche Ressourcen der Betroffenen und ihres Beziehungsumfelds für die anzustrebenden Veränderungen zur Verfügung stehen. Bei einer problem- und betroffenengerechten Therapie der Zwangsstörungen gilt es daher immer, mehrere Betrachtungsperspektiven im Auge zu behalten (Ambühl und Meier 2003). Es ist davon auszugehen, dass in den Therapiesitzungen Änderungen im Erleben und Verhalten lediglich angestoßen werden, die konkreten Veränderungen selbst aber im alltäglichen Umfeld, also jenseits der Sitzungen, erfolgen. Vor diesem Hintergrund wird die Sitzungsfrequenz in der therapeutischen Arbeit sehr variabel gehandhabt. Der systemische Therapeut versteht sich als jemand, der mehr oder weniger von außen kommend über seine Interventionen im Betroffenen »verkrustete Strukturen« verflüssigt, was wiederum neue Formen der Selbstorganisation anregt (Helle 2019). An dieser Stelle soll jedoch nochmal unterstrichen werden, dass systemische Interventionen nach jetzigem Wissensstand ergänzend einzusetzen sind. Sie ersetzen eine parallele leitlinienkonforme Expositionstherapie mit Reaktionsmanagement im direkten Umfeld des Betroffenen nicht.

Folgende Interventionen kommen in der Systemischen Therapie typischerweise zur Anwendung (in Anlehnung an Helle 2019).

Lösungsorientierte Methoden: Sprechen über das Problem, so eine der Grundannahmen, bringe wieder neue Probleme hervor. Es sei ein Irrtum, anzunehmen, dass zwischen Problemen und ihrer Lösung ein Zusammenhang bestehe (von Sydow et al. 2006). Vom ersten Moment der therapeutischen Begegnung an stehe also die Lösung im Fokus. Aus diesem lösungsorientierten Ansatz geht eine ganze Reihe von Fragetechniken hervor, die systematisch die jeweilige Wirklichkeitskonstruktion der Betroffenen aufweichen und so ihren Möglichkeitsraum erweitern können. Bekannt geworden ist z. B. die Wunderfrage, Verschlimmerungsfragen oder Fragetechniken, die aus Opfern Mitverantwortliche werden lassen.

Paradoxe Interventionen: Ihr zentrales Ziel ist es, über eine paradoxe Schlussintervention die Familiendynamik so zu irritieren, dass sie in der bisherigen Form nicht mehr weitergeführt werden kann.

Zirkuläre Fragen: Die Intervention des zirkulären Fragens entwickelt sich aus der Annahme, dass es im System keine einfachen Ursache-Wirkungs-Beziehungen gibt, sondern sich alles gegenseitig in komplexen Wechselwirkungen beeinflusst. Beispielsweise würde der Therapeut oder die Therapeutin in einer familientherapeutischen Sitzung nicht die weinende Mutter fragen, was denn gerade in ihr vorgehe, sondern sich an den Sohn wenden und ihn fragen, was er denn glaube, was gerade im Vater vorgehe, wenn er die Mutter so weinen sehe. Diese zirkuläre Frage dient dazu, systemische Strukturen innerhalb der Familie transparent zu machen und so Denk- und Handlungsmuster zu bereichern bzw. aufzuweichen.

Strukturelle Methoden: Das familiäre System und seine Subsysteme (z. B. Eltern, Kinder, Großeltern) werden dahingehend überprüft, inwieweit die Grenzen zwischen den jeweiligen Subsystemen und die Außengrenzen des Familiensystems zu starr bzw. zu durchlässig sind. Ziel dabei ist es, angemessene Grenzen innerhalb der Familie zu etablieren.

Symbolisch-metaphorische Methoden: Das Genogramm, die Familienskulptur und die systemische Aufstellung bieten Methoden, um die unterschiedlichen Vorstellungen über das familiäre System symbolisch-visuell darzustellen.

Narrative und dialogische Methoden: Beim narrativen Ansatz ist von Interesse, welche Geschichten innerhalb einer Familie bestehen und inwiefern diese von allen Mitgliedern geteilt werden oder ob sie gegeneinander konkurrieren. In der therapeutischen Einzelarbeit steht im Fokus, welche Geschichten der Patient oder die Patientin von sich und seiner oder ihrer Umgebung erzählt, welche Ereignisse er oder sie in den Mittelpunkt stellt und welche Rolle er oder sie sich in diesen Szenarien gibt.

5.4 Zusammenfassung

Ein bedeutsamer Anteil der Zwangsstörungen tritt früh im Leben der Betroffenen auf, was die Bedeutung von *Erziehung* und *System* unterstreicht. Das direkte Umfeld der Betroffenen spielt nämlich oft eine (unter anderem) wichtige auslösende und/oder aufrechterhaltende Rolle. So haben Zwänge nicht selten auch interpersonelle Funktionen, die im vorliegenden Kapitel ausgeführt wurden. Im Falle nicht ausreichender Effekte mittels leitlinienkonformer Expositionstherapie mit Reaktionsmanagement kann es daher individuelle Indikationen für zusätzliche systemtherapeutische Interventionen geben. Häufig muss nämlich zusätzlich mit Betroffenen am Aufbau alternativer Fertigkeiten gearbeitet werden, bzw. beachtet werden, welche Auswirkungen die Zwangssymptomatik auf die Persönlichkeitsentwicklung und die familiären und partnerschaftlichen Systeme des Betroffenen hatten und nach wie vor haben (Hand 2006).

Literatur

Ambühl H, Meier B (2003) Die Zwangsstörung. PiD-Psychotherapie im Dialog 4: 219–229.
Barrett P, Farrell L, Dadds M et al. (2005) Cognitive-behavioral family treatment of childhood obsessive-compulsive disorder: Long-term follow-up and predictors of outcome. J Am Acad Child Adolesc Psychiatry 44: 1005–1014.
Brander G, Pérez-Vigil A, Larsson H et al. (2016) Systematic review of environmental risk factors for obsessive-compulsive disorder: a proposed roadmap from association to causation. Neurosci Biobehav Rev 65: 36–62.
Brezinka V (2015) Zwangsstörungen bei Kindern: Die Rolle der Angehörigen. Schweizer Zeitschrift für Psychiatrie & Neurologie 4: 4–6.
Ecker W, Kraft S (2005) Psychoedukation in der Verhaltenstherapie der Zwangsstörung. Handbuch Psychoedukation & Selbstmanagement. Tübingen: dgvt.
Flament MF, Geller D, Irak M et al. (2007) Specificities of treatment in pediatric obsessive-compulsive disorder. CNS spectrums 12(S3): 43–58.

Förstner U, Külz AK, Voderholzer U (2011) Störungsspezifische Behandlung der Zwangsstörungen: ein Therapiemanual. Stuttgart: Kohlhammer.
Garcia AM, Freeman JB, Himle MB et al. (2009) Phenomenology of early childhood onset obsessive compulsive disorder. Journal of psychopathology and behavioral assessment 31 (2):104–111.
Hand I, Goodman W, Evers U (1992) Zwangsstörungen/Obsessive-Compulsive Disorders. Berlin, Heidelberg: Springer.
Hand I (2002) Systemische Aspekte in der Verhaltenstherapie von Zwangsstörungen. Die Behandlung von Zwängen: Perspektiven für die klinische Praxis. Bern: Huber. S. 81–100.
Hand I (2006) Das Spektrum der Verhaltenstherapie bei Zwangsstörungen. In: Fricke S, Rufer M, Hand I Verhaltenstherapie bei Zwangsstörungen. München: Urban & Fischer. S. 1–22.
Helle M (2019) Systemische Therapie. In: Helle M (Hrsg.) Psychotherapie. Berlin, Heidelberg: Springer. S. 95–124.
Hoffmann N, Hofmann B (2011) Wenn Zwänge das Leben einengen. Berlin, Heidelberg: Springer.
Hohagen F, Wahl-Kordon A, Lotz-Rambaldi W et al. (2014) S3-Leitlinie Zwangsstörungen. Berlin, Heidelberg: Springer.
Lakatos A, Reinecker H (1999) Cognitive Behavior Therapy in OCD. Göttingen: Hogrefe.
Mataix-Cols D, Nakatani E, Micali N et al. (2008) Structure of obsessive-compulsive symptoms in pediatric OCD. J Am Acad Child Adolesc Psychiatry 47: 773–778.
Nardone G (2003) Systemische Kurzzeittherapie bei Zwängen und Phobien. Göttingen: Hans Huber.
Nickel M, Förstner U (2008) Ängste, Zwänge und Belastungsreaktionen. Berlin, Heidelberg: Springer Science & Business Media.
Rasmussen SA, Eisen JL (1992) The epidemiology and differential diagnosis of obsessive-compulsive disorder. In: Hand I, Goodman W, Evers U (Hrsg.) Zwangsstörungen/obsessive-compulsive disorders. Berlin, Heidelberg: Springer. S. 1–14.
Renner T, Walitza S (2006) Schwere frühkindliche Zwangsstörung-Kasuistik eines 4-jährigen Mädchens. Zeitschrift für Kinder-und Jugendpsychiatrie und Psychotherapie 34(4): 287–293.
Renshaw KD, Steketee G, Chambless DL (2005) Involving family members in the treatment of OCD. Cogn Behav Therap 34: 164–175.
Schneider S, Margraf J (2018) Lehrbuch der Verhaltenstherapie, Band 3: Psychologische Therapie bei Indikationen im Kindes-und Jugendalter. Berlin, Heidelberg: Springer.
von Sydow K, Beher S, Retzlaff R et al. (2006) Die Wirksamkeit der Systemischen Therapie/Familientherapie. Göttingen: Hogrefe.
Wewetzer C, Wewetzer G (2014) Therapie der Zwangsstörung im Kindes- und Jugendalter. Kindheit und Entwicklung. Göttingen: Hogrefe 23: 102–111.
Wewetzer G, Wewetzer C (2019) Zwangsstörungen bei Kindern und Jugendlichen: ein Therapiemanual, Bd. 59. Göttingen: Hogrefe.

6 Neurobiologie der Zwangsstörung

Maximilian Maywald und Oliver Pogarell

6.1 Einleitung

Der technische und methodische Fortschritt hält stetig Einzug in die Neurowissenschaften, dadurch konnte in den letzten Jahren eine Vielzahl neuer Erkenntnisse auch über neurobiologische Aspekte der Zwangsstörung gesammelt werden. Neben der Untersuchung von strukturellen Auffälligkeiten und zugrundeliegenden aktivierten neuronalen Netzwerken bei kognitiven Aufgabenstellungen oder Symptomprovokationsmethoden spielen die Identifizierung von Subtypen, Therapieresponse-Prädiktion oder therapeutische Einflussnahmen auf die neuronale Plastizität des Gehirns eine immer wichtigere Rolle. Aufgrund der Komplexität des Themas und der immer weiterwachsenden Anzahl an Forschungsarbeiten kann im Folgenden nur eine zusammenfassende Darstellung dieses Themas wiedergegeben werden.

6.2 Morphologische Veränderungen

Spätestens in den 1990er Jahren rückte die Bedeutung der Basalganglien und anderer subkortikaler Strukturen in der Pathogenese der Zwangsstörung in das Interesse der Forscher und Forscherinnen (Insel 1992). Dabei ergaben sich teils heterogene Ergebnisse. Scarone et al. (1992) fanden mittels *region-of-interest* Analyse (ROI) vergrößerte Volumina im rechten Kopf des Nucleus caudatus (NC), Kwon et al. (2003), ein vergrößertes Volumen in der linken Amygdala. Andere Studien wiesen auf verminderte striatale Volumina hin (Robinson et al. 1995; Szeszko et al. 2004) oder fanden keine Unterschiede im Vergleich zu einer gesunden Kontrollgruppe (Aylward et al. 1996). Weitere Forschergruppen fanden insbesondere reduzierte Volumina im orbitofrontalen Kortex (OFC) (Choi et al. 2004; Kang et al. 2004; Rotge et al. 2009; Szeszko et al. 1999), aber auch der Amygdala (Szeszko et al. 1999), des Hippocampus (Atmaca et al. 2008; Kwon et al. 2003), des Thalamus (Rotge et al. 2009), der Insula und des anterioren cingulären Kortex (ACC) (De Wit et al. 2014). Ein verringertes anteriores OFC-Volumen wurde in Zusammenhang gebracht mit Einschränkungen organisatorischer Fähigkeiten von Personen mit einer Zwangsstörung (Choi et al. 2004). Die heterogenen Ergebnisse lassen sich möglicherweise durch eine Konfundierung durch eine unterschiedliche Krankheitsdauer, Medikation, Psychotherapie, Alter, Geschlecht, Subtypen oder kleinere Stichprobengrößen erklären.

6.3 Neurofunktionelle Auffälligkeiten

Verschiedene funktionell bildgebende Untersuchungen zeigten Veränderungen in neuronalen kortiko-striato-thalamo-kortikalen (CSTC) Regelkreisen, insbesondere zwischen dem OFC, ACC, den Basalganglien und dem Thalamus; aber auch der dorsolaterale präfrontale Kortex (dlPFC), Zerebellum, Amygdala, Hippocampus und parietale Regionen dieses Netzwerks scheinen beteiligt zu sein (Kwon et al. 2009; Whiteside et al. 2004). Das CSTC-System ist involviert in motorische, emotionale und kognitive Verarbeitungsprozesse (Baxter et al. 1996), bei denen Menschen mit Zwangsstörungen oft größere Schwierigkeiten aufzeigen, z. B. bei belohnungsassoziierten Lernaufgaben (Nielen et al. 2009), der Inhibition geplanter Handlungen (Roth et al. 2007), bei selektiver Aufmerksamkeit (Van den Heuvel et al. 2005), nonverbalem Gedächtnis (Penadés et al. 2005) oder Handlungskontrolle (Maltby et al. 2005). Das CSTC-Netzwerk besteht aus einem direkten erregenden und einem indirekten hemmenden Regelkreis. Eine klassische Hypothese zur Pathophysiologie der Zwangsstörung postuliert eine Dysbalance zwischen direktem und indirektem Regelkreis aufgrund einer *Hyperaktivität* des direkten Regelkreises auf der Ebene thalamokortikaler Strukturen (Baxter et al. 1996; Saxena und Rauch 2000). Resting-state- (Gehirn im Ruhezustand) und Symptomprovokations-Studien konnten diese Hypothese untermauern. Allerdings zeigten Studien zu exekutiven Funktionen auch eine *Hypoaktivität* in diesen Netzwerken (Kwon et al. 2009). Kwon et al. (2009) sehen die mit Zwangsstörungen assoziierten affektiven Symptome in Zusammenhang mit einer Hyperaktivität während emotionaler Prozessverarbeitung im orbitofrontostriatalen Regelkreis und kognitive Beeinträchtigungen mit einer verminderten Aktivität im dorsal präfronto-striatalen Regelkreis.

Studien mit Symptomprovokation, bei denen z. B. individualisierte Bilder oder Videos mit zwangsrelevanten Inhalten zum Einsatz kommen (Schienle et al. 2005), ergaben insbesondere eine Beteiligung der emotionalen Netzwerke, u. a. mit Amygdala, Inselregion, Putamen, NC und Nucleus accumbens (AC) (Rotge et al. 2008; Schienle et al. 2005; Simon et al. 2014; Thorsen et al. 2018). Weiterhin sind die Hirnregionen involviert, die emotionale Prozesse regulieren wie etwa ACC, OFC, dlPFC und Gyrus frontalis inferior, Regionen, die sensorische Informationen verarbeiten wie der Thalamus (Rotge et al. 2008; Simon et al. 2014; Thorsen et al. 2018), visuelle Areal wie der inferiore okzipitale Gyrus und Strukturen, die an der Verarbeitung von kognitiven Prozessen wie Gedächtnis und Aufmerksamkeitssteuerung wie der Precuneus (parietaler Kortex) und Hippocampus (Thorsen et al. 2018) beteiligt sind. Relevant sind ebenso Regionen, die emotionale Informationen mit visuellen koppeln, wie der superiore temporale Gyrus (Rotge et al. 2008).

Zusammenfassend wird von einer affektiven und einer kognitiven Komponente der Zwangsstörung ausgegangen (Kwon et al. 2009; Rotge et al. 2008). Mit der kognitiven Komponente werden insbesondere der dorsale Teil des ACC, der dlPFC und parietale Kortizes in Verbindung gebracht. Die affektive Komponente wird hauptsächlich mit dem OFC, Amygdala, Hippocampus, NC, NA und dem Pallidum assoziiert (Rotge et al. 2008). Dabei scheint die rechte Amygdala speziell bei unmedizinten Zwangserkrankten und bei Komorbiditäten stärker aktiviert zu sein. Generell ist jedoch festzuhalten, dass die publizierten Befunde teils wenig konsistent sind und von einer Heterogenität der Zwangsstörungen – nicht nur auf phänomenologischer, sondern auch auf ätiopathogenetischer und neurofunktioneller Ebene auszugehen ist (Thorsen et al. 2018).

6.3.1 Funktionelle Unterschiede bei verschiedenen klinischen Subtypen

Bisher existieren nur wenige neurofunktionelle Studien zu Unterschieden klinischer Subtypen und die Datenlage erscheint uneinheitlich. Mataix-Cols et al. (2004) nutzten in ihrer Studie neutrale, aversive und zwangsassoziierte Bilder, die speziell auf vier Subtypen (Waschzwang, Kontrollzwang, zwanghaftes Sammeln und symptomunspezifisch) abgestimmt waren. Patienten und Patientinnen mit Waschzwang zeigten im Vergleich zu gesunden Probanden eine erhöhte Aktivierung in Arealen, die mit Ekel und Emotionsverarbeitung assoziiert sind, wie ACC, OFC, Insula, Amygdala und rechter NC. Patienten und Patientinnen mit einem Kontrollzwang wiesen eine Hyperaktivität in Regionen auf, die mit Motorik und Aufmerksamkeitsfunktionen in Zusammenhang stehen, wie dem Gyrus praecentralis, ACC, inferiore und medial frontale Gyrus. Patienten und Patientinnen mit zwanghaftem Sammeln präsentierten eine Erhöhung der neuronalen Aktivität im linken Gyrus praecentralis und frontalis superior sowie im rechten orbitofrontalen Gyrus. Patienten und Patientinnen mit unspezifischen Symptomen wiesen dagegen nur eine erhöhte Aktivität in okzipitotemporalen Regionen auf. Bei gesunden Personen fand sich eine höhere Aktivität im linken inferioren frontalen Gyrus, was als Korrelat besserer emotionaler Kontrolle interpretiert wurde. Eine vermehrte neuronale Antwort der Gesunden in der linken Insula wurde als Bias gewertet, aufgrund der hohen aversiven – jedoch nicht symptomrelevanten – Inhalte des Bildmaterials. Höhere Aktivitäten in den visuellen Arealen wurden dahingehend interpretiert, dass die Kontrollgruppe aufgrund der hohen Salienz des Bildmaterials möglicherweise mehr Aufmerksamkeit auf die visuellen Informationen legte.

In einer Studie von Ravindran et al. (2020), in der ebenfalls mit visuellem Bildmaterial gearbeitet wurde, zeichnete sich eine erhöhte neuronale Aktivität bei Patienten und Patientinnen mit Waschzwang in der Insula und dem Gyrus okzipitalis ab, sowie eine erhöhte Konnektivität zwischen posteriorem cingulären Kortex (PCC), der anterioren Insula, dem mittlerem Cingulum und dem Gyrus temporalis superior. Bei Patienten und Patientinnen mit Kontrollzwang präsentierte sich ebenso eine Hyperaktivität im PCC, sowie eine erhöhte Konnektivität zwischen PCC und dem Motorkortex ab. Der PCC scheint eine wichtige Rolle in der selektiven Aufmerksamkeit zu spielen, weshalb dessen Hyperaktivität während der Provokation, als eine Art »durchlässiger Filter« für potenziell bedrohliche Kognitionen interpretiert wird. Des Weiteren wird die erhöhte neuronale Antwort im Motorkortex bei Kontrollzwang im Kontext fehlender Hemmmechanismen zur Regulierung von zwanghaftem Verhalten betrachtet. Eine erhöhte Konnektivität zwischen PCC und anteriorer Insula bei Waschzwang könnte als Dysregulation bei der Einschätzung der Relevanz von Bildern aufgefasst werden, die mit Hygiene und Sauberkeit in Zusammenhang stehen. Auch Phillips und Mitarbeiter (2000) konnten eine erhöhte Aktivität in der Inselregion feststellen und interpretierten ihr Ergebnis dahingehend, dass Patienten und Patientinnen mit einem Waschzwang bei relevanten Bildern sich mehr auf die emotionale Komponente konzentrierten.

6.3.2 Neurobiologische Veränderungen unter Therapie und Prädiktion von Therapieerfolg/-misserfolg

Eine Annahme lautet, wenn sich durch therapeutische Maßnahmen Veränderungen auf der Verhaltens- und Symptomebene erzielen lassen, so sollte sich dies auch neurofunktionell messen lassen. Demzufolge sollten sich durch therapeutische Maßnahmen neuronale Muster von Patienten und Patientinnen denen von gesunden Probanden annähern. Weiterhin sollten sich bestimmte Gehirnstrukturen bzw. neurofunktionelle Muster abzeichnen, anhand derer sich der Therapieerfolg bzw. -misserfolg besonders gut erkennen bzw. vorhersagen lassen. Verschiedene Studien konnten nach einer erfolgreichen Pharmako- oder Psychotherapie eine Abnahme der neuronalen Aktivität im OFC und ACC feststellen (Brody et al. 1998; Molina et al. 1995; Morgieve et al. 2014), sowie im NC (Molina et al. 1995; Nakatani et al. 2003). Die reduzierte neurobiologische Aktivität korrelierte dabei mit dem Therapieerfolg (Morgieve et al. 2014; Nakatani et al. 2003; Schiepek et al. 2013). In der Studie von Brody et al. (1998) konnte ein erhöhter Metabolismus im linken OFC vor Beginn einer Therapie das Ansprechen auf eine kognitive Verhaltenstherapie vorhersagen, was sich durch erniedrigte Werte auf der Yale-Brown Obsessive Compulsive Skala (Y-BOCS) nach der Therapie abzeichnete.

Konträr dazu wies eine Erhöhung der metabolischen Aktivität in diesem Areal darauf hin, dass Patienten und Patientinnen schlechter auf den selektiven Serotonin-Wiederaufnahmehemmer Fluoxetin respondierten. Daraus ließe sich z. B. die Therapieempfehlung ableiten, dass, wenn ein prätherapeutischer Hypermetabolismus im linken OFC feststellbar ist, eher zu einer kognitiven Verhaltenstherapie (KVT) als zu Fluoxetin geraten werden sollte. Andere Studien konnten einen verbesserten Therapie-Outcome mit der prätherapeutischen Aktivität in der Amygdala (Olatunji et al. 2014), dem präfrontalen Kortex (Hoehn-Saric et al. 2001) oder temporalen Regionen (Hoehn-Saric et al. 2001; Olatunji et al. 2014) in Verbindung bringen.

Schiepek et al. (2013) untersuchten pharmakologisch unbehandelte Personen mit Waschzwang und Kontaminationsangst unter kognitiver Verhaltenstherapie und zeigten mithilfe eines täglich auszufüllenden Therapieprozessfragebogens, dass sich die Werte auf der Symptomskala (Y-BOCS) im Prä-post-Vergleich signifikant reduzieren ließen. Dabei verlief der psychotherapeutische Prozess nicht-linear und diskontinuierlich; der Therapieerfolg kündigte sich durch »kritische Phasen« bzw. Phasenübergänge an, die in Zusammenhang mit veränderten neuronalen Mustern standen. Diese Effekte zeigten sich im Vergleich zu einer gesunden Kontrollgruppe insbesondere im anterioren und medialen cingulären Kortex, im supplementär-motorischen Areal (SMA), dem dlPFC und im rechten insulären Kortex.

6.4 Behandlung von Zwang auf neurophysiologischer Basis

Ein bedeutsamer Teil von Patienten und Patientinnen mit einer Zwangsstörung profitieren nicht hinreichend von einer konservativen Therapie (KVT, Pharmkotherapie). Alternative neurophysiologisch orientierte Therapien wie Neurofeedback oder Stimulationsverfahren dürften zukünftig an Relevanz gewinnen.

6.4.1 Stimulationsverfahren

Non-invasive Hirnstimulationsverfahren wie die repetitive transkranielle Magnetstimulation (rTMS) oder die transkranielle Gleichstromstimulation (tDCS) sind Techniken, um die Aktivität bestimmter Gehirnareale oder die Konnektivität zwischen Arealen aktivierend oder inhibitorisch zu modulieren (Bation et al. 2016). In Studien wurden Personen mit aktiver Stimulation der jeweiligen Zielregionen mit einer Sham-Gruppe (engl. sham = Vortäuschung), für die ein irrelevantes Gehirnareal zur Modulation ausgewählt wurde, verglichen. Dabei zeigten Metaanalysen, dass die aktive rTMS der Sham-rTMS insgesamt überlegen war und dass insbesondere der OFC und das SMA durch niederfrequente rTMS positiv beeinflusst werden konnten – mit Effektstärken in mittleren Bereichen (Berlim et al. 2013). Die Modulation des dlPFC stellte sich dabei als weniger effektiv heraus. Eine Metaanalyse, die rTMS und tDCS umfasste, erbrachte noch größere Effektstärken (Ensafi et al. 2019), wobei anzumerken ist, dass in die Analyse aufgenommene Studien mit eher kleinen Stichprobengrößen und rTMS-Studien als add-on-Verfahren die Effekte möglicherweise verzerrten.

6.4.2 Neurofeedback

Neurofeedback stellt eine Technik dar, neuronale Aktivität sichtbar und damit dem Bewusstsein zugänglich zu machen. Da jedes Verhalten neuronale Prozesse induziert, lautet eine Annahme, dass sich neuronale Aktivität auch willentlich steuern lassen kann. Lernprozesse spielen dabei eine wichtige Rolle in der Modulation. Während das EEG-Neurofeedback quasi in Echtzeit ein neuronales Feedback liefert, erfolgt das real-time fMRT-Neurofeedback (rtfMRT-nf) zwar verzögert (ca. 5 s), hat aber den Vorteil einer sehr hohen räumlichen Auflösung. Ein weiterer Vorteil liegt darin, dass sich auch subkortikale Strukturen untersuchen und beeinflussen lassen. Durch den Einsatz beider Verfahren können die Vorteile beider Verfahren kombiniert werden. Das Feedback erfolgt meist visuell, z. B. in Form einer Temperaturanzeige, kann aber auch auditiv, taktil oder verdeckt bzw. dekodiert erfolgen.

In rtfMRT-nf Studien wird meist mit Active- versus Sham-Bedingungen gearbeitet. Es liegen Hinweise vor, dass sich durch rtfMRT-nf kognitive, emotionale, behaviorale und klinische Veränderungen einstellen können (Karch et al. 2019; Linhartová et al. 2019). Scheinost et al. (2013) und Hampson et al. (2012) konnten an einem gesunden Klientel mit starken Kontaminationsängsten zeigen, dass sich durch rtfMRT-nf neuronale Reaktionen im OFC reduzieren ließen, während die gesunde Kontrollgruppe neutrale und zwangsrelevante Bilder betrachtete. Buyukturkoglu et al. (2015) konnten an drei Teilnehmenden mit Kontaminationsangst durch Neuromodulation eine Abnahme der Aktivität der anterioren Insula erwirken. Die Abnahme korrelierte dabei mit einer Reduktion der Symptomatik. Neurofeedbackverfahren (EEG-nf und rtfMRT-nf) zur Behandlung von Zwangsstörung zeigen in diesen ersten »proof-of-concept«-Studien vielversprechende Ergebnisse, prospektive Studien mit größeren Fallzahlen bleiben abzuwarten (Ferreira et al. 2019).

6.5 Zusammenfassung und Ausblick

Die neurobiologische Datenlage zur Zwangsstörung wurde in den letzten Jahren dank technischer und methodischer Fortschritte erheblich erweitert. Es konnte eine Vielzahl neuer Erkenntnisse gewonnen werden, die jedoch nach wie vor auf kleinen, oftmals heterogenen Stichproben (Alter, Geschlecht, Medikation, Psychotherapie, Subtypen und Chronifizierung) und uneinheitlichen Forschungsstandards beruhen, die einen Vergleich und eine Generalisierung der Daten erschweren. Es ist zu erwarten, dass zukünftig die unterschiedlichen technischen Verfahren vermehrt kombiniert werden, auch um Synergieeffekte zu nutzen. Beispielsweise ließen sich mit TMS unter MRT-Kontrolle gezielt kortikale Strukturen beim Stroop-Test hemmen und mittels fMRT nachverfolgen, so dass Rückschlüsse gezogen werden könnten, wie relevant bestimmte Strukturen für spezifische kognitive Aufgabenstellungen tatsächlich sind. Durch »machine-learning-Algorithmen« kann neurobiologisches Datenmaterial so aufbereitet werden, dass dadurch auch die klinische Diagnostik beeinflusst und Entscheidungsalgorithmen erleichtert werden, beispielsweise im Hinblick auf differenzielle Therapieindikationen das individuelle therapeutische Ansprechen im Sinne einer »personalisierten Medizin«.

Literatur

Atmaca M, Yildirim H, Ozdemir H et al. (2008) Hippocampus and amygdalar volumes in patients with refractory obsessive–compulsive disorder. Progress in Neuro-Psychopharmacology and Biological Psychiatry 32(5): 1283–1286.
Aylward EH, Harris GJ, Hoehn-Saric R et al. (1996) Normal caudate nucleus in obsessive-compulsive disorder assessed by quantitative neuroimaging. Archives of general psychiatry 53(7): 577–584.
Bation R, Poulet E, Haesebaert F et al. (2016) Transcranial direct current stimulation in treatment-resistant obsessive–compulsive disorder: an open-label pilot study. Progress in Neuro-Psychopharmacology and Biological Psychiatry 65: 153–157.
Baxter LR, Saxena S, Brody AL et al. (1996) Brain Mediation of Obsessive-Compulsive Disorder Symptoms: Evidence From Functional Brain Imaging Studies in the human and nonhuman primate. Seminars in Clinical Neuropsychiatry 1(1): 32–47.
Berlim MT, Neufeld NH, Van den Eynde F (2013) Repetitive transcranial magnetic stimulation (rTMS) for obsessive–compulsive disorder (OCD): An exploratory meta-analysis of randomized and sham-controlled trials. Journal of Psychiatric Research 47(8): 999–1006.
Brody AL, Saxena S, Schwartz JM et al. (1998) FDG-PET predictors of response to behavioral therapy and pharmacotherapy in obsessive compulsive disorder. Psychiatry Research: Neuroimaging 84(1): 1–6.
Buyukturkoglu K, Roettgers H, Sommer J et al. (2015) Self-regulation of anterior insula with real-time fMRI and its behavioral effects in obsessive-compulsive disorder: a feasibility study. PLoS One 10(8): e0135872.
Choi J-S, Kang D-H, Kim J-J et al. (2004) Left anterior subregion of orbitofrontal cortex volume reduction and impaired organizational strategies in obsessive-compulsive disorder. Journal of Psychiatric Research 38(2): 193–199.
De Wit SJ, Alonso P, Schweren L et al. (2014) Multicenter voxel-based morphometry mega-analysis of structural brain scans in obsessive-compulsive disorder. American Journal of Psychiatry 171(3): 340–349.
Ensafi E, Atadokht A, Mikaeili N et al. (2019) The effectiveness of non-invasive treatments on obsessive-compulsive disorder: a meta-analysis. Journal of psychologicalscience 18 (75): 297–306.
Ferreira S, Pego JM, Morgado P (2019) The efficacy of biofeedback approaches for obsessive-compulsive and related disorders: A systematic review and meta-analysis. Psychiatry research 272: 237–245.
Hampson M, Stoica T, Saksa J et al. (2012) Real-time fMRI biofeedback targeting the orbitofrontal cortex for contamination anxiety. JoVE (Journal of Visualized Experiments) (59): e3535.
Hoehn-Saric R, Schlaepfer TE, Greenberg BD et al. (2001) Cerebral blood flow in obsessive–compulsive patients with major depression: effect of treatment with sertraline or desipramine on treatment responders and non-responders. Psychiatry Research: Neuroimaging 108(2): 89–100.

Insel TR (1992) Toward a neuroanatomy of obsessive-compulsive disorder. Archives of general psychiatry 49(9): 739–744.

Kang D-H, Kim J-J, Choi J-S et al. (2004) Volumetric investigation of the frontal-subcortical circuitry in patients with obsessive-compulsive disorder. The Journal of neuropsychiatry and clinical neurosciences 16(3): 342–349.

Karch S, Paolini M, Gschwendtner S et al. (2019) Real-time fMRI neurofeedback in patients with tobacco use disorder during smoking cessation: Functional differences and implications of the first training session in regard to future abstinence or relapse. Frontiers in human neuroscience 13.

Kwon JS, Jang JH, Choi J-S et al. (2009) Neuroimaging in obsessive–compulsive disorder. Expert review of neurotherapeutics 9(2): 255–269.

Kwon JS, Shin Y, Kim C et al. (2003) Similarity and disparity of obsessive-compulsive disorder and schizophrenia in MR volumetric abnormalities of the hippocampus-amygdala complex. Journal of Neurology, Neurosurgery & Psychiatry 74(7): 962–964.

Linhartová P, Látalová A, Kóša B et al. (2019) fMRI neurofeedback in emotion regulation: a literature review. Neuroimage 193: 75–92.

Maltby N, Tolin DF, Worhunsky P et al. (2005) Dysfunctional action monitoring hyperactivates frontal–striatal circuits in obsessive–compulsive disorder: an event-related fMRI study. Neuroimage 24(2): 495–503.

Mataix-Cols D, Wooderson S, Lawrence N et al. (2004) Distinct neural correlates of washing, checking, and hoarding symptomdimensions in obsessive-compulsive disorder. Archives of general psychiatry 61(6): 564–576.

Molina V, Montz R, Martin-Loeches M et al. (1995) Drug therapy and cerebral perfusion in obsessive-compulsive disorder. Journal of nuclear medicine: official publication, Society of Nuclear Medicine 36(12): 2234.

Morgieve M, N'diaye K, Haynes W et al. (2014) Dynamics of psychotherapy-related cerebral haemodynamic changes in obsessive compulsive disorder using a personalized exposure task in functional magnetic resonance imaging. Psychological medicine 44(7): 1461–1473.

Nakatani E, Nakgawa A, Ohara Y et al. (2003) Effects of behavior therapy on regional cerebral blood flow in obsessive–compulsive disorder. Psychiatry Research: Neuroimaging 124(2): 113–120.

Nielen M, Den Boer J, Smid H (2009) Patients with obsessive–compulsive disorder are impaired in associative learning based on external feedback. Psychological medicine 39(9): 1519–1526.

Olatunji B, Ferreira-Garcia R, Caseras X et al. (2014) Predicting response to cognitive behavioral therapy in contamination-based obsessive-compulsive disorder from functional magnetic resonance imaging. Psychol Med 44(10): 2125–2137.

Penadés R, Catalán R, Andrés S et al. (2005) Executive function and nonverbal memory in obsessive-compulsive disorder. Psychiatry research 133(1): 81–90.

Phillips ML, Marks I, Senior C et al. (2000) A differential neural response in obsessive–compulsive disorder patients with washing compared with checking symptoms to disgust. Psychological medicine 30(5): 1037–1050.

Ravindran A, Richter M, Jain T et al. (2020) Functional connectivity in obsessive-compulsive disorder and its subtypes. Psychological medicine 50(7): 1173–1181.

Robinson D, Wu H, Munne RA et al. (1995) Reduced caudate nucleus volume in obsessive-compulsive disorder. Archives of general psychiatry 52(5): 393–398.

Rotge J-Y, Guehl D, Dilharreguy B et al. (2008) Provocation of obsessive–compulsive symptoms: a quantitative voxel-based meta-analysis of functional neuroimaging studies. Journal of psychiatry & neuroscience: JPN 33(5): 405.

Rotge J-Y, Guehl D, Dilharreguy B et al. (2009) Meta-analysis of brain volume changes in obsessive-compulsive disorder. Biological Psychiatry 65(1): 75–83.

Roth RM, Saykin AJ, Flashman LA et al. (2007) Event-related functional magnetic resonance imaging of response inhibition in obsessive-compulsive disorder. Biological Psychiatry 62(8): 901–909.

Saxena S, Rauch SL (2000) Functional neuroimaging and the neuroanatomy of obsessive-compulsive disorder. Psychiatric Clinics of North America 23(3): 563–586.

Scarone S, Colombo C, Livian S et al. (1992) Increased right caudate nucleus size in obsessive-compulsive disorder: detection with magnetic resonance imaging. Psychiatry Research: Neuroimaging 45(2): 115–121.

Scheinost D, Stoica T, Saksa J et al. (2013) Orbitofrontal cortex neurofeedback produces lasting changes in contamination anxiety and resting-state connectivity. Translational psychiatry 3(4): e250–e250.

Schienle A, Schäfer A, Stark R et al. (2005) Neural responses of OCD patients towards disorder-relevant, generally disgust-inducing and fear-inducing pictures. International Journal of Psychophysiology 57(1): 69–77.

Schiepek G, Tominschek I, Heinzel S et al. (2013) Discontinuous patterns of brain activation in the psychotherapy process of obsessive-compulsive disorder: converging results from repeated fMRI and daily self-reports. PLoS One 8(8): e71863.

Simon D, Adler N, Kaufmann C et al. (2014) Amygdala hyperactivation during symptom provocation in obsessive–compulsive disorder and its modulation by distraction. NeuroImage: Clinical 4: 549–557.

Szeszko PR, MacMillan S, McMeniman M et al. (2004) Brain structural abnormalities in psychotropic drug-naive pediatric patients with obsessive-compulsive disorder. American Journal of Psychiatry 161(6): 1049–1056.

Szeszko PR, Robinson D, Alvir JMJ et al. (1999) Orbital frontal and amygdala volume reductions in obsessive-compulsive disorder. Archives of general psychiatry 56(10): 913–919.

Thorsen AL, Hagland P, Radua J et al. (2018) Emotional processing in obsessive-compulsive disorder: A systematic review and meta-analysis of 25 functional neuroimaging studies. Biological Psychiatry: Cognitive Neuroscience and Neuroimaging 3(6): 563–571.

Van den Heuvel OA, Veltman DJ, Groenewegen HJ et al. (2005) Disorder-specific neuroanatomical correlates of attentional bias in obsessive-compulsive disorder, panic disorder, and hypochondriasis. Archives of general psychiatry 62(8): 922–933.

Whiteside SP, Port JD, Abramowitz JS (2004) A meta–analysis of functional neuroimaging in obsessive–compulsive disorder. Psychiatry Research: Neuroimaging 132(1): 69–79.

Teil II Diagnostik, Differenzial- diagnostik und Komorbidität

7 Diagnostik

Matthias Backenstraß

7.1 Einleitung

Man könnte meinen, Zwangsstörungen mit so beeindruckenden Symptomen wie beispielsweise Waschzwängen ließen sich leicht diagnostizieren. Empirische Studien und die klinische Erfahrung dagegen lehren, dass sich einige Probleme bei der Diagnosestellung ergeben können. So berichten viele Betroffene aus Scham lange nicht über ihre Symptome, sondern versuchen, diese vor Verwandten, Bekannten und Personen des Hilfesystems zu verbergen oder zögern, sich wegen der Inhalte aggressiver Zwangsgedanken mitzuteilen, um das Gegenüber vermeintlich zu schützen. Trotz einer Vielzahl von Instrumenten kommt deshalb der klinischen Exploration im diagnostischen Prozess eine besondere Bedeutung zu. Die diagnostizierende Person muss einerseits behutsam bei der Gewinnung von Informationen vorgehen, andererseits muss sie vor dem Hintergrund ihres Wissens potenzielle Symptome gezielt abfragen, auch wenn davon auszugehen ist, dass es z. B. im Fall von sexuellen Zwangsgedanken der Patientin oder dem Patienten peinlich werden könnte.

In diesem Kapitel wird nun der gegenwärtige Stand der Diagnostik bei Zwangsstörungen dargestellt. Dabei werden etablierte Instrumente zur kategorialen als auch dimensionalen Diagnostik zur Schweregradbestimmung beschrieben. Bespielhaft wird auf die Diagnostik zwangsstörungsrelevanter Konstrukte eingegangen.

7.2 Kontextbedingungen und diagnostischer Prozess

Die Auswahl diagnostischer Verfahren und Instrumente hängt wesentlich von den Kontextbedingungen und der oder den Fragestellungen ab, die es zu beantworten gilt. So würde beispielsweise bei einer populationsbasierten, epidemiologischen Studie zur Ermittlung der Häufigkeit psychischer Störungen ein Screening und gegebenenfalls für eine Substichprobe die einmalige Durchführung eines strukturierten Interviews den Anforderungen genügen. Im Kontext einer leitliniengerechten Behandlung der Zwangsstörung (Kordon et al. 2013) werden dagegen sowohl eine kategoriale als auch dimensionale Diagnostik gefordert, wobei letztere dazu dienen soll, den Schweregrad der Störung zu bestimmen. Die Schweregradbestimmung sollte dann im Verlauf wiederholt werden, um die Wirksamkeit der Behandlung zu überprüfen und gegebenenfalls das therapeutische Vorgehen zu modifizieren.

7.3 Screening

Vor dem Hintergrund einer häufig verzögerten Diagnosestellung empfehlen Kordon et al. (2013) die Anwendung eines Screenings zur schnelleren Identifikation von Patientinnen und Patienten mit Zwangsstörungen. Basierend auf den Fragen des Zohar-Fineberg Obsessive Compulsive Screen (Fineberg und Roberts 2001) finden sich entsprechend in den S3-Leitlinien fünf ins Deutsche übersetzte Fragen zum Screening (Kordon et al. 2013, S. 24):

1. Waschen und putzen Sie sehr viel?
2. Kontrollieren Sie sehr viel?
3. Haben Sie quälende Gedanken, die Sie loswerden möchten, aber nicht können?
4. Brauchen Sie für Alltagstätigkeiten sehr lange?
5. Machen Sie sich Gedanken um Ordnung und Symmetrie?

Während sich die Originalversion des Screenings mit Werten von 94 % für die Sensitivität und 85 % für die Spezifität als sehr praktikables Instrument erweist, empfehlen Wahl et al. (2010) zur Verbesserung der Spezifität für die deutsche Übersetzung eine Erweiterung der ursprünglich fünf auf zehn Fragen. Elnahrawy et al. (2020) schlagen zudem im Hinblick auf soziokulturelle Unterschiede in der Symptomausgestaltung eine Modifikation von Screening-Fragen bei der Untersuchung von Geflüchteten vor. Die Anwendung eines Screenings empfiehlt sich insbesondere in Versorgungskontexten (z. B. psychiatrische Ambulanzen), in denen Patientinnen und Patienten zumeist in Erstkontaktn unspezifisch über psychisches Unwohlsein klagen (Wahl et al. 2010). Angesichts relativ hoher Komorbiditätsraten (z. B. mit depressiven Störungen) sollte aber auch bei nicht zwangsstörungsspezifischer Symptompräsentation an ein Screening auf Zwangsstörungen gedacht werden. Schließlich ist an Untersuchungskontexte zu denken, in denen sich die Folgen einer ausgeprägten Zwangssymptomatik zeigen können, wie z. B. in der Dermatologie, die Patientinnen und Patienten mit erheblichen Waschzwängen mitunter aufsuchen.

7.4 Kategoriale Diagnostik

Prinzipiell kann die Diagnose einer Zwangsstörung im Rahmen einer klinischen Exploration gestellt werden. Dabei sollten jedoch systematisch die Diagnosekriterien, wie sie in ICD-10 (in absehbarer Zeit ICD-11) oder DSM-5 (APA 2013) formuliert sind, berücksichtigt werden. Der Einsatz von strukturierten klinischen Interviews zur Diagnosefindung und -stellung haben den Vorteil, dass mögliche Komorbiditäten und Differenzialdiagnosen systematisch berücksichtigt werden können. Sie tragen nachweislich zur Steigerung der Reliabilität und Validität der Diagnosestellung bei (z. B. Margraf et al. 2017a). Ein Nachteil der strukturierten Interviews ist jedoch in dem relativ hohen Zeitaufwand, der bei der Durchführung vonnöten ist, zu sehen.

Mit dem Strukturierten Klinischen Interview für DSM-5-Störungen – Klinische Version (SCID-5-CV, Beesdo-Baum et al. 2019) steht nun die aktuelle Version des strukturierten Interviews zur Erhebung von DSM-5 Diagnosen für den deutschen Sprachraum zur Verfügung. Bei der Anwendung ist zu beachten, dass es von DSM-IV zu DSM-5 (APA 1994; 2013) zu einer Überarbeitung der Diagnosekriterien der Zwangsstörung kam. Das Diagnostische Interview bei Psychischen Störungen (DIPS, Margraf et al. 2017a) wurde zwischenzeitlich ebenfalls an die Kriterien des DSM-5 angepasst. Es steht darüber hinaus eine DIPS-Version für das Kinder- und Jugendalter (Kinder-DIPS, Schneider et al. 2017) sowie eine Kurzform (Mini-DIPS, Margraf und Cwik 2017) zur Verfügung. Die genannten DIPS-Versionen sind als Open-Access-Verfahren leicht zugänglich (Margraf et al. 2017b). Das dritte, etablierte strukturierte Interviewverfahren, das Composite International Diagnostic Interview (CIDI, Wittchen und Semmler 1990) befindet sich m. W. aktuell in Überarbeitung zur Integration der DSM-5 und ICD-11-Diagnosekriterien sowie in deutschsprachiger Übersetzung und Validierung (Baumeister und Ebert 2018).

7.5 Ausschluss körperlicher und medizinischer Krankheitsfaktoren

Da Zwangssymptome sehr selten auch bei körperlichen Erkrankungen wie z. B. Schädel-Hirn-Traumata, Nekrosen des Nucleus pallidus oder raumfordernden Prozessen des Zentralnervensystems auftreten können, wird in den S3-Leitlinien eine ausführliche somatische und neurologische Untersuchung empfohlen (Kordon et al. 2013). Insbesondere bei Erstmanifestationen einer Zwangssymptomatik im Alter von über 50 Jahren wird zudem eine bildgebende Untersuchung mittels Computer- oder Magnetresonanztomografie zur Identifikation möglicher struktureller Abbauprozesse als wichtig erachtet. Zur Überprüfung dieser Ätiologiehypothese kann auch die Durchführung einer neuropsychologischen Untersuchung sinnvoll sein, in der z. B. die Gedächtnisfunktionen systematisch geprüft werden.

7.6 Dimensionale Diagnostik zum Schweregrad der Symptomatik

Nach der Diagnosestellung (ggf. unter Heranziehung eines strukturierten klinischen Interviews) und differenzialdiagnostischen Erwägungen sollte der Schweregrad der Zwangssymptomatik festgestellt werden. Die Schweregradbestimmung ist im Hinblick auf die Wahl therapeutischer Optionen (z. B. Psychotherapie und/oder Pharmakotherapie), die Wahl eines geeigneten Settings (stationäre oder ambulante Therapie) und die Prognose von großer Bedeutung. Zur Schweregradbestimmung wurde die Yale-Brown Obsessive Compulsive Scale (Y-BOCS, Goodman et al. 1989a) als Fremdbeurteilungsinstrument entwickelt. Gleich mehrere Instrumente liegen zur Selbstbeurteilung einer Zwangsstörungssymptomatik vor. Die im Folgenden beschriebenen Instrumente können alle wiederholt zur Verlaufsdiagnostik und damit zur systematischen Überprüfung von therapeutischen Interventionen eingesetzt werden.

7.6.1 Fremdbeurteilungsinstrumente

Die Y-BOCS (autorisierte deutsche Übersetzung von Hand und Büttner-Westphal 1991) gilt als der »Goldstandard« zur Beurteilung des Schweregrads einer Zwangssymptomatik. Sie wurde ursprünglich zu Forschungszwecken entwickelt, wird jedoch von vielen Expertinnen und Experten als äußerst nützlich für die Routineversorgung eingeschätzt (z. B. Fricke 2016). Die Y-BOCS besteht aus einer 61 Items umfassenden Symptom-Checkliste, mittels derer festgestellt werden soll, ob das jeweilige Symptom jemals und/oder in den letzten sieben Tagen aufgetreten ist. Strenggenommen dient die Symptom-Checkliste bereits als Teil des halbstrukturierten Interviews, d. h. das jeweilige Symptom sollte von der durchführenden Person erfragt werden. Die klinische Erfahrung zeigt jedoch, dass die Checkliste auch der Patientin oder dem Patienten zur Vorbereitung auf das Interview zur Bearbeitung ausgehändigt werden kann. Diese Vorgehensweise hat den Vorteil, dass Betroffene ausreichend Zeit zur Bearbeitung haben und ggf. leichter ihre Schamgefühle bei z. B. aggressiven oder sexuellen Zwangsgedanken überwinden können. Nicht selten kommt es deshalb bei der eigenverantwortlichen Bearbeitung der Checkliste zur Identifikation weiterer Zwangsphänomene, über die die Patientin oder der Patient bis zu diesem Zeitpunkt nicht sprechen konnte bzw. wollte. Der zweite Teil der Y-BOCS besteht aus einer Einschätzung von insgesamt 19 Items, wobei sich die Items 1 bis 5 auf Zwangsgedanken und 6 bis 10 auf Zwangshandlungen beziehen. Dabei werden jeweils auf einer fünfstufigen Skala Zeitaufwand und Häufigkeit, Beeinträchtigung im sozialen und beruflichen Bereich, Leidensdruck, Widerstand und wahrgenommene Kontrolle über die Symptome eingeschätzt. Die Informationen werden im Rahmen eines halbstrukturierten Interviews gewonnen. Zur quantitativen Auswertung werden Summenwerte über die ersten fünf Items (Schweregrad der Zwangsgedanken), die darauffolgenden fünf Items (Schweregrad der Zwangshandlungen) sowie ein Gesamtwert (Item 1 bis 10) gebildet. Somit kann für den Gesamtwert ein Score von 0 bis 40 erreicht werden. Die übrigen Items, wie z. B. Item 11 zur Bestimmung der Einsichtsfähigkeit, gehen nicht in den Summenwert ein, sondern dienen einer ergänzenden klinischen Einschätzung. Ausreichend günstige Kennwerte für die Reliabilität und die Validität der Y-BOCS liegen vor (Goodman et al. 1989a, b). Neben den bereits erwähnten Vorteilen spricht für die Y-BOCS, dass sie unabhängig vom jeweiligen Inhalt der Zwangsgedanken und -handlungen eine Schweregradeinschätzung zulässt. Zudem erweist sie sich als änderungssensitiv und kann somit zur Wiederholungsmessung sinnvoll eingesetzt werden. Nachteile können in der Durchführungsdauer (30 bis 60 Minuten) und der Notwendigkeit von Interviewerfahrung gesehen werden.

Goodman et al. haben 2006 eine überarbeitete Version, die Y-BOCS-II, vorgelegt. Die wesentlichen Änderungen bestehen in einer Ausweitung der Skalierung (von ehemals fünf auf nun sechs Abstufungen [0–5]), dem Ersetzen des Items 4 »Widerstand gegen Zwangsgedanken« durch »Zwangsgedanken-freie Zeit«, einer stärkeren Berücksichtigung von potenziellem Vermeidungsverhalten sowie einer umfassenden Modifikation der Symptom-Checkliste im Hinblick auf sowohl inhaltliche als auch formale Aspekte (Goodman et al. 2006). Obwohl für die Originalversion vielversprechende psychometrische Eigenschaften nachgewiesen werden konnten (Storch et al. 2010) und eine Aktualisierung der Y-BOCS-Checkliste m. E. zur Berücksichtigung »neuer« Symptome (z. B. Kontrollzwänge bei Computer, Mobiltelefon, etc.) sinnvoll erscheint, liegt m. W. bisher keine deutschsprachige Version und deren psychometrische Überprüfung vor.

Als weiteres Fremdbeurteilungsinstrument ist das AMDP-Modul zur Erfassung von Zwangssymptomen zu nennen (2. Version, Grabe et al. 2002). Mithilfe von 34 Items wird eine mehrdimensionale Abbildung der Zwangssymptomatik ermöglicht. Neben Zwangsgedanken und -handlungen wird insbesondere passives Vermeidungsverhalten berücksichtigt. Die getroffenen Einschätzungen auf Itemebene werden zu drei Dimensionen zusammengefasst, die inhaltliche, formale und kognitiv-emotionale Aspekte der Zwangssymptomatik abbilden.

7.6.2 Selbstbeurteilungsinstrumente

Neben den dargestellten Fremdbeurteilungsinstrumenten gibt es mehrere Verfahren zur Selbstbeurteilung einer Zwangssymptomatik. Eine vollumfängliche Darstellung der im deutschen Sprachraum eingeführten Instrumente würde den Rahmen des vorliegenden Beitrags sprengen (siehe Hoyer und Margraf 2003; Terock et al. 2017, englischsprachig verfügbare Instrumente siehe Storch et al. 2011). In ▶ Tab. 7.1 sind die wichtigsten deutschsprachigen Instrumente aufgelistet, in Bezug auf ihre Symptomdimensionen beschrieben und im Hinblick auf ihre testtheoretischen Gütekriterien bewertet.

Tab. 7.1: Überblick Selbstbeurteilungsinstrumente zur Schweregraderfassung einer Zwangssymptomatik

Verfahren (Abk.), Autoren	Beschreibung und Subskalen – Auswertung	Beurteilung Messgüte
Yale-Brown Obsessive Compulsive Scale, Selbstrating (Y-BOCS-SR), Baer (2001)	Selbstbeurteilungsversion der Y-BOCS. Liste mit 58 möglichen Symptomen untergliedert in Zwangsgedanken (ZG) und -handlungen (ZH) zur Symptomidentifikation. Jeweils fünf zu beurteilende Items (0–4) getrennt nach ZG und ZH entsprechend der Y-BOCS. Gesamtwert als Summe über die zehn Items	befriedigende bis gute Übereinstimmungen zwischen der Y-BOCS (Fremdbeurteilung) und der Y-BOCS-SR (Schaible et al. 2001)
Hamburger Zwangsinventar, Kurzform (HZI-K), Klepsch et al. (1993)	72 Items verteilen sich auf sechs Skalen (Kontrollieren; Reinigung; Ordnung; Zählen; Berühren, Sprechen; Denken von Worten und Bildern; Gedanken, sich selbst oder anderen Leid zuzufügen). Summenwerte für die sechs Dimensionen plus Gesamtwert	befriedigende bis gute Reliabilitätswerte (Cronbachs alpha und Test-Retest), mittlere bis hohe Korrelationen zu anderen Selbstbeurteilungsinstrumenten (z. B. Backenstrass et al. 2012)
Obsessive Compulsive Inventory – Revised (OCI-R), Gönner et al. (2009)	18 Items verteilen sich auf sechs Skalen (Waschen; Zwangsgedanken; Horten; Ordnen; Kontrollieren; Neutralisieren). Summenwerte für die sechs Subskalen plus Gesamtwert	trotz nur drei Items pro Skala weitgehend zufriedenstellende bis gute Reliabilitäten (Cronbachs alpha), mittlere bis hohe Korrelationen zu anderen Selbstbeurteilungsinstrumenten (z. B. Backenstrass et al. 2012)
Dimensional Obsessive-Compulsive Scale (DOCS), Abramowitz et al. (2010), Fink-Lamotte et al. (2021)	20 Items verteilen sich auf vier Dimensionen (Kontamination; Verantwortung; Symmetrie und Ordnung; Inakzeptable Gedanken), jeweils fünf Items erfassen Dauer, Vermeidungsverhalten, Leiden, Beeinträchtigung und persönlichen Widerstand. Summenwerte für die vier Dimensionen plus Gesamtwert	gute bis sehr gute Reliabilitäten für die Originalversion, zufriedenstellende bis hohe Korrelationen zu anderen Selbstbeurteilungsverfahren

Während die Y-BOCS-SR, das HZI-K und das OCI-R im deutschsprachigen Raum gut etablierte Instrumente darstellen und deshalb auch in der S3-Leitlinie aufgeführt werden, handelt es sich bei der DOCS (Abramowitz et al. 2010, Fink-Lamotte et al. 2021) um ein relativ neues Messverfahren. Es basiert auf der konzeptuellen Verknüpfung von Zwangsgedanken und Zwangshandlungen (inklusive Vermeidung) bezüglich bestimmter Zwangsphänomene, z. B. dem Zusammenhang von Kontaminationsbefürchtungen und Waschzwängen, wie sie in sehr ähnlicher Form Eingang in DSM-5 gefunden hat (APA 2013). Auf dieser Basis geht die DOCS von vier Dimensionen (Symptomcluster, ▶ Tab. 7.1) aus, die jeweils vor den eigentlich zu beurteilenden Items mit Beispielen veranschaulicht werden. Jede Dimension wird dann – ähnlich wie bei der Y-BOCS – auf fünf Items u. a. dem Zeitaufwand (Dauer), den die Beschäftigung mit dem jeweiligen Zwangsphänomen benötigt, beurteilt (▶ Tab. 7.1). Die DOCS verbindet auf konzeptueller Ebene somit die Vorteile der Y-BOCS mit der inhaltlich-dimensionalen Ausgestaltung, wie sie in den bisherigen Selbstbeurteilungsinstrumenten verfolgt wurde.

7.7 Diagnostik zwangsstörungsrelevanter Konstrukte

Neben der kategorialen und dimensionalen Diagnostik der Zwangspsychopathologie gibt es intensive Bemühungen, zwangsstörungsrelevante Konstrukte einer psychometrisch fundierten Erhebung zugänglich zu machen. Im Folgenden soll beispielhaft auf klinisch relevante Merkmale und deren Erfassung eingegangen werden.

7.7.1 Einsichtsfähigkeit

Bereits bei der Entwicklung von DSM-IV (APA 1994) wurde vor dem Hintergrund empirischer Untersuchungen bei den Zwangsstörungen die Spezifizierung »mit wenig Einsicht« eingeführt. In DSM-5 wird nun gefordert, dass bei jeder Zwangsstörungsdiagnose auf einer dreistufigen Differenzierung eingeschätzt wird, ob (1) gute oder angemessene, (2) wenig oder (3) fehlende Einsicht (wahnhafte Überzeugung) vorliegt (APA 2013). Das Ausmaß an Einsichtsfähigkeit korreliert mit dem Ansprechen auf Psycho- und Pharmakotherapie, Modifikationen des therapeutischen Vorgehens werden deshalb vorgeschlagen und erprobt (siehe im Überblick Backenstrass 2014). Zur Diagnostik der Einsichtsfähigkeit kann auf das bereits erwähnte 11. Item der Y-BOCS zurückgegriffen werden. Eine etwas differenziertere Beurteilung kann anhand der Brown Assessment of Belief Scale (Eisen et al. 1998, dt. Version Backenstrass 2014) vorgenommen werden.

7.7.2 Unvollständigkeitserleben

Wie empirische Studien der letzten Jahre gezeigt haben, kann das Unvollständigkeitserleben neben der Schadensvermeidung als bedeutsames Zwangsmotiv angenommen werden und wurde deshalb erstmals im DSM-5 als eine der bei Zwängen auftretenden affektiven Reaktionen berücksichtigt (APA 2013). Wie Ecker und Gönner (2017) ausführen, lässt sich zwischen selbstbezogenem Unvollständigkeitserleben und Nicht-genau-richtig-Erleben unterscheiden. Da das Ausmaß des erlebten Unvollständigkeitsgefühls von Relevanz für das psychotherapeutische Vorgehen ist, kommt der diagnostischen Erfassung klinische Bedeutung zu. Zur Erfassung des erstgenannten Aspekts haben Ecker et al. (2013) den Fragebogen zum Selbstbezogenen Unvollständigkeitserleben (FSU-12) entwickelt und empirisch geprüft. Er besteht aus zwölf Fragen, die auf einer fünfstufigen Skala zu beantworten sind, und ist damit in der klinischen Routine gut anwendbar. Zudem hat die Arbeitsgruppe um Ecker eine auf zehn Items verkürzte deutsche Revision des Obsessive-Compulsive Trait Core Dimensions Questionnaire von Summerfeldt vorgelegt (siehe Ecker und Gönner 2017), die zur Erfassung von Schadensvermeidung und des Nicht-ganz-richtig-Erleben klinisch einsetzbar ist.

7.7.3 Metakognitionen

Im kognitiven Modell der Zwangsstörung (▶ Kap. 3) spielen Metakognitionen eine herausragende Rolle. Mehrere theoretische Ausdifferenzierungen haben zu der Entwicklung einer Vielzahl von Fragebogen geführt, die der systematischen Erhebung verschiedener Metakognitionen dienen sollen (im Überblick Neumann et al. 2010, deutschsprachige Instrumente siehe Hoyer und Margraf 2003).

7.8 Auswirkungen auf Lebensqualität und Teilhabe

Zwangsstörungen können erhebliche Auswirkungen auf die Lebensqualität und Teilhabe der Betroffenen haben. Kordon et al. (2013) empfehlen deshalb eine systematisierte Einschätzung verschiedener Lebensbereiche mithilfe empirisch geprüfter Instrumente wie z. B. dem SF-36 (Fragebogen zum Gesundheitszustand, Bullinger und Kirchberger 1998). Die Internationale Klassifikation der Funktionsfähigkeit, Behinderung und Gesundheit (ICF, WHO/DIMDI 2005) bietet hierzu einen sehr guten Bezugsrahmen. Der Einbezug von Angehörigen in den diagnostischen Prozess insgesamt und vor allem für diesen Bereich ist zumeist sinnvoll, da Betroffene mitunter die Miteinbeziehung ihrer Angehörigen in die Zwangssymptomatik verharmlosen.

7.9 Zusammenfassung

Die Diagnosestellung bei Zwangsstörungen kann u. a. durch Schamerleben und die Inhalte von Zwangsgedanken erschwert sein. Zur schnelleren und valideren Diagnosefindung empfiehlt sich daher in Anlehnung an die S3-Leitlinien (Kordon et al. 2013) ein gestuftes Vorgehen: (1) Abhängig vom Kontext, Durchführung eines Screenings, (2) bei Verdacht auf eine Zwangsstörung, Überprüfung der Diagnosekriterien ggf. unter Anwendung eines strukturierten Interviews, (3) beim Vorliegen einer Zwangsstörung, Schweregradbestimmung mittels Fremd- und Selbstbeurteilungsinstrumente und (4) Ausschlussdiagnostik körperlicher Ursachen, (5) Einschätzung der Einschränkung der Lebensqualität und Teilhabe, ggf. unter Einbeziehung von Angehörigen, (6) ggf. systematisierte Diagnostik therapierelevanter Aspekte wie z. B. Einsichtsfähigkeit und Metakognitionen und schließlich (7) Verlaufsdiagnostik unter Einbeziehung von Instrumenten zur Schweregradbestimmung.

Literatur

Abramowitz JS, Deacon BJ, Olatunji BO et al. (2010) Assessment of obsessive-compulsive symptom dimensions: Development and evaluation of the Dimensional Obsessive-Compulsive Scale. Psychol Assess 22: 180–198.

American Psychiatric Association (APA) (1994) Diagnostic and statistical manual of mental disorders, 4th edition: DSM-IV. Washington, DC: American Psychiatric Association.

American Psychiatric Association (APA) (2013) Diagnostic and statistical manual of mental disorders (5th ed.). Washington, DC: American Psychiatric Association. (Deutsche Übersetzung: Falkai P, Wittchen HU (Hrsg.) (2015) Diagnostisches und Statistisches Manual Psychischer Störungen – DSM-5. Göttingen: Hogrefe.)

Backenstrass M (2014) Krankheitseinsicht bei Zwangskranken: Ein obsoletes Kriterium. Psychotherapie im Dialog 2: 42–45.

Backenstrass M, Schaller P, Jäntsch B (2012) Obsessive-Compulsive Inventory-Revised (OCI-R) und Hamburger Zwangsinventar-Kurzform (HZI-K) im Vergleich: Eine Validitätsstudie. Verhaltenstherapie 22: 106–113.

Baer L (2001) Alles unter Kontrolle – Zwangsgedanken und Zwangshandlungen überwinden. Bern: Huber.

Baumeister H, Ebert DD (2018) Composite International Diagnostic Interview (CIDI-5): Übersetzung und Validierung. (https://www.uni-ulm.de/fileadmin/website_uni_ulm/iui.inst.160/Psychologie/Klin_Psychologie_und_Psychotherapie/Projektskizzen/Projektskizze_CIDI_20190513.pdf, Zugriff am 27.10.2020).

Beesdo-Baum K, Zaudig M, Wittchen H-U (Hrsg.) (2019) SCID-5-CV: Strukturiertes Klinisches Interview für DSM-5-Störungen – Klinische Version. Göttingen: Hogrefe.

Bullinger M, Kirchberger I (1998) SF-36. Fragebogen zum Gesundheitszustand. Göttingen: Hogrefe.

Ecker W, Gönner S (2017) Aktueller Forschungsstand zum Unvollständigkeitserleben bei Zwangsstörungen. Verhaltenstherapie 27: 120–128

Ecker W, Kupfer J, Gönner S (2013) Selbstbezogenes Unvollständigkeitserleben bei Zwangsstörungen. Verhaltenstherapie 23: 12–21.

Eisen JL, Phillips KA, Beer DA et al. (1998) The Brown Assessment of Beliefs Scale: Reliability and validity. Am J Psychiatry 155: 102–108.

Elnahrawy N, Elsheik M, Lieb K et al. (2020) Diagnosestellung von Zwangsstörungen bei geflüchteten Patienten. Stellen wir die richtigen Fragen? Fortschr Neurol Psychiatr 88: 105–108.

Fineberg NA, Roberts A (2001) Obsessive Compulsive Disorder: A twenty-first century perspective. In: Fineberg NA, Marazziti D, Stein D (Eds.) Obsessive Compulsive Disorder: A practical guide. London: Martin Dunitz. S. 1–13.

Fink-Lamotte J, Jahn I, Stierle C et al. (2021) Die Validierung der Dimensional Obsessive-Compulsive Scale (DOCS) an einer deutschsprachigen Stichprobe. Verhaltenstherapie 31: 119–131.

Fricke S (2016) Therapie Tools Zwangsstörungen. Weinheim: Beltz.

Gönner S, Ecker W, Leonhart R (2009) Obsessive-Compulsive Inventory – Revised (OCI-R) – Deutsche Adaptation. Manual. Frankfurt: Pearson.

Goodman WK, Price LH, Rasmussen SA et al. (1989a) The Yale-Brown Obsessive Compulsive Scale: I. Development, use, and reliability. Arch Gen Psychiatry 46: 1006–1011.

Goodman WK, Price LH, Rasmussen SA et al. (1989b) The Yale-Brown Obsessive Compulsive Scale: II. Validity. Arch Gen Psychiatry 46: 1012–1016.

Goodman WK, Rasmussen SA, Price LH et al. (2006) Yale-Brown Obsessive-Compulsive Scale – Second Edition. (https://drfircbt.files.wordpress.com/2014/09/ybocsii.pdf, Zugriff am 27.10.2020).

Grabe H-J, Parschau A, Thiel A et al. (2002) Das AMDP Modul zur Erfassung von Zwangssymptomen: 2. Version. Fortschr Neurol Psychiatr 70: 227–33.

Hand I, Büttner-Westphal H (1991) Die Yale-Brown Obsessive Compulsive Scale (Y-BOCS): Ein halbstrukturiertes Interview zur Beurteilung des Schweregrades von Denk- und Handlungszwängen. Verhaltenstherapie 1: 223–225.

Hoyer J, Margraf J (Hrsg.) (2003) Angstdiagnostik. Grundlagen und Testverfahren. Berlin: Springer.

Klepsch R, Zaworka W, Hand I et al. (1993) Hamburger Zwangsinventar-Kurzform. Weinheim: Beltz.

Kordon A, Lotz-Rambaldi W, Muche-Borowski C, Hohagen F, Deutsche Gesellschaft für Psychiatrie und Psychotherapie, Psychosomatik und Nervenheilkunde (DGPPN) (2013) S-3 Leitlinien Zwangsstörungen. AWMF-Registriernummer 038/017. (https://www.awmf.org, Zugriff am 23.07.2021).

Margraf J, Cwik JC (2017) Mini-DIPS Open Access: Diagnostisches Kurzinterview bei psychischen Störungen. Bochum: Forschungs- und Behandlungszentrum für psychische Gesundheit, Ruhr-Universität. (Verfügbar unter https://www.kli.psy.ruhr-uni-bochum.de/dips-interv/klipsy/mini-dips/index.html, Zugriff am 26.08.2021).

Margraf J, Cwik JC, Pflug V et al. (2017a) Strukturierte klinische Interviews zur Erfassung psychischer Störungen über die Lebensspanne: Gütekriterien und Weiterentwicklungen der DIPS Verfahren. Z Klin Psychol Psychother 46: 176–186.

Margraf J, Cwik JC, Suppiger A et al. (2017b) DIPS Open Access: Diagnostisches Interview bei psychischen Störungen. Bochum: Ruhr-Universität Bochum, Forschungs- und Behandlungszentrum für psychische Gesundheit. (Verfügbar unter http://dips-interviews.rub.de, Zugriff am 23.07.2021).

Neumann A, Reinecker H, Geissner E (2010) Erfassung von Metakognitionen bei Zwangsstörungen. Diagnostica 56: 108–118.

Schaible R, Armbrust M, Nutzinger DO (2001) Yale-Brown Obsessive Compulsive Scale: Sind Selbst- und Fremdrating äquivalent? Verhaltenstherapie 11: 298–303.

Schneider S, Pflug V, In-Albon T et al. (2017) Kinder-DIPS Open Access: Diagnostisches Interview bei psychischen Störungen im Kindes- und Jugendalter. Bochum: Ruhr-Universität Bochum, Forschungs- und Behandlungszentrum für psychische Gesundheit. (Verfügbar unter http://kinder-dips.rub.de, Zugriff am 26.08.2021).

Storch EA, Benito K, Goodman W (2011) Assessment scales for obsessive-compulsive disorder. Neuropsychiatry 1: 243–250.

Storch EA, Rasmussen SA, Price LH et al. (2010) Development and validation of the Yale-Brown Obsessive-Compulsive Scale – Second Edition. Psychol Assess 22: 223–232.

Terock J, Janowitz D, Grabe H-J (2017) Diagnostik bei Zwangsstörungen. In: Stieglitz R-D, Freyberger HJ (Hrsg.) Diagnostik in der Psychotherapie: Ein Praxisleitfaden. Stuttgart: Kohlhammer. S. 166–176.

Wahl K, Kordon A, Kuelz KA et al. (2010) Obsessive-Compulsive Disorder (OCD) is still an unrecognised disorder: A study on the recognition of OCD in psychiatric outpatients. Eur Psychiatry 25: 374–377.

Wittchen HU, Semler G (1990) Composite International Diagnostic Interview (CIDI, Version 1.0). Weinheim: Beltz.

8 Verwandte Störungsbilder der Zwangsstörung

Claus Vögele

8.1 Einleitung

Die Zwangsspektrumsstörungen umfassen als diagnostische Kategorie im DSM-5 (American Psychiatric Association 2013) unter der Bezeichnung »Zwangsstörung und verwandte Störungen« eine Reihe von psychischen Störungen, die durch ihre symptomatische Nähe zur Zwangsstörung gekennzeichnet sind. Die Gemeinsamkeit besteht aus dem repetitiven Charakter einzelner Symptome und der Unfähigkeit, unangemessene Impulse oder Verhaltenstendenzen zu unterdrücken (Fornaro et al. 2009). Auch neurobiologische Gemeinsamkeiten legen einen Zusammenhang nahe (Stein 2000). Neben der Verwandtschaft der Symptome weist auch das leitliniengerechte therapeutische Vorgehen Gemeinsamkeiten auf.

8.2 Zwanghaftigkeit und Impulsivität

Die Konzeption dieser Krankheitsbilder entlang eines Spektrums geht von der Annahme aus, dass es vor allem zwei Konstrukte sind, die durch ihre jeweils unterschiedliche Ausprägung die unterschiedlichen Symptombilder in dieser Meta-Kategorie kennzeichnen, nämlich Impulsivität und Zwanghaftigkeit (Berlin und Hollander 2014). Impulsivität wird dabei als Konstrukt definiert, das durch die Unfähigkeit charakterisiert ist, Impulsen widerstehen zu können, einer verminderten Fähigkeit zum Belohnungsaufschub, unüberlegtem Entscheidungsverhalten und vorschnellem Handeln. Bei impulsivem Verhalten nimmt die unmittelbare Belohnung den Vorrang vor längerfristigen Zielen ein. Zu den Störungen, bei denen Impulsivität im Vordergrund der Symptomatik steht (deshalb: Impulskontrollstörungen bzw. Verhaltenssüchte) werden Krankheitsbilder gezählt, wie die Trichotillomanie (»Haare ausreißen«), Dermatotillomanie (»Skin-picking Disorder«), pathologisches Kaufen (»Kaufsucht«), pathologisches Spielen (»Spielsucht«), pathologisches Stehlen (Kleptomanie), pathologischer Internetgebrauch (»Internetsucht«) und pathologisches Horten (»Messie-Syndrom«). Zwanghaftigkeit ist dem gegenüber gekennzeichnet durch andauernde und wiederholte Handlungen oder Gedanken, die situationsunangemessen sind. Die Zwangserkrankung ist ein typisches Beispiel für ein Krankheitsbild, bei dem intrusive Gedanken und zwanghaftes Verhalten im Vordergrund der Symptomatik stehen, und der Verminderung von Angst und Stress dienen. Zwangshandlungen können sich in einfachen Verhaltensweisen zeigen (z. B. Händewaschen, das Berühren von Schlüsseln oder Lichtschaltern) oder auf kognitiver Ebene die Form ruminativer Gedankenzirkel annehmen (z. B. das immer wieder Durchdenken eines Gesprächs). Als Kardinalsymptome für die Zwangsstörung kann man solche Zwänge in Verhaltensgruppen einteilen, wie Wasch- und Reinigungszwänge, Horten und Sammeln, Ordnungsrituale und Kontrollverhalten.

Impulsivität und Zwanghaftigkeit haben viele Gemeinsamkeiten, unterscheiden sich jedoch auch in vielfacher Hinsicht. Während impulsive Handlungen – *per definitionem* – nicht überlegt und durchdacht sind, wird zwanghaftes Verhalten von den Betroffenen oft mit mehr oder weniger Einsicht als schädigend wahrgenommen, sie sehen sich jedoch außerstande, dem Zwang zu widerstehen. Ein weiterer Unterschied, der mit dem erstgenannten einhergeht, bezieht sich auf die Ich-Syntonie bzw. -Dystonie: Impulsives Verhalten (z. B. Internet-Spielen) wird in der Regel als angenehm und belohnend empfunden (ich-synton), während Zwängen nachgegeben wird, um Angst und Stress zu reduzieren (ich-dyston). Wenn eine Person spielt, um Spaß zu haben, ohne Berücksichtigung eventueller Risiken, ist das Verhalten als impulsiv einzuschätzen; spielt eine Person allerdings, um negative Gefühle zu verringern im Sinne einer Emotionsregulationsstrategie, ist das Verhalten zwanghaft.

8.2.1 Modelle zur Beziehung von Zwanghaftigkeit und Impulsivität

Obwohl beide Konstrukte klar voneinander zu unterscheiden sind, treten sie doch oft gemeinsam auf und bestimmen durch ihre jeweilige Ausprägung die Symptomatik und damit die klinische Manifestation der entsprechenden Störung. Zur Beziehung von Impulsivität und Zwanghaftigkeit gibt es derzeit mehrere Modelle.

Das dimensionale Modell

Im dimensionalen Modell werden Impulsivität und Zwanghaftigkeit als End-Pole einer gemeinsamen Dimension verstanden. In diesem Modell repräsentiert die Zwangsstörung das Extrem am Ende der Dimension Zwanghaftigkeit, gefolgt von Körperdysmorpher Störung und Anorexia nervosa, während Krankheitsbilder wie Binge-Eating (d. h. Bulimia nervosa und Binge Eating Disorder), Spielsucht und Kleptomanie sehr viel ausgeprägtere Impulsivitätsanteile aufweisen.

Das Clustermodell

Zwanghaftigkeit und Impulsivität können jedoch, wie im obigen Beispiel zur Spielsucht gezeigt, auch im selben Krankheitsbild vorkommen. Störungsbilder wie zwanghaftes Einkaufen, sexuelle Zwänge, Dermatotillomanie und Internetsucht haben sowohl zwanghafte als auch Impulsivitäts-bezogene Komponenten, und sind relativ komplex in der klinischen Präsentation. Autistische Patienten und Patientinnen zeigen viele rigide Rituale zusammen mit impulsiv-aggressivem Verhalten; ähnliches trifft auf Patienten und Patientinnen mit Tourette-Syndrom zu. Ein eindimensionales Modell, das Zwanghaftigkeit und Impulsivität als diametral einander gegenüberliegende Pole konzeptualisiert, kann dem gleichzeitigen Auftreten beider Konstrukte nicht gerecht werden. Dies führte in der Folge zu einem Modell, das von drei unterscheidbaren Clustern von Krankheitsbildern ausgeht, die jeweils unabhängige Überlappungen mit der Zwangsstörung zeigen: (1) Körperbild/Körperwahrnehmung/Körpergewicht bezogene Störungen, (2) Impulskontroll-Störungen und (3) neurologische Störungen mit Wiederholungszwängen.

Das erste Cluster zeichnet sich durch Störungsbilder aus, die durch eine andauernde Beschäftigung mit dem Körper, dessen Erscheinung und körperlichen Empfindungen geprägt ist. Zu diesen psychischen Störungen gehören Hypochondrie (Krankheitsangst), die körperdysmorphe Störung, Anorexia nervosa, Binge Eating Störung und Depersonalisationsstörung. Diese Störungsbilder haben viele Gemeinsamkeiten mit der Zwangsstörung, zum Beispiel die intensive, sorgenvolle Beschäftigung mit negativen Gedanken oder als störend empfundenen körperlichen Mängeln, die als intrusiv und angstauslösend empfunden werden. Dazu kommen wiederholt ausgeführte Verhaltensweisen, die zur Verminderung der emotionalen Belastung, die durch diese Zwänge entsteht, eingesetzt werden (wiederholte Arztbesuche, Absuchen des Körpers nach Auffälligkeiten, wiederholte plastisch-chirurgische Eingriffe, Körpergewichtskontrolle durch ständiges Wiegen etc.). Eine starke Überlappung mit der Zwangsstörung zeigen die Störungsbilder in Cluster 1 auch in Bezug auf die Prominenz von überzogenen Vorstellungen, beispielsweise zur Bedeutung von Aussehen und Körpergewicht, und ritualisierten Verhaltensweisen.

Im zweiten Cluster sind Impulskontrollstörungen zusammengefasst. Diese sind vorwiegend durch impulsive Verhaltensweisen gekennzeichnet, die oft aggressives Verhalten oder generell Verhalten miteinschließen, die negative Konsequenzen haben. Ähnlich wie bei der Zwangsstörung, empfinden die Betroffenen starke Erregung und Anspannung im Zusammenhang mit ihren impulsiven Verhalten. Im Unterschied zur Zwangsstörung werden die impulsiven Verhaltensweisen aber auch mit positiven Emotionen wie Vergnügen, Befriedigung etc. in Verbindung gebracht. Zu den in diesem Cluster zusammengefassten Störungen gehören Spielsucht, verschiedene sexuelle Zwänge und Trichotillomanie, Dermatillomanie und die derzeit noch in der DSM-5 Kategorie »Klinische Erscheinungsbilder mit weiterem Forschungsbedarf« aufgeführte Diagnose »Pathologischer Internetgebrauch«. Zusätzlich zum Aspekt der Impulsivität zeichnet diese Störungsbilder auch eine zwanghafte Komponente aus, da das Impulsverhalten zur Reduktion von Angst eingesetzt wird. Auch Zwangsgedanken sind häufig bei diesen Störungen, beispielsweise bei Spielsüchtigen, die oft und ausgeprägter als gesunde Kontrollpersonen über Zwangsgedanken berichten.

Zum dritten Cluster gehören vorwiegend Störungen, die eine neurologische Dysfunktion in den Basalganglien nahelegen und sich durch repetitive motorische Verhaltensweisen auszeichnen. Beispiele für diese Krankheitsbilder sind Autismus, die Chorea minor (Sydenham) und das Tourette-Syndrom. Verglichen mit der Zwangsstörung zeigen die Zwangshandlungen und -gedanken dieser Störungen einige Unterschiede. Beispielsweise tritt bei Tourette-Syndrom und Autismus oft Echolalie auf, und Berührungszwänge und selbstverletzendes Verhalten, während die sonst bei Zwangsstörungen häufigen Kontroll- und Zählzwänge selten sind.

Das orthogonale Modell

Schließlich können Zwanghaftigkeit und Impulsivität auch als orthogonale Dimensionen angesehen werden. In einem solchen durch die beiden Orthogonalen aufgespannten Raum können Krankheitsbilder entsprechend ihrer jeweiligen Ausprägung auf diesen beiden unabhängigen Dimensionen verortet werden. Durch die Orthogonalität der Dimensionen Zwanghaftigkeit und Impulsivität wird dem Umstand Rechnung getragen, dass beide Dimensionen bei ein und demselben Krankheitsbild in unterschiedlicher Ausprägung vorkommen kann.

8.3 Zwangsspektrumsstörungen

Die klinische Diagnostik der Zwangsstörung bedarf der Überprüfung der Komorbidität mit anderen Störungen. Bei mehreren Krankheitsbildern kommen auch zwanghafte Symptome vor, so dass eine Differenzialdiagnose notwendig ist. Dazu kommt, dass einige dieser Krankheitsbilder eine hohe Komorbidität mit der Zwangsstörung aufweisen (siehe hierzu auch ▶ Kap. 10). Sind die Gemeinsamkeiten in Zwangssymptomatik und Impulsivität hoch, werden diese Krankheitsbilder zu den Zwangsspektrumsstörungen gerechnet.

Wie bereits in den vorhergehenden Abschnitten ausgeführt, sind dies neben Verhaltens- und Gedankenzwängen Erkrankungen mit Störung der Impulskontrolle, bestimmte neurologische Erkrankungen sowie die krankhafte Beschäftigung mit dem eigenen Körperbild bzw. der eigenen Gesundheit. Auch Essstörungen werden von einigen Autoren zu den Zwangsspektrumsstörungen gezählt.

8.3.1 Krankhafte Beschäftigung mit dem eigenen Körperbild

Der Körper und das Erscheinungsbild eines Menschen sind ein zentrales Mittel der Kommunikation (Stirn et al. 2009; 2010). Insbesondere ein attraktives und anziehendes Aussehen hat einen hohen gesellschaftlichen Wert, wobei das Ideal von Schönheit stark vom Zeitgeist und der Kultur geprägt ist. Menschen haben unterschiedliche Möglichkeiten, auf das eigene Erscheinungsbild Einfluss zu nehmen. Dabei existieren legale Formen der Körpermodifikation, die in vielen Kulturkreisen akzeptiert werden (z. B. Piercings, Tätowierungen, Haarentfernung, kosmetische Behandlungen). Es existieren jedoch auch Arten der Körpermodifikation und des Schönheitsstrebens, die als pathologisch gelten. Hierzu zählen die wiederholten Anstrengungen von Menschen, ihren Körper und ihr Erscheinungsbild zu ändern, wenn sie eine körperdysmorphe Störung (KDS), eine Körper-Integritäts-Identitäts-Störung (Body Integrity Identity Disorder; BIID) oder eine Essstörung wie die Anorexia nervosa haben.

Kennzeichnend für diese Störungen sind eine gestörte Körperwahrnehmung und ein intensives Bedürfnis nach einer Körperveränderung (z. B. der Amputation bei BIID, der wiederholten Gesichtsoperationen bei KDS, und einem exzessiven Gewichtsverlust bei Anorexia nervosa) bei keinen oder nur geringen Makeln der fokussierten Körperteile bzw. starkem Untergewicht. Bei KDS ist inzwischen bekannt, dass eine operative Entfernung des vermeintlichen Makels keine dauerhafte Zufriedenheit bei Betroffenen zur Folge hat. Bei BIID hatte sie erhebliche positive Auswirkungen auf die Lebensqualität Betroffener, bis hin zu einer vollständigen Remission der Störung nach erfolgter Operation (Braam und Boer-Kreeft 2009; O'Connor 2009; Noll und Kasten 2015). Die Stichproben sind allerdings sehr klein, die teilnehmenden Personen stellen vermutlich keine zufällige Auswahl aus allen BIID-Betroffenen dar. Betroffene beider Gruppen suchen durchaus Behandlung (Kroeger et al. 2014). Die Einsicht, dass es sich auch um eine psychische Störung handeln könnte, ist bei KDS und BIID jedoch eher moderat. Der Störungsbeginn wird bei KDS (M = 16 Jahre) im Mittel später angegeben als bei BIID (M = 7 Jahre). Der als nicht zum Körper zugehörig empfundene Körperteil bei BIID ist in der Regel voll funktionsfähig und wird von den Betroffenen auch nicht als hässlich oder entstellt wahrgenommen (Kasten 2009). Die entsprechenden Körperteile werden bei der KDS als sehr negativ bewertet und lösen Gefühle des Ekels, der Scham und der Angst aus. Menschen mit KDS versuchen, ihre vermeintlichen Makel zu kaschieren und zu verbergen, wohingegen Menschen mit BIID ihren »Makel«, d. h. das amputierte Gliedmaß, oftmals nach außen präsentieren möchten (First und Fisher 2012). BIID-Betroffene wollen ein Teil der Gemeinschaft körperlich behinderter Menschen sein, während KDS-Betroffene ihre vermeintlichen Makel beseitigen möchten, um durch ihre Mitmenschen akzeptiert zu werden und »normal« auszusehen (Stirn et al. 2010).

Die krankhafte Beschäftigung mit der eigenen Erscheinung – und dessen Überbewertung – ist auch ein Kennzeichen von Essstörungen, insbesondere Anorexia nervosa (AN) und Bulimia nervosa (BN) (Vögele et al. 2018). Trotz ihres ausgeprägten Untergewichts berichten Personen mit AN von einer starken Angst vor Gewichtszunahme oder davor fett zu werden, überbewerten die Bedeutung des Körpergewichts in allen Lebensbereichen und zeigen deutliche Wahrnehmungsverzerrungen in der Einschätzung ihres eigenen Körperumfangs und der Körpergröße. Im DSM-5 und im ICD-10 werden zwei klinisch relevante Formen unterschieden: AN, die den Gewichtsverlust hauptsächlich furch Fasten und exzessives Sporttreiben herbeiführen (restriktiver Typ), und AN, die diesen Gewichtsverlust durch selbst-induziertes Erbrechen und Laxantien-Abusus erreichen (Binge-Eating/Purging-Typ). Derzeit ist nicht klar, ob es sich bei diesen Symptomatiken um tatsächlich klar unterscheidbare Erkrankungsformen handelt oder um verschiedene Phasen während der Erkrankung (Eddy et al. 2002). Ergebnisse einer retrospektiven Untersuchung einer großen Stichprobe von AN Patientinnen und Patienten lassen darauf schließen, dass der Wechsel vom restriktiven zum Binge/Purge-Typ mit einer stark erhöhten Suizidalität einhergeht (Foulon et al. 2007). Interpretiert wird dieses Ergebnis im Sinne eines selbstempfundenen Kontrollverlusts und deshalb Versagens der betroffenen Patientinnen und Patienten. Der Wechsel vom restriktiven zum Binge/Purge-Typ geht deshalb vermutlich mit einer erhöhten negativen Affektivität oder einer stärkeren Impulsivität einher, die beide zur erhöhten Suizidalität bei Personen mit AN des Binge/Purge-Typs beitragen könnten.

Was die klinischen Symptome und Impulsivität angeht, haben Personen mit dem AN Binge/Purge-Typ und solchen mit BN vieles gemeinsam, mit Ausnahme des starken Untergewichts bei AN als einzigem unterscheidenden Merkmal. Beide Krankheitsbilder gehen mit krankhaften Veränderungen des Essverhaltens einher, das durch alternierende Phasen des Fastens und Überessens geprägt ist, und Verhalten, das dazu dient, die (vermeintlich) zu viel aufgenommenen Kalorien durch selbst-induziertes Erbrechen, Laxantienabusus oder exzessiven Sport wieder loszuwerden.

Ein für AN typisches Symptom betrifft die positive Überbewertung des nicht nur schlanken, sondern ausgehungerten Körpers. Das Zeigen von Bildern untergewichtiger Körper aktiviert bei Personen mit AN Hirnstrukturen, die mit dem »ventral-striatalen« Belohnungsnetzwerk in Verbindung gebracht werden (Fladung et al. 2010). Zusammen mit anderen Studienergebnissen (z. B. impliziter Assoziationstest: Ahern et al. 2008; affektive Schreckreaktionsmodulation: Reichel et al. 2014) erhärten sich die Hinweise darauf, dass der Anblick ausgemergelter Körper bei Personen mit AN positive Affekte hervorruft.

8.3.2 Krankhafte Beschäftigung mit der eigenen Gesundheit

Die Angst davor, krank zu sein bzw. an einer schweren körperlichen Erkrankung zu leiden, ist ein häufiges Symptom bei der Zwangsstörung, und es ist das Hauptsymptom bei Hypochondrie oder Gesundheitsangst. Unter Gesundheitsangst versteht man eine unter mehreren Störungen, bei denen die oft intrusive und als belastend erlebte Wahrnehmung körperlicher Symptome im Vordergrund der klinischen Symptomatik steht. Kennzeichnend ist außerdem, dass es keine medizinischen Befunde gibt, die diese Symptome erklären würden (Creed et al. 2018). In der Literatur wird Gesundheitsangst als Symptombild definiert, in dem die Sorge um die derzeitige oder zukünftige Gesundheit breiten Raum im Leben der betroffenen Person einnimmt, so dass das individuelle Wohlbefinden und die Funktionsfähigkeit im Alltag stark eingeschränkt sind. Dabei wird

Gesundheitsangst in derzeitigen Modellen auf einem Kontinuum von »mild« bis »stark ausgeprägt« konzeptualisiert (Asmundson et al. 2010). Allerdings ist Gesundheitsangst keine diagnostische Kategorie im ICD (World Health Organization 2019) oder DSM (American Psychiatric Association 2013); stark ausgeprägte Formen der Gesundheitsangst werden jedoch in der Literatur mit Hypochondrie gleichgesetzt.

Im DSM-5 (American Psychiatric Association 2013) wurde die Diagnosekategorie Hypochondrie durch zwei neue Kategorien ersetzt, nämlich »Krankheitsangststörung« und »Somatische Belastungsstörung«, eingeordnet unter die übergreifende Kategorie »Somatische Belastungsstörung und verwandte Störungen«. In dieser Gruppe werden verschiedene Störungen subsumiert, wobei allen gemeinsam ist, dass körperliche Symptome im Vordergrund stehen. Im Unterschied zu den Vorgängerversionen des DSM ist es nach dem DSM-5 für die diagnostische Einordung in diese Kategorie möglich, dass auch medizinische Befunde die Symptomatik (mit-)erklären, die Intensität der berichteten Belastung jedoch in keinem adäquaten Verhältnis zur medizinischen Befundlage steht. Im ICD-11 (World Health Organization 2019) wird Hypochondrie als Zwangsspektrumsstörung (obsessive-compulsive related disorder; OCRD) klassifiziert, eine Zuordnung, die den zwanghaft-repetitiven Charakter von Gedanken und Verhalten bei diesen Störungen in den Vordergrund stellt (Stein et al. 2016).

Trotz der fortlaufenden Veränderungen in den diagnostischen Kriterien und theoretischen Modellen, ist das zentrale Merkmal der schweren Gesundheitsangst die exzessive Sorge um die eigene Gesundheit oder die zwanghafte Vorstellung, bereits schwer erkrankt zu sein bzw. in der Zukunft schwer zu erkranken. Dies schließt die Wahrnehmung körperlicher Symptome mit ein, die im Sinne einer Erkrankung gedeutet werden. Ein weiteres Kernmerkmal der Gesundheitsangst betrifft das Ruminieren über die Erkrankung (Fink et al. 2004).

8.3.3 Verhaltenssüchte

Abhängigkeitsstörungen sind nicht mehr auf Substanz-Abhängigkeiten (Substance Use Disorder, SUD) beschränkt. Obwohl Verhaltenssüchte (d. h. substanzungebundene Suchterkrankungen) seit Jahrzehnten untersucht werden (Marks 1990), fand erst 2013 ein Paradigmenwechsel statt, als die American Psychiatric Association (APA) zum ersten Mal die Glücksspielstörung als diagnostische Kategorie in das DSM-5 aufnahm (zuvor war die Störung als »pathologisches Spielen« unter den Impulskontrollstörungen subsumiert). Diese neue Konzeptualisierung der Glücksspielstörung wird durch umfangreiche Evidenz zu Ähnlichkeiten mit SUD gestützt, beispielsweise vergleichbare neurobiologische und kognitive Einschränkungen und gemeinsame psychosoziale und genetische Risikofaktoren (Potenza 2006). Zusätzlich zur Glücksspielstörung sind in den vergangenen 20 Jahren weitere Verhaltenssüchte untersucht worden, die durch neue Technologien vermittelt werden (z. B. unkontrollierter Gebrauch von Internetdiensten, wie Videospielen, Cybersex oder soziale Netzwerke) (Kuss und Billieux 2017). Der exzessive Gebrauch von Informations- und Kommunikationstechnologien

(ICTs) stellt ein ernstzunehmendes Problem für die öffentliche Gesundheit dar (World Health Organization 2015). Dabei sind Online-Videospiele von besonderer Bedeutung, da umfangreiche klinische und epidemiologische Studien belegen, dass exzessives Videospielen zu psychischen Belastungen und funktionalen Einschränkungen führen kann (Stein et al. 2018). Von weitreichender Bedeutung ist, dass Videospielsucht kürzlich als psychische Störung in die 11. Version der Internationalen Klassifikation von Störungen (World Health Organization 2019) aufgenommen wurde. Das heißt, dass fünf Jahre, nachdem Glücksspielsucht im DSM-5 SUD gleichgestellt wurde, die Videospielsucht als zweite psychische Störung als Verhaltenssucht anerkannt wird. Obwohl derzeit noch nicht in den nosologischen Klassifikationssystemen (ICD, DSM) als eigenständige Störungen anerkannt, werden derzeit auch andere Verhaltensauffälligkeiten wie pathologisches Kaufen, pathologisches Essverhalten und die suchtartige Nutzung von sozialen Medien oder von Onlinepornografie als Abhängigkeiten konzeptualisiert und untersucht.

8.3.4 Zwanghaftes Horten – Hoarding

Zwanghaftes Horten (Messie-Syndrom, abgeleitet von englisch »mess«: Chaos, Durcheinander) bezeichnet ein zwanghaftes Verhalten, bei dem das übermäßige Ansammeln von mehr oder weniger wertlosen Gegenständen im eigenen Wohnbereich im Vordergrund steht. Verbunden ist dies mit der Unfähigkeit, sich von den Gegenständen wieder trennen zu können und Ordnung zu halten. Wenn Bereiche in der Wohnung frei sind, ist dies in der Regel auf die Einwirkung von Dritten (z. B. Familienmitglieder, Aufräumdienste, Behörden) zurückzuführen. Das Sammeln kann passiv ausgeübt werden (z. B. Ansammlung von Post, Werbematerialien, Zeitschriften und Magazine) oder aktiv (z. B. exzessiver Erwerb von kostenlosen, gekauften oder gestohlenen Gegenständen). Oft sehen die Betroffenen die Irrationalität ihres Hortens ein, sind aber nicht in der Lage, der Einsicht entsprechend zu handeln. Mitunter haben sie auch ganz konkrete Vorstellungen, wozu sie die betreffenden Gegenstände verwenden wollen, schaffen es aber nicht, diese Planung umzusetzen. Das Syndrom wird den Zwangsspektrumsstörungen zugerechnet.

Mit einer Prävalenz von 15–40 % ist das Horten ein typisches Begleitsymptom von Zwangsstörungen (Mataix-Cols et al. 2008). Es kann jedoch auch unabhängig von der Zwangsstörung vorkommen und ist deswegen als eigene Unterkategorie im DSM-5 aufgenommen worden (Mataix-Coles et al. 2010). Wenn das Horten mit der Zwangsstörung verbunden ist, kann es als Resultat von Zwangsvorstellungen verstanden werden, die sich auf zu erwartende Katastrophen beziehen, falls man sich von den gesammelten Gegenständen trennen würde. Normalerweise wird das Horten als ich-dyston empfunden (Pertusa et al. 2010). Horten kann auch bei schweren neurologischen oder anderen psychischen Störungen vorkommen, z. B. Demenz, Hirnläsionen, Alkoholismus, Schizophrenie und Persönlichkeitsstörungen (Pertusa et al. 2008).

8.4 Zusammenfassung

Die mit der Zwangsstörung verwandten Störungen (DSM-5: Zwangsspektrumsstörungen und verwandte Störungen) umfassen als diagnostische Kategorie eine Reihe von psychischen Störungen, die durch ihre symptomatische Nähe zur Zwangsstörung gekennzeichnet sind. Die Gemeinsamkeit besteht aus dem repetitiven Charakter einzelner Symptome und der Unfähigkeit, unangemessene Impulse oder Verhaltenstendenzen zu unterdrücken. Die unterschiedliche Ausprägung dieser beiden Konstrukte, Zwanghaftigkeit und Impulsivität, bestimmen die Symptomatik der jeweiligen Krankheitsbilder.

Impulsivität und Zwanghaftigkeit haben viele Gemeinsamkeiten, unterscheiden sich jedoch auch in vielfacher Hinsicht. Während impulsive Handlungen nicht überlegt und durchdacht sind, wird zwanghaftes Verhalten von den Betroffenen oft mit mehr oder weniger Einsicht als schädigend wahrgenommen, sie sehen sich jedoch außerstande, dem Zwang zu widerstehen. Ein weiterer Unterschied, der mit dem erstgenannten einhergeht, bezieht sich darauf, ob das Problemverhalten als angenehm und belohnend empfunden wird (ich-synton) oder eingesetzt wird, um negative Gefühle zu reduzieren (ich-dyston).

Da Impulsivität und Zwanghaftigkeit im selben Störungsbild gleichzeitig vorkommen können, wird das eindimensionale Modell, demzufolge Zwanghaftigkeit und Impulsivität zwei entgegengesetzte Pole auf derselben Dimension darstellen, in der derzeitigen Literatur zugunsten einer Cluster-Konzeption oder eines orthogonalen Modells zurückgestellt.

Zu den Störungen, bei denen Impulsivität im Vordergrund der Symptomatik steht (deshalb: Impulskontrollstörungen bzw. Verhaltenssüchte), werden Krankheitsbilder gezählt, wie die Trichotillomanie (»Haare ausreißen«), Dermatotillomanie (»Skin-picking Disorder«), pathologisches Kaufen (»Kaufsucht«), pathologisches Spielen (»Spielsucht«), pathologisches Stehlen (Kleptomanie), pathologischer Internetgebrauch (»Internetsucht«) und pathologisches Horten (»Messie-Syndrom«). Zwanghaftigkeit ist dem gegenüber gekennzeichnet durch andauernde und wiederholte Handlungen oder Gedanken, die situationsunangemessen sind. Im Rahmen der Zwangsspektrumsstörungen sind dies vor allem Krankheitsbilder, bei denen die zwanghafte Beschäftigung mit der Gesundheit (Krankheitsangst/Hypochondrie) und dem äußeren Erscheinungsbild (körperdysmorphe Störung, Body Integrity Identity Disorder, Anorexia nervosa, Bulimia nervosa) im Vordergrund der Symptomatik stehen, und das Zwangsverhalten der Verminderung von Angst und Stress dienen.

Literatur

Ahern AL, Bennett KM, Hetherington MM (2008) Internalization of the ultra-thin ideal: Positive implicit associations with underweight fashion models are associated with drive for thinness in young women. Eating Disorders 16: 294–307.

American Psychiatric Association (APA) (2013) Diagnostic and Statistical Manual of Mental Disorders (DSM-5®), Fifth Edition. Arlington, VA: American Psychiatric Association.

Asmundson GJG, Abramowitz JS, Richter AA et al. (2010) Health anxiety: Current perspectives and future directions. Current Psychiatry Reports 12: 306–312.

Berlin GS & Hollander E (2014) Compulsivity, impulsivity and the DSM-5 process. CNS Spectrums 19: 62–68.

Braam AW, de Boer-Kreeft N (2009) Case-Report – The ultimative relief: Resolution of the apotemnophilia syndrome. In: Stirn A, Thiel A, Oddo S (Eds.) Body Integrity Identity Disorder: Psychological, Neurobiological, Ethical and Legal Aspects. Lengerich: Pabst Science Pubishers. Pp. 70–78.

Creed F, Tomenson B, Chew-Graham C et al. (2018) The associated features of multiple somatic symptom complexes. Journal of Psychosomatic Research 112: 1–8.

Eddy KT, Keel PK, Dorer DJ et al. (2002) Longitudinal comparison of anorexia nervosa subtypes. International Journal of Eating Disorders 31: 191–201.

Fink P, Ørnbøl E, Toft T et al. (2004) A new, empirically established hypochondriasis diagnosis. American Journal of Psychiatry 161: 1680–1691.

First MB, Fisher CE (2012) Body Integrity Identity Disorder: The persistent desire to acquire a physical disability. Psychopathology 45: 3–14.

Fladung A-K, Grön G, Grammer K et al. (2010) A neural signature of anorexia nervosa in the ventral striatal reward system. The American Journal of Psychiatry 167: 206–212.

Fornaro M, Gabrielli F, Albano C et al. (2009) Obsessive-compulsive disorder and related disorders: a comprehensive survey. Annals of General Psychiatry 18; 8:13.

Foulon C, Guelfi JD, Kipman A et al. (2007) Switching to the binge/purging subtype of anorexia nervosa is frequently associated with suicidal attempts. European Psychiatry 22: 513–519.

Hollander E, Poskar S, Gerard A (2012) Subtypes and spectrum issues. In: Zohar J (Ed.), Obsessive-compulsive disorder: current science and clinical practice. Hoboken, NJ: John Wiley & Sons. Pp. 135–159.

Kasten E (2009) Body Integrity Identity Disorder (BIID): Befragung von Betroffenen und Erklärungsansätze. Fortschritte der Neurologie und Psychiatrie 77: 16–24.

Kroeger K, Schnell T, Kasten E (2014) Effects of psychotherapy on patients suffering from Body Integrity Identity Disorder. American Journal of Applied Psychology 3: 110–115.

Kuss DJ, Billieux J (2017) Technological addictions: conceptualisation, measurement, etiology and treatment. Addictive Behaviors 64: 231–233.

Leplow B (2004) Neuropsychologie der Zwangsstörung. In: Lautenbacher S, Gauggel S (Hrsg.) Neuropsychologie psychischer Störungen. Heidelberg: Springer. S. 200–224.

Marks I (1990) Behavioural (non-chemical) addictions. British Journal of Addicttion 85: 1389–1394.

Mataix-Cols D, Nakatani E, Micali N et al. (2008) The structure of obsessive-compulsive symptoms in pediatric OCD. Journal of the American Academy of Child & Adolescent Psychiatry 47: 773–778.

Mataix-Cols D, Frost RO, Pertusa A et al. (2010) Hoarding disorder: a new diagnosis for DSM-V? Depression and Anxiety 27: 556–572.

Noll S, Kasten E (2014) Body integrity identity disorder (BIID): How satisfied are successful wannabes? Psychology and Behavioral Sciences 3: 222–232.

O'Connor S (2009) My life with BIID. In: Stirn A, Thiel A, Oddo S (Eds.) Body Integrity Identity Disorder: Psychological, Neurobiological, Ethical and Legal Aspects. Lengerich: Pabst Science Publishers. Pp. 88–93.

Pertusa A, Fullana MA, Singh S et al. (2008) Compulsive hoarding: OCD symptom, distinct clinical syndrome, or both? American Journal of Psychiatry 165: 1289–1298.

Pertusa A, Frost RO, Fullana MA et al. (2010) Refining the diagnostic boundaries of compulsive hoarding: a critical review. Clinical Psychology Review 30: 371–386.

Potenza MN (2006) Should addictive disorders include non-substance-related conditions? Addiction 101: 142–151.

Reichel VA, Schneider N, Grünewald B et al. (2014) »Glass fairies« and »bone children«: Adolescents and young adults with anorexia nervosa show positive reactions towards extremely emaciated body pictures measured by the startle reflex paradigm. Psychophysiology 51: 168–177.

Stein DJ (2000) Neurobiology of the obsessive-compulsive spectrum disorders. Biological Psychiatry 47: 296–304.

Stein DJ, Kogan CS, Atmaca M et al. (2016) The classification of Obsessive-Compulsive and Related Disorders in the ICD-11. Journal of Affective Disorders 190: 663–674.

Stein DJ, Billieux J, Bowden-Jones H et al. (2018) Balancing validity, utility and public health considerations in disorders due to addictive behaviours. World Psychiatry 17: 363–364.

Stirn A, Thiel A, Oddo S (Eds.) (2009) Body Integrity Identity Disorder: Psychological, Neurobiological, Ethical and Legal Aspects. Lengerich: Pabst Science Pubishers.

Stirn A, Thiel A, Oddo S (Hrsg.) (2010) Body Integrity Identity Disorder: Störungsbild, Diagnostik, Therapieansätze. Weinheim: Beltz.

Vögele C, Lutz APC, Gibson LE (2018) Mood, emotions and eating disorders. In Agras WS, Robinson A (Eds.) Oxford Handbook of Eating Disorders. Series: Oxford Library of Psychology, 2nd revised edition. Oxford University Press. Pp. 155–186.

World Health Organization (WHO) (2015) Report on Public health implications of excessive use of the Internet, computers, smartphones and similar electronic devices. Geneva: World Health Organization.

World Health Organization (WHO) (2019) ICD-11 for mortality and morbidity statistics: Obsessive-compulsive or related disorders (Version 09/2020). Retrieved 14 October 2020.

9 Die zwanghafte Persönlichkeitsstörung

Marc Walter

9.1 Einleitung

Die zwanghafte Persönlichkeitsstörung gibt es seit mehr als 100 Jahre in der Psychiatrie. Zuerst wurde die Störung als »Analcharakter« mit den Eigenschaften Ordnungsliebe, Sparsamkeit und Eigensinn von Freud (1908) beschrieben. Später wurden sensitive Menschen, »deren Leben in größter, ja übertriebener Gewissenhaftigkeit und Reinlichkeit verläuft, die aber dennoch dauernd an sich herumgrübeln« als »Zwangspsychopathen« bezeichnet (Schneider 1987, S. 12). Seit dem DSM-III heißt die Störung »zwanghafte Persönlichkeitsstörung« (APA 1980).

Mit 5 %–8 % *Prävalenz* ist sie eine der häufigsten Persönlichkeitsstörung in der Allgemeinbevölkerung (Grant et al. 2012) und in ambulanten Behandlungssettings (Grant et al. 2004). Bis zu 23 % der stationär behandelten psychiatrischen Patienten und Patientinnen sollen eine zwanghafte Persönlichkeitsstörung aufweisen (Rossi et al. 2000).

Dennoch liegen bislang nur wenige und teilweise inkonsistente Studienergebnisse zur zwanghaften Persönlichkeitsstörung vor.

Der Beginn der Störung liegt im frühen Erwachsenalter, obwohl viele Betroffene von Schwierigkeiten seit der Kindheit berichten. Hinsichtlich Geschlechterverteilung sind die Befunde nicht einheitlich. Die meisten Studien gehen davon aus, dass Frauen und Männer etwa gleich häufig betroffen sind (Mancebo et al. 2005). Im Alter scheint die Symptomatik zumindest stabil zu bleiben und nicht weiter abzunehmen wie bei den anderen Persönlichkeitsstörungen (Ullrich und Coid 2009).

Zur *Ätiologie* der zwanghaften Persönlichkeitsstörung gibt es bislang nur wenige gesicherte Befunde. Psychoanalytische Theorien, wie Dominanz und Rigidität der elterlichen Erziehung (Hertler 2014), und bindungstheoretische Überlegungen, wie emotionale Vernachlässigung und überkontrollierende Beziehung in der Kindheit, konnten bislang empirisch nicht bestätigt werden (Perry et al. 2007). Allerdings lassen sich psychoanalytische Theorien grundsätzlich nur schwer empirisch überprüfen. Neurobiologische Theorien beschreiben eine kompensatorische Antwort auf Defizite der exekutiven Funktionen und des Arbeitsgedächtnisses (Aycicegi-Dinn et al. 2009).

Studien zufolge wird der *genetische Anteil* der zwanghaften Persönlichkeitsstörung auf 27 % geschätzt (Reichborn-Kjennerud et al. 2007).

Bildgebungsstudien konnten bei Personen mit zwanghafter Persönlichkeitsstörung ein gegenüber gesunden Kontrollpersonen reduziertes graues Volumen im orbito-frontalen Kortex (OFC) (Atmaca et al. 2019) sowie im Hippocampus und in der Amygdala (Gurok et al. 2019) feststellen.

9.2 Klinik

Personen mit zwanghafter Persönlichkeitsstörung sind perfektionistisch und rigide in ihren Einstellungen. Übermäßige Gewissenhaftigkeit, unverhältnismäßige Leistungsbezogenheit sowie Vernachlässigung von Beziehungen und Vergnügen sind weitere Charakteristika dieser Persönlichkeitsstörung. Die starke Beschäftigung mit Ordnung, Perfektion und zwischenmenschlicher Kontrolle geht dabei auf Kosten ihrer Flexibilität, Aufgeschlossenheit und Effizienz (APA 2013).

Die Intoleranz der Betroffenen gegenüber Unsicherheit und Unklarheit ist empirisch nachgewiesen worden (Wheaton und Ward 2020). Entsprechend weiterer empirischer Befunde gilt der *Perfektionismus* als spezifisch für die zwanghafte Persönlichkeitsstörung (Grilo et al. 2004), während andere Merkmale, wie Aggressivität, auch bei anderen Persönlichkeitsstörungen auftreten (Hummelen et al. 2008). Die Beschäftigung mit Details, die Rigidität, und die Schwierigkeiten zu delegieren sind diejenigen Merkmale, die auch zwei Jahre später die Diagnose einer zwanghaften Persönlichkeitsstörung am besten vorhersagen können (Grilo et al. 2004). Neuere Studien zeigen neben dem Perfektionismus auch für die Merkmale Unterwürfigkeit und Misstrauen einen prädiktiven Vorhersagewert (Ligget et al. 2018). Und je höher die *Zwanghaftigkeit* von den Betroffenen selbst eingeschätzt wird, desto schwerer ist die zwanghafte Persönlichkeitsstörung ausgeprägt (Grant und Chamberlain 2019).

Die Betroffenen sind deutlich in ihrer *Lebensqualität* und moderat in ihrer *psychosozialen Funktionsfähigkeit* beeinträchtigt. Die zwanghafte Persönlichkeitsstörung zeichnet sich insgesamt durch eine geringere Beeinträchtigung in ihrer psychosozialen Funktionsfähigkeit aus als andere Persönlichkeitsstörungen (Skodol et al. 2002), sie wird deshalb auch nicht wie andere Persönlichkeitsstörungen (Borderline- oder antisoziale Persönlichkeitsstörung) als eine »*schwere Persönlichkeitsstörung*« eingestuft (Walter und Bilke-Hentsch 2020).

Interaktionell scheinen sich zwei Subtypen empirisch zu bestätigen, die ihr Verhalten in Beziehungen beschreiben: Einen eher aggressiv-dominanten Typ und einen eher angenehm-unterwürfigen Typ (Solomonov et al. 2020). Während die psychosoziale Funktionsfähigkeit allgemein weniger beeinträchtigt ist, so ist neben dem Perfektionismus die zwischenmenschliche Beziehungsgestaltung mit Kontaktvermeidung charakteristisch für die zwanghafte Persönlichkeitsstörung.

9.3 Diagnostik

9.3.1 DSM-5

Nach dem DSM-5 müssen Persönlichkeitsstörungen von Persönlichkeitszügen, die nicht die Schwelle einer Persönlichkeitsstörung erreichen, abgegrenzt werden. Persönlichkeitszüge werden grundsätzlich nur dann als Persönlichkeitsstörung diagnostiziert, wenn sie unflexibel, unangepasst und überdauernd sind, sowie zu Funktionsbeeinträchtigungen und subjektivem Leiden führen. Die *diagnostischen Kriterien* der zwanghaften Persönlichkeitsstörung nach DSM-5 sind nachfolgend aufgeführt. Vier von acht Kriterien müssen für die Diagnose erfüllt sein (APA 2018, S. 931).

Zwanghafte Persönlichkeitsstörung – Diagnostische Kriterien (F60.5)

Ein tiefgreifendes Muster von starker Beschäftigung mit Ordnung, Perfektion und psychischer sowie zwischenmenschlicher Kontrolle auf Kosten von Flexibilität, Aufgeschlossenheit und Effizienz. Der Beginn liegt im frühen Erwachsenenalter, und das Muster zeigt sich in verschiedenen Situationen Mindestens vier der folgenden Kriterien müssen erfüllt sein:

1. Beschäftigt sich übermäßig mit Details, Regeln, Listen, Ordnung, Organisation oder Plänen, sodass der wesentliche Gesichtspunkt der Aktivität dabei verlorengeht.
2. Zeigt einen Perfektionismus, der die Aufgabenerfüllung behindert (z. B. kann ein Vorhaben nicht beendet werden, da die eigenen überstrengen Normen nicht erfüllt werden).
3. Verschreibt sich übermäßig der Arbeit und Produktivität unter Ausschluss von Freizeitaktivitäten und Freundschaften (nicht auf offensichtliche finanzielle Notwendigkeit zurückzuführen).
4. Ist übermäßig gewissenhaft, skrupulös und rigide in Fragen von Moral, Ethik oder Werten (nicht auf kulturelle und religiöse Orientierung zurückzuführen).
5. Ist nicht in der Lage, verschlissene oder wertlose Dinge wegzuwerfen, selbst wenn sie nicht einmal Gefühlswert besitzen.
6. Delegiert nur widerwillig Aufgaben an andere oder arbeitet nur ungern mit anderen zusammen, wenn diese nicht genau die eigene Arbeitsweise übernehmen.
7. Ist geizig sich selbst und anderen gegenüber; Geld muss im Hinblick auf befürchtete künftige Katastrophen gehortet werden.
8. Zeigt Rigidität und Halsstarrigkeit.

Abdruck erfolgt mit Genehmigung vom Hogrefe Verlag Göttingen aus dem Diagnostic and Statistical Manual of Mental Disorders, Fifth Edition, © 2013 American Psychiatric Association, dt. Version © 2018 Hogrefe Verlag.

Das mit dem DSM-5 korrespondierende Diagnoseinstrument ist das SCID-5-PD. Die durchschnittliche Durchführungszeit des SCID-5-PD liegt bei etwa 30 Minuten (Beesdo-Baum et al. 2018).

Ergänzend zu diesem aktuell gültigen Ansatz zur Diagnostik von Persönlichkeitsstörungen (Sektion II) wurde für das DSM-5 ein alternatives Modell für Persönlichkeitsstörungen (Sektion III) entwickelt, das auf die *Beeinträchtigung des Funktionsniveaus* und *problematische Persönlichkeitsmerkmale* fokussiert. Für die zwanghafte Persönlichkeitsstörung wurden zusätzlich zu den bereits beschriebenen Schwierigkeiten von Perfektionismus und Inflexibilität die Schwierigkeiten der Betroffenen in der Entwicklung und Aufrechterhaltung enger zwischenmenschlicher Beziehungen allgemein betont (APA 2013).

Bei den vorgeschlagenen Kriterien bezieht sich die *Beeinträchtigung des Funktionsniveaus* auf Störungen in den Bereichen Identität, Selbststeuerung, Empathie und Nähe. Bei den *problematischen Persönlichkeitsmerkmalen* ist der rigide Perfektionismus zwingend für die diagnostische Einordnung, hinzu können die Persönlichkeitsmerkmale Perseveration, Vermeidung von Nähe und Affektarmut kommen. Im Funktionsniveau werden Auffälligkeiten in mindestens zwei Bereichen gefordert, bei den Persönlichkeitsmerkmalen sollen mindestens drei Merkmale für die Diagnose erfüllt sein. (Die Kriterien wurden hier lediglich verkürzt zusammengefasst, für eine vollständige Darstellung siehe APA 2018, S. 1055 f.) Diese Kriterien werden gegenwärtig als zusätzliche diagnostische Kriterien eingeschätzt und sollen in zukünftigen Studien weiter untersucht werden (APA 2013).

9.3.2 ICD-11

Im ICD-10 unterscheiden sich die Kriterien der anankastischen (zwanghaften) Persönlichkeitsstörung nicht wesentlich vom DSM-5 (Sektion II). Eine »Unentschlossenheit, Zweifel und übermäßige Vorsicht als Ausdruck einer tiefen persönlichen Unsicherheit« (Dilling et al. 1991, S. 216) wird noch als ein zusätzliches diagnostisches Kriterium im ICD-10 aufgeführt.

Im ICD-11 wird ein neues dimensionales Modell für die Persönlichkeitsstörungen entworfen, das sich vom ICD-10 deutlich unterscheidet. Im ICD-11 gibt es nur noch eine Persönlichkeitsstörung. Wenn die Definition für eine Persönlichkeitsstörung grundsätzlich erfüllt ist, wird der Schweregrad der Persönlichkeitsstörung eingeschätzt. Der Schweregrad wird an dem Ausmaß der psychosozialen Funktionsbeeinträchtigung und dem Vorhandensein selbst- und/oder fremdschädigendem Verhalten sowie auf Grundlage eines standardisierten Testverfahrens, dem Standardized Assessment of Severity of Personality Disorder (SASPD), eingeschätzt. Der SASPD zeigt eine gute Test-retest-Reliabilität für die leichte und mäßige Persönlichkeitsstörung (Olajide et al. 2018). Nach der Einteilung des Schweregrades kann noch eine Zuordnung in fünf Merkmalsdomänen vorgenommen werden. Das Besondere an der ICD-11 Konzeption sind weniger die Merkmalsdomänen als vielmehr die dimensionale Betrachtungsweise. Es wird damit ein Persönlichkeitsprofil beschrieben, das nicht mehr ein Entweder/Oder, sondern je nach Person ein Mehr oder Weniger von den beschriebenen Merkmalen aufweist.

Als *Zwanghaftigkeit* ist hier eine Merkmalsdomäne benannt, die sich durch perfektionistisches, zögerliches und skrupulöses Verhalten auszeichnet (Herpertz 2018). Alle Domänen des ICD-11 zeigen in den ersten Studien eine gute Zuordnung zu den DSM-5 Persönlichkeitsmerkmalen (Bach et al. 2018).

9.4 Komorbidität und Differenzialdiagnostik

Die *Komorbiditätsraten* der zwanghaften Persönlichkeitsstörung mit Angst- und affektiven Störungen (24 %) sowie mit Suchterkrankungen (12–25 %) sind hoch (Diedrich und Voderholzer 2015). Die Komorbidität mit der Zwangsstörung wird mit Komorbiditätsraten zwischen 23 % und 34 % als besonders hoch eingeschätzt (Gordon et al. 2013). Auch wenn die Unterschiede zwischen der Zwangsstörung und der zwanghaften Persönlichkeitsstörung häufig betont wurde (McGlashan et al. 2000; Wu et al. 2006), wird zwischen beiden Störungen ein großer Überschneidungsbereich angenommen. Es konnte gezeigt werden, dass die Komorbiditätsraten zwischen der zwanghaften Persönlichkeitsstörung und der Zwangsstörung höher sind als zwischen den anderen Persönlichkeitsstörungen und der Zwangsstörung, und dass diese auch höher sind als zwischen der zwanghaften Persönlichkeitsstörung und jeder anderen psychischen Störung (Diedrich und Voderholzer 2015).

Im klinischen Alltag können zur *Differenzialdiagnostik* beider Störungen sowohl die starren Denk- und Wertemuster, die Ich-Syntonie, als auch die häufig fehlenden Intrusionen bei der zwanghaften Persönlichkeitsstörung herangezogen werden (Kordon et al. 2012). Besonders die Rigidität und übermäßige Selbstkontrolle der zwanghaften Persönlichkeitsstörung einerseits und die typischen Zwangsgedanken um Kontamination und Reinigung der Zwangsstörung andererseits gelten als spezifisch für die jeweilige Störung, während Streben nach Symmetrie und Ordnungszwänge sowie Horten beide Störungsbilder zu verbinden scheinen. In ▶ Tab. 9.1 sind die typischen Gemeinsamkeiten und Unterschiede zwischen der zwanghaften Persönlichkeitsstörung und der Zwangsstörung zusammengestellt.

Tab. 9.1: Zwanghafte Persönlichkeitsstörung und Zwangsstörung

Zwanghafte Persönlichkeitsstörung	Zwangsstörung
Perfektionismus, Rigidität und Selbstkontrolle	Typische Zwangsgedanken um Kontamination und Reinigung
Häufig *keine* Zwangsgedanken und Intrusionen	Zwangsgedanken und Intrusionen
Streben nach Symmetrie und Horten	Streben nach Symmetrie und Horten
Ich-Syntonie	*Keine* Ich-Syntonie

Möglicherweise stellt die Komorbidität zwischen zwanghafter Persönlichkeitsstörung und Zwangsstörung eine spezifische Untergruppe dar. Studien zeigen für diese komorbiden Patienten und Patientinnen besonders häufig Grübelzwänge, Streben nach Symmetrie und Ordnungszwänge und Waschzwänge sowie zusätzlichen Alkoholkonsum. Insgesamt weisen sie auch eine niedrigere psychosoziale Funktionsfähigkeit als Patienten und Patientinnen mit einer zwanghaften Persönlichkeitsstörung allein auf. Die komorbiden Patienten und Patientinnen unterscheiden sich jedoch nicht in der Schwere und Dauer der Zwangssymptomatik, der Geschlechtsverteilung und der familiären Vorgeschichte von den Patienten und Patientinnen mit einer Zwangsstörung (Diedrich und Voderholzer 2015). Weiterhin scheint eine zusätzliche zwanghafte Persönlichkeitsstörung auch den Therapieverlauf der Zwangsstörung nicht negativ zu beeinflussen (Sadri et al. 2017).

9.5 Behandlung

Die Inanspruchnahme von Therapie ist bei der zwanghaften Persönlichkeitsstörung generell nicht hoch. Die psychosoziale Beeinträchtigung ist bei vielen Betroffenen nicht besonders stark ausgeprägt, außerdem sind ihre Persönlichkeitsmerkmale wie beschrieben typischerweise ich-synton. Wie bei anderen Persönlichkeitsstörungen auch, führt deshalb meist die psychische Komorbidität die Betroffenen in psychiatrisch-psychotherapeutische Behandlung und weniger das psychische Leiden, das durch Konsequenzen ihrer Persönlichkeitsmerkmale in den zwischenmenschlichen Beziehungen ausgelöst wird (Walter und Bilke-Hentsch 2020).

Die hohe psychische Komorbiditätsrate bei Patienten und Patientinnen mit zwanghafter Persönlichkeitsstörung ist auch mit einem ungünstigen stationären Therapieverlauf verbunden. Empirischen Studien zufolge ist die Rigidität der Patienten und Patientinnen mit hohen Angstwerten auch nach der Behandlung assoziiert (Smith et al. 2017).

Pharmakologisch wird die zwanghafte Persönlichkeitsstörung ähnlich wie die Zwangsstörung behandelt. Evidenz gibt es noch wenig und wird vor allem für (Es-)citalopram bei kormorbider depressiver Störung beschrieben (Diedrich und Voderholzer 2015). Für dual wirksame Antidepressiva wie Duloxetin sind die Ergebnisse nicht konsistent (Muscatello et al. 2019).

Psychotherapeutisch gibt es für die kognitive Verhaltenstherapie einige Studien mit positiven Effekten auf das Selbstwertgefühl, die ängstlich-depressive Symptomatik und das Beziehungsverhalten (Strauss et al. 2006; Cummings et al. 2012). Von den störungsspezifischen Psychotherapien bei Persönlichkeitsstörungen hat vor allem die Schematherapie positive Ergebnisse gezeigt. Für die Schematherapie wurde ebenfalls eine Reduktion der depressiven Symptomatik sowie eine Verbesserung der psychosozialen Funktionsfähigkeit erreicht (Bamelis et al. 2014). Weiterhin wurden angepasste Therapieformen der dialektisch-behavioralen Therapie (DBT) sowie Vorläufer der übertragungsfokussierten Therapie (TFP), die supportiv-expressive psychodynamische Therapie, als mögliche Psychotherapieformen bei der zwanghaften Persönlichkeitsstörung beschrieben (Barber et al. 1997; Lynch und Cheavens 2008).

Entsprechend der phänomenologischen Unterschiede zur Zwangsstörung fokussiert die Psychotherapie bei der zwanghaften Persönlichkeitsstörung besonders auf die Rigidität des Selbstwertgefühls und den Schwierigkeiten in den zwischenmenschlichen Beziehungen. Dies wird auch ein Grund dafür sein, dass störungsspezifische Psychotherapien für Persönlichkeitsstörungen wie die Schematherapie bei der zwanghaften Persönlichkeitsstörung wirksam sind.

9.6 Zusammenfassung

Die zwanghafte Persönlichkeitsstörung ist eine häufig auftretende Persönlichkeitsstörung, die bislang noch wenig untersucht ist. Personen mit zwanghafter Persönlichkeitsstörung sind perfektionistisch und rigide. Sie beschäftigen sich typischerweise übermäßig mit Details, Regeln, Ordnung und Plänen. Die Betroffenen sind eher affektarm und zeigen weniger emotionale Reaktionen. An engen zwischenmenschlichen Beziehungen sind sie insgesamt nur wenig interessiert. Im Unterschied zu anderen schweren Persönlichkeitsstörungen sind sie in der Regel weniger in ihrer psychosozialen Funktionsfähigkeit beeinträchtigt.

Wie bei allen Persönlichkeitsstörungen sollte bei klinischen Hinweisen auf eine zwanghafte Persönlichkeitsstörung ein strukturiertes Interview entsprechend der aktuellen DSM oder ICD Klassifikation durchgeführt werden, um die Diagnose zu sichern.

Im Vergleich zur Zwangsstörung fehlen bei Personen mit zwanghafter Persönlichkeitsstörung typischerweise die intrusiven Zwangsgedanken. Bei ungefähr einem Drittel der Betroffenen tritt die Zwangsstörung aber gemeinsam mit der zwanghaften Persönlichkeitsstörung auf.

Während für die pharmakologische Behandlung die Datenlage noch gering ausfällt, und hier vor allem SSRI bei komorbider Depression erfolgsversprechend sind, gibt es mittlerweile eine gute Studienlage für psychotherapeutische Behandlungsmethoden. Neben der kognitiven Verhaltenstherapie kommen störungsspezifische Psychotherapien für Persönlichkeitsstörungen wie die Schematherapie zum Einsatz. Der Fokus liegt hier auf der therapeutischen Arbeit am Selbstwert und den zwischenmenschlichen Beziehungen.

Literatur

American Psychiatric Association (APA) (1980) Diagnostic and Statistical Manual of Mental Disorders (DSM-III). Washington: American Psychiatric Association.

American Psychiatric Association (APA) (2013) Diagnostic and Statistical Manual of Mental Disorders (DSM-5). Arlington: American Psychiatric Publishing.

American Psychiatric Association (APA) (2018) Diagnostisches und Statistisches Manual Psychischer Störungen DSM-5®. Deutsche Ausgabe herausgegeben von Peter Falkai und Hans-Ulrich Wittchen. 2., korrigierte Auflage. Göttingen: Hogrefe.

Atmaca M, Korucu T, Tabara MF, Yildirim H, Kılıç MC (2019) Volumetric MRI study of orbito-frontal cortex and thalamus in obsessive-compulsive personality disorder. J Clin Neurosci 64: 89–93.

Aycicegi-Dinn A, Dinn WM, Caldwell-Harris CL (2009) Obsessive-compulsive personality traits: compensatory response to executive function deficit? Int J Neurosci 119: 600–8.

Bach B, Sellbom M, Skjernov M, Simonsen E (2018) ICD-11 and DSM-5 personality trait domains capture categorical personality disorders: Finding a common ground. Aust N Z J Psychiatry 52: 425–434.

Bamelis LL, Evers SM, Spinhoven P, Arntz A (2014) Results of a multicenter randomized controlled trial of the clinical effectiveness of schema therapy for personality disorders. Am J Psychiatry 171: 305–22.

Barber JP, Morse JQ, Krakauer ID, Chittams J, Crits-Christoph K (1997) Change in obsessive-compulsive and avoidant personality disorders following time-limited supportive-expressive therapy. Psychotherapy 34: 133–143.

Beesdo-Baum K, Zaudig M, Wittchen HU (Hrsg.) (2019) SCID-5-PD. Strukturiertes Klinisches Interview für DSM-5 – Persönlichkeitsstörungen. Göttingen: Hogrefe.

Cummings JA, Hayes AM, Cardaciotto L, Newman CF (2012) The Dynamics of Self-Esteem in Cognitive Therapy for Avoidant and Obsessive-Compulsive Personality Disorders: An Adaptive Role of Self-Esteem Variability? Cognit Ther Res 36: 272–281.

Diedrich A, Voderholzer U (2015). Obsessive-compulsive personality disorder: a current review. Curr Psychiatry Rep 17: 2.

Dilling H, Mombour W, Schmidt MH (1991) Internationale Klassifikation psychischer Störungen: ICD-10 Kapitel V (F) klinisch-diagnostische Leitlinien. Bern: Hogrefe.

Freud S (1908) Charakter und Analerotik. Gesammelte Werke VII. Frankurt: Fischer.

Gordon OM, Salkovskis PM, Oldfield VB, Carter N (2013) The association between obsessive compulsive disorder and obsessive compulsive personality disorder: prevalence and clinical presentation. Br J Clin Psychol 52: 300–15.

Grant BF, Hasin DS, Stinson FS, Dawson DA, Chou SP, Ruan WJ, Pickering RP (2004) Prevalence, correlates, and disability of personality disorders in the United States: results from the national epidemiologic survey on alcohol and related conditions. J Clin Psychiatry 65: 948–58.

Grant JE, Mooney ME, Kushner MG (2012) Prevalence, correlates, and comorbidity of DSM-IV obsessive-compulsive personality disorder: results from the National Epidemiologic Survey on Alcohol and Related Conditions. J Psychiatr Res 46: 469–75.

Grant JE, Chamberlain SR (2019) Obsessive compulsive personality traits: Understanding the chain of pathogenesis from health to disease. J Psychiatr Res 116: 69–73.

Grilo CM (2004) Diagnostic efficiency of DSM-IV criteria for obsessive compulsive personality disorder in patients with binge eating disorder. Behav Res Ther 42: 57–65.

Grilo CM, Skodol AE, Gunderson JG, Sanislow CA, Stout RL, Shea MT, Morey LC, Zanarini MC, Bender DS, Yen S, McGlashan TH (2004) Longitudinal diagnostic efficiency of DSM-IV criteria for obsessive-compulsive personality disorder: a 2-year prospective study. Acta Psychiatr Scand 110: 64–8.

Gurok MG, Korucu T, Kilic MC, Yildirim H, Atmaca M (2019) Hippocampus and amygdalar volumes in patients with obsessive-compulsive personality disorder. J Clin Neurosci 64: 259–263.

Hertler SC (2014) A review and critique of obsessive-compulsive personality disorder etiologies. Eur J Psychol 10: 168–84.
Herpertz SC (2018) Neue Wege in der Klassifikation von Persönlichkeitsstörungen in ICD-11. Fortschr Neurol Psychiatr 86: 150–155.
Hummelen B, Wilberg T, Pedersen G, Karterud S (2008) The quality of the DSM-IV obsessive-compulsive personality disorder construct as a prototype category. J Nerv Ment Dis 196: 446–55.
Kordon A, Wahl K, Hohagen F, Zurowski B (2012) Clinical diagnostics and evidence-based psychotherapy of patients with obsessive-compulsive disorders (OCD). Psychother Psychosom Med Psychol 62: 430–8.
Liggett J, Sellbom M, Bach B (2018) Continuity between DSM-5 Section II and Section III personality traits for obsessive-compulsive personality disorder. Clin Psychol Psychother 25: 144–151.
Lynch TR, Cheavens JS (2008) Dialectical behavior therapy for comorbid personality disorders. J Clin Psychol 64: 154–67.
Mancebo MC, Eisen JL, Grant JE, Rasmussen SA (2005) Obsessive compulsive personality disorder and obsessive compulsive disorder: clinical characteristics, diagnostic difficulties, and treatment. Ann Clin Psychiatry 17: 197–204.
McGlashan TH, Grilo CM, Skodol AE, Gunderson JG, Shea MT, Morey LC, Zanarini MC, Stout RL (2000) Acta Psychiatr Scand 102: 256–64.
Muscatello MRA, Zoccali RA, Pandolfo G, Mangano P, Lorusso S, Cedro C, Battaglia F, Spina E, Bruno A (2019) Duloxetine in psychiatric disorders: Expansions beyond major depression and generalized anxiety disorder. Front Psychiatry 10: 772.
Olajide K, Munjiza J, Moran P, O'Connell L, Newton-Howes G, Bassett P, Akintomide G, Ng N, Tyrer P, Mulder R, Crawford MJ (2018) Development and Psychometric Properties of the Standardized Assessment of Severity of Personality Disorder (SASPD). J Pers Disord 32: 44–56.
Perry JC, Bond M, Roy C (2007) Predictors of treatment duration and retention in a study of long-term dynamic psychotherapy: childhood adversity, adult personality, and diagnosis. J Psychiatr Pract 13: 221–32.
Pinto A, Liebowitz MR, Foa EB, Simpson HB (2011) Obsessive compulsive personality disorder as a predictor of exposure and ritual prevention outcome for obsessive compulsive disorder. Behav Res Ther 49: 453–8.
Reichborn-Kjennerud T, Czajkowski N, Neale MC, Ørstavik RE, Torgersen S, Tambs K, Røysamb E, Harris JR, Kendler KS (2007) Genetic and environmental influences on dimensional representations of DSM-IV cluster C personality disorders: a population-based multivariate twin study. Psychol Med 37: 645–53.
Rossi A, Marinangeli MG, Butti G, Kalyvoka A, Petruzzi C (2000) Pattern of comorbidity among anxious and odd personality disorders: The case of obsessive-compulsive personality disorder. CNS Spectr 5: 23–6.
Sadri SK, McEvoy PM, Egan SJ, Kane RT, Rees CS, Anderson A (2017) The relationship between obsessive compulsive personality and obsessive compulsive disorder treatment outcomes: Predictive Utility and Clinically Significant Change. Behav Cogn Psychother 45: 524–529.
Schneider K (1987) Klinische Psychopathologie. 13. Aufl. Stuttgart: Thieme.
Skodol AE, Gunderson JG, McGlashan TH, Dyck IR, Stout RL, Bender DS, Grilo CM, Shea MT, Zanarini MC, Morey LC, Sanislow CA, Oldham JM (2002) Functional impairment in patients with schizotypal, borderline, avoidant, or obsessive-compulsive personality disorder. Am J Psychiatry 159: 276–83.
Smith R, Shepard C, Wiltgen A, Rufino K, Fowler JC (2017) Treatment outcomes for inpatients with obsessive-compulsive personality disorder: An open comparison trial. J Affect Disord 209: 273–278.
Solomonov N, Kuprian N, Zilcha-Mano S, Muran JC, Barber JP (2020) Comparing the interpersonal profiles of obsessive-compulsive personality disorder and avoidant personality disorder: Are there homogeneous profiles or interpersonal subtypes? Personal Disord 11: 348–356.

Strauss JL, Hayes AM, Johnson SL, Newman CF, Brown GK, Barber JP, Laurenceau JP, Beck AT (2006) Early alliance, alliance ruptures, and symptom change in a nonrandomized trial of cognitive therapy for avoidant and obsessive-compulsive personality disorders. J Consult Clin Psychol 74: 337–45.

Ullrich S, Coid J (2009) The age distribution of self-reported personality disorder traits in a household population. J Pers Disord 23: 187–200.

Walter M, Bilke-Hentsch O (2020) Narzissmus. Grundlagen – Formen – Interventionen. Stuttgart: Kohlhammer.

Wheaton MG, Ward HE (2020) Intolerance of uncertainty and obsessive-compulsive personality disorder. Personal Disord.

Wu KD, Clark LA, Watson D (2006) Relations between Obsessive-Compulsive Disorder and personality: beyond Axis I-Axis II comorbidity. J Anxiety Disord 20: 695–717.

10 Differenzialdiagnostik und Komorbidität

Christian Klesse, Andreas Riedel und Karoline Pitsch

10.1 Einleitung

Zwangsstörungen sind ein ätiologisch heterogenes Störungsbild und zeigen oft ein großes Spektrum begleitender psychiatrischer Erkrankungen (Pallanti et al. 2011). Zwangsphänomene treten nicht nur bei Zwangsstörungen im engeren Sinne auf; sie können auch im Rahmen anderer psychischer Störungen oder neuropsychiatrischer Erkrankungen als Symptom vorkommen und sind dann von einer Zwangsstörung zu differenzieren. Zwänge bleiben oft und über lange Zeit eine heimliche Erkrankung: Betroffene verbergen, verharmlosen oder verkennen häufiger ihre Zwangssymptomatik, sehen sie als lästige Gewohnheit oder präsentieren, wenn sie Hilfsangebote in Anspruch nehmen, andere Symptome als die zum Zwang gehörenden (Stengler-Wenzke und Angermeyer 2005). Häufiger ist daher eine komorbide Störung, etwa eine Depression, der Anlass für das Aufsuchen einer Behandlung, nicht die Zwangssymptome selbst (Mayerovitch et al. 2003). So verwundert wenig, dass Zwangsstörungen oft unerkannt bleiben und Zwangspatienten und -patientinnen initial eher wegen anderer psychischer Störungen behandelt werden (Hollander et al. 1996; Wahl et al. 2010; Voderholzer et al. 2011). Andererseits sind Konstellationen von Zwängen mit komorbiden Störungen mit einem tendenziell ungünstigeren Therapie-Outcome verbunden (Keeley et al. 2008; Pallanti et al. 2011). Daher kommt der Früherkennung, der Differenzialdiagnostik sowie der Erkennung und abgestimmten Therapie komorbider Störungen eine zentrale Rolle zu, um die Versorgung der oft schwer chronisch erkrankten Zwangspatienten und -patientinnen zu verbessern.

10.2 Komorbidität mit anderen psychischen Störungen

Epidemiologische Studien zeigen, dass von einer Zwangsstörung Betroffene eher regelhaft – und weniger ausnahmsweise – unter mindestens einer weiteren psychischen Störung leiden. ▶ Tab. 10.1 gibt einen Überblick über die Häufigkeit der Kombination von Zwängen mit anderen psychischen Störungen. Die Darstellung im Text bezieht sich auf die klinisch wichtigsten komorbiden Störungen.

Tab. 10.1: Prävalenzraten komorbider Störungen bei Zwangsstörungen (DSM-IV-Diagnosen nach Klein Hofmeijer-Sevink et al. 2013; Pinto et al. 2006; Ruscio et al. 2010)

Zusätzliche Diagnose	Lebenszeitprävalenz (%)	Punktprävalenz (%)
Alleinige Zwangsstörung	9,2–22,3	45,0–58,0
Irgendeine Angststörung	46,1–75,8	36,6–52,6
Soziale Phobie	24,1–43,5	18,8–19,1
Spezifische Phobie	10,5–42,7	8,2–14,7
Panikstörung	18,4–20,0	7,2–9,2
Agoraphobie ohne Panikstörung	1,4–7,8	1,3–1,4
Posttraumatische Belastungsstörung	4,7–19,1	3,1–3,4
Generalisierte Angststörung	7,5–9,2	7,5–9,2
Irgendeine affektive Störung	63,3–74,1	16,4–24,9
Major Depression	40,7–67,2	15,0–18,3
Dysthymia	5,5–13,1	0,0–5,5
Bipolare Störung	2,7–23,4	0,7–1,0
ADHS	10,2–18,8	2,7
Substanzbezogene Störung	13,6–38,6	5,2–5,8
Essstörung	10,2–10,7	1,7–5,0
Psychotische Störung	2,7–4,7	2,0–2,6
Somatoforme Störungen	5,8–7,5	5,8–6,1

Affektive Störungen sind aus psychiatrisch-psychotherapeutischer Perspektive besonders relevant in der Betrachtung der Komorbiditäten. Zum einen wegen ihrer Häufigkeit: Etwa zwei Drittel der Zwangserkrankten leiden im Krankheitsverlauf unter einer depressiven Störung (Jacobi et al. 2014), und ein Drittel bis die Hälfte aller Zwangspatienten und -patientinnen erfüllt zum Zeitpunkt der Diagnosestellung die Kriterien für eine komorbide Depression (Overbeek et al. 2002). Die Komorbidität von Zwängen und Depression wird zum anderen von Wahl-Kordon und Kollegen (2018) in Verbindung gebracht mit dem Modell der erlernten Hilflosigkeit: Da Zwangspatienten und -patientinnen über Jahre hin erleben, dass Zwänge zunehmend mehr Bereiche des Lebens okkupieren und sie ihren Zwangsimpulsen ausgesetzt sind, obwohl sie ständig Widerstand dagegen aufwenden, kann eine Depression auch als Ausdruck der Resignation und Demoralisierung bei chronischer Zwangsstörung verstanden werden. Wurde die Reihenfolge der Störungsentwicklung untersucht, so zeigte sich jedoch ein heterogener Befund: Beispielsweise zeigte das National Comorbidity Survey (Ruscio et al. 2010), dass Zwänge einer Depression etwa genauso häufig vorausgingen (45,6 %), wie sie einer Depression nachfolgten (40,2 %), während Jacobi et al. (2014) eine Depression häufiger als sekundäre Erkrankung identifizierten. Dies könnte aus der Erfahrung der Autoren dieses Beitrags mit der hohen Einschränkung in verschiedenen Lebensbereichen durch die Zwangsstörung zusammenhängen (wie z. B. häufige soziale Isolation, Arbeitsunfähigkeit und familiäre Konflikte), die wiederum Bedingungsfaktoren für eine sekundäre depressive Störung darstellen. Diese Hypothese steht im Einklang mit Befunden von Perugi et al. (2002), dass komorbide Depression mit höherem Patientenalter sowie Schwere und Chronifizierung der Zwangssymptomatik assoziiert ist. Zwänge können umgekehrt auch als sekundäre Entwicklung bei einer depressiven Grunderkrankung auftreten, wenn die Fokussierung auf Zwangsbefürchtungen und die Ausführung von Zwangsritualen dazu dient, Gefühle von Niedergeschlagenheit und Depression vorübergehend subjektiv abzuschwächen bzw. die Auseinandersetzung mit schwierigen Lebensereignissen zu vermeiden.

Angststörungen wurden, gemessen an der Lebenszeitprävalenz, bei ca. 50–70 % der Zwangserkrankten gefunden (Klein Hofmeijer-Sevink et al. 2013; Ruscio et al. 2010). Studien zeigen, dass im Gegensatz zur Depression in den weitaus meisten Fällen (79,6 %) die Zwangsstörung der Angststörung folgt, außer bei der Trennungsangst sowie der Posttraumatischen Belastungsstörung (Ruscio et al. 2010). Die klinische Erfahrung der Autoren und der Autorin legt nahe, dass bei einigen Angstpatienten und -patientinnen der Zwang als Kompensationsversuch für unangenehme Gefühle wie Angst und Unsicherheit zu sehen ist. Eine groß angelegte nationale Komorbiditätsstudie in den USA zeigte, dass die Wahrscheinlichkeit für das Auftreten einer Zwangsstörung in der Gruppe der Angststörungspatienten bei Patienten und Patientinnen mit einer Agoraphobie am deutlichsten erhöht ist (Ruscio et al. 2010). Zudem zeigt diese Studie, dass unter den Angststörungen die spezifische Phobie und die soziale Phobie am häufigsten komorbid auftreten (42,7 % und 43,5 %).

Zwischen den Studien, die die Komorbidität mit *Persönlichkeitsstörungen* adressiert haben, besteht eine erhebliche Schwankungsbreite bezüglich der Lebenszeit- oder Punktprävalenzen. Im Mittel ist bei ca. 50 % der Zwangspatienten und -patientinnen von einer zusätzlichen Persönlichkeitsstörung auszugehen (Steketee 1990; Ruppert et al. 2001). Es fanden sich weit überwiegend Cluster-C-Störungen und hier v. a. die selbstunsichere und dependente Persönlichkeit. In der klinischen Praxis entsteht bisweilen der Eindruck, dass eine selbstunsichere Persönlichkeitsstruktur das Auftreten einer Zwangsstörung begünstigt aufgrund eines hohen Kontrollbedürfnisses und der allgemeinen Tendenz, besonders auf Sicherheit und Risikominimierung zu achten. Die komorbide zwanghafte Persönlichkeitsstörung ließ sich seltener nachweisen, und wenn sie gefunden wurde, war sie mit einem frühen Beginn der Zwangsstörung assoziiert (Maina et al. 2008). In Bezug auf die dependente Persönlichkeitsstörung lässt sich häufig nur schwer sagen, ob sie sekundär aus der Zwangssymptomatik heraus entstanden ist oder prämorbid bestand. Rückversicherungsverhalten, Entscheidungsschwierigkeiten und ein an das soziale Umfeld gerichteter Hilfebedarf im Alltag, wie sie für Zwänge typisch sind, können u. U. dazu beitragen, dass die Diagnosekriterien für die abhängige Persönlichkeit erfüllt werden, ohne dass diese jedoch primär vorgelegen hätte.

Nicht zu unterschätzen ist der Einfluss von parallelem *Substanzmissbrauch* oder *-abhängigkeit*: Mehr als ein Viertel der Patienten und Patientinnen mit einer Zwangsstörung, die eine Behandlung aufnehmen, erfüllt auch die Diagnosekriterien zumindest für einen Abusus von Substanzen, d. h. in der Regel Alkohol oder Medikamente (Mancebo et al. 2009). Insgesamt sind die Befunde z. B. zu alkoholbedingten psychischen Störungen heterogen; die Komorbiditätsraten schwanken zwischen 8 % (Gentil et al. 2009) und 30–40 % (Cuzen et al. 2014). Auch wenn der Substanzkonsum langfristig Zwangsimpulse kaum abschwächt oder gänzlich eliminiert, liegt nahe, dass Zwangspatienten und -patientinnen zu einer »Selbstmedikation« greifen, um wenigstens vorübergehend Entlastung von ständiger Anspannung durch ausgeprägte Zwangsrituale oder Distanz zu Zwangsgedanken zu finden. Teilweise sind jedoch mit dem Substanzgebrauch selbst erneute Zwangsbefürchtungen, Wahrnehmungen von Kontrollverlust, Rekonstruktionen von Interaktionen und Verhaltensabläufen oder der Drang zu Rückversicherungen verbunden, etwa mit der Befürchtung, unter Alkoholeinfluss unbeabsichtigt jemand anderen beleidigt oder verletzt zu haben (Förstner et al. 2011). Siehe auch weiterführend ▶ Kap. 11 Zwang und Sucht.

Inwieweit bei vorliegender Zwangsstörung das Risiko, eine komorbide *Schizophrenie* zu entwickeln, erhöht ist, ist nach wie vor umstritten. Während Regier et al. (1993) von einem Lebenszeitrisiko von 0–3 % ausgehen, kamen Meier et al. (2014) in einer großen dänischen Registerstudie zu dem Ergebnis, dass das Lebenszeitrisiko, an einer Schizophrenie zu erkranken, bei bestehender Zwangsstörung um mehr als das Fünffache gegenüber der Normalbevölkerung erhöht ist. Da dieses erhöhte Risiko auch noch viele Jahre nach Erstdiagnose der Zwangserkrankung bestand, ist nicht davon auszugehen, dass der Effekt lediglich durch als Zwangsstörung fehldiagnostizierte schizophrene Frühsymptome hervorgerufen wurde. Aufgrund auch erhöhter Schizophrenieraten bei Verwandten von Zwangserkrankten diskutieren die Autoren eine teilweise gemeinsame genetische Grundlage beider Erkrankungen. Prognostisch gilt die Kombination beider Erkrankungen als ungünstig (Frommhold 2006).

Zwischen der Zwangsstörung und den *Tic-Störungen*/dem *Gilles-de-la-Tourette-Syndrom* besteht wahrscheinlich ein fließender Übergang. Von einigen Autoren und Autorinnen werden die beiden Erkrankungen als »verwandt« und das Tourette-Syndrom als Zwangsspektrumsstörung aufgefasst (Yu et al. 2015; Nordstrom und Burton 2002). In verschiedenen Studien wiesen 40–75 % der Patienten und Patientinnen komorbid die jeweils andere Störung auf, wenn primär eine Tic-Störung/ein Tourette-Syndrom oder eine Zwangsstörung diagnostiziert wurde (Nordstrom und Burton 2002), was ein Symptomkontinuum von Tics und Zwängen nahelegt. Passend dazu ließ sich auch eine gemeinsame genetische Grundlage beider Erkrankungen nachweisen (Yu et al. 2015). Eine phänomenologische Ähnlichkeit besteht darin, dass von den Betroffenen berichtet wird, dass sowohl Tics als auch Zwänge eine Entspannungswirkung nach Ausführung der jeweiligen Handlungen entfalten (Moll und Rothenberger 1999). Im DSM-5 wird dieser Verwandtschaft durch die Subkategorie »Zwang mit komorbiden Tics« Rechnung getragen.

10.3 Differenzialdiagnose

Zwangsbetroffene berichten oft kaum spontan von ihren Zwangssymptomen. Dies ist jedoch nur *ein* Grund dafür, dass in der Versorgung von Zwangspatienten und -patientinnen die Zwangssymptome womöglich gar nicht adressiert werden. Die andere Seite ist: Es bestehen Überlappungen zwischen dem Erscheinungsbild von Zwängen und anderen psychischen Störungen – nicht so sehr auf der Ebene der Diagnosekriterien als vielmehr seitens der klinischen Phänomenologie. Dieses Kapitel beschränkt sich bezüglich der Differenzialdiagnostik auf die wichtigsten abzugrenzenden psychischen Störungen sowie einige zentrale, mit Zwangshandlungen oder -gedanken vergesellschaftete neuropsychiatrische Erkrankungen.

10.3.1 Affektive Störungen

Abgesehen von der häufigen Komorbidität von Zwängen und depressiven Episoden ist auch ihre Abgrenzung voneinander mitunter schwierig: z. B. treten bei beiden Störungen Grübelketten auf. Die sicherste Unterscheidung liefert jedoch der Charakter der Gedanken: Depressive Ruminationen (»ich habe versagt«, »ich habe Schuld auf mich geladen« etc.) werden in der Regel vollständig ich-synton erlebt, da sie, kongruent mit der Stimmung, realistisch, angemessen und begründet erscheinen; entsprechend besteht wenig bis keine Distanz bzw. wird kein Widerstand zu den Gedankeninhalten aufgebaut. Anders liegt es bei Grübelzwängen: Diese werden häufig als unsinnig, wenigstens übertrieben erkannt – und sie setzen, weil sie oder die mit ihnen verbundenen Befürchtungen bedrohlich und meist ich-dyston erlebt werden, Anstrengungen in Gang, sie zu neutralisieren, gedanklich oder über Zwangshandlungen. Viele Patienten und Patientinnen mit aggressiven oder sexuellen Zwangsgedanken grübeln exzessiv darüber nach, wie sie so »abartige Gedanken« haben können und stellen darüber dann ihr Wesen in Frage (»Heißt das, dass ich doch ein böser Mensch bin?«). Das Grübeln betrifft in diesem Fall, anders als bei depressiven Ruminationen, v. a. die erlebte Wesensfremdheit (Ich-Dystonie) der Gedanken. Teilweise aber ist es auch so, dass Zwangssymptome an eine depressive Episode direkt gekoppelt sind. Gehen diese mit Remission der affektiven Störung ebenfalls vollständig zurück, wäre eine primäre Depression zu diagnostizieren; besteht die Zwangssymptomatik hingegen kontinuierlich fort, auch nach Abklingen der Depression, wäre die Zwangsstörung als primär anzusehen. Überwiegend ist jedoch die depressive Störung die sekundäre Entität (Jacobi et al. 2014); der zeitliche Verlauf sollte also genau betrachtet werden.

10.3.2 Angststörungen

Das klinische Bild von Zwangs- und Angststörungen hat mehrere Merkmale gemein: das Empfinden von Angst bzw. Furcht, die (unrealistisch) erhöhte Wahrnehmung von Risiken und die Vermeidung von angstauslösenden Stimuli. Es bestehen jedoch auch deutliche Unterschiede: Bei Angststörungen wird Angst gerade ausgelöst, wenn Vermeidung nicht möglich ist. Vermeidung spielt auch bei Zwangsstörungen eine prominente Rolle; allerdings steht bei ihnen das Ausführen von Zwangshandlungen (z. B. Waschen oder Kontrollieren) als hauptsächliche Strategie zur Angstreduktion im Vordergrund. Differenzialdiagnostisch können Zwänge von Angststörungen vorwiegend durch die gezielte Exploration der typischen Angst-Zwangshandlungs-Dynamik abgegrenzt werden. Beispielsweise lassen sich Zwänge auf dem Boden von überwiegenden Ideen in Richtung Ansteckung von Krankheitsängsten und hypochondrischen Befürchtungen gut dadurch diskriminieren, dass dabei in der Regel ein relativ überdauernder Angstfokus besteht, wie z. B. die Angst vor HIV oder Krebs, der dann durch Zwangshandlungen (Waschen oder Kontrollieren) abgewehrt wird. Bei der Hypochondrie dagegen springen die Krankheitsfoki typischerweise häufig und steht eher ein Doktor-Shopping zur Angstlimitierung im Vordergrund. Zudem sind die Angstauslöser bei Zwängen eher unscharf (etwa »irgendwelche« Bakterien) oder gedanklich definiert (»*etwas* ist nicht in Ordnung«, »*etwas* falsch gemacht« usw.). Selbst wenn z. B. ein Krankheitserreger (etwa HIV) klar benannt ist, bleiben in der kognitiven Repräsentation von Zwangsbetroffenen die Infektionswege abstrakt (Türklinke, rote Flecken etc.). So sind die wahrgenommenen Gefahren nie ganz auszuschließen, was die Betroffenen über die passive Vermeidung hinaus dazu zwingt, aktive Strategien i. S. der Zwangshandlungen zur Angstverringerung einzusetzen (Lakatos und Reinecker 2016). Hinzu kommt, dass bei Zwangserkrankten teilweise eben nicht (nur) Angst auftritt, sondern auch andere, aversiv erlebte Emotionen wie Ekel, Wut, Ärger, Schuld oder Scham, allgemein ein Empfinden von Unbehagen oder, gerade bei Unterlassen von oder nicht »ausreichend« ausgeführten Zwangshandlungen, ein »Unvollständigkeitsgefühl« (Ecker und Gönner 2017). Hypochondrische Ängste sind darüber hinaus meist ich-synton und haben selten den einschießenden Charakter klassischer Zwangsgedanken.

10.3.3 Schizophreniforme Störungen

Bisweilen wurden Zwänge als intrapsychisch entwickelter »Schutzriegel« gegenüber der Ausbildung von Wahn oder einem drohenden »psychotischen Persönlichkeitszerfall« verstanden (z. B. Lang 1986). Wissenschaftlich haltbar ist das nicht. Die Wahrscheinlichkeit, bei Vorliegen von einer Zwangsstörung eine Schizophrenie zu entwickeln, ist wie oben beschrieben umstritten (Regier et al. 1993; Meier et al. 2014). Betrachtet man primär schizophrene Patienten, weisen 12–25 % davon Zwangssymptome auf (Poyurovsky et al. 2004), was zu differenzialdiagnostischen Herausforderungen führen kann. Wann immer die Kombination beider Störungen auftritt, ist die Prognose ungünstig; der Zwang wirkt also schwerlich protektiv. Zudem scheinen schizophrene Patienten mit Symptomen einer Zwangsstörung meist gleichzeitig unter einer erheblichen Positiv- und Negativsymptomatik zu leiden (Cunill et al. 2009), was wiederum die Differenzialdiagnostik vereinfachen kann. Zwangssymptome muten, wenn komorbid eine Schizophrenie vorliegt, oft ausgesprochen bizarr und dabei in eher groben Zügen umrissen an (Poyurovsky et al. 2004). Des Weiteren sollte auf ein erstmaliges Auftreten bzw. eine mögliche Exazerbation von Zwangssymptomen unter der Behandlung mit atypischen Neuroleptika wie z. B. Clozapin hingewiesen werden und dieses Phänomen bei differenzialdiagnostischen Überlegungen beachtet werden (Frommhold 2006).

Das wichtigste Unterscheidungsmerkmal von Zwangssymptomen im Rahmen einer Zwangsstörung zu wahnnahen Psychopathologien liefert die Fähigkeit zu Realitätstestungen, die bei einer Zwangsstörung gegeben ist und z. B. Reizkonfrontation gestattet. Außerdem werden zwangsähnliche Gedanken, wenn sie im Rahmen einer Schizophrenie auftreten, meist als ich-synton erlebt (im Sinne einer wahnhaften Überzeugung, sich bspw. mit HIV angesteckt zu haben) oder aber als eingegeben oder gemacht empfunden (im Sinne einer Ich-Störung); es wird kein Widerstand gegen sie aufgebracht. Reine Zwangspatienten erkennen die Zwangsideationen dagegen als eigene Gedanken und Zwangsimpulse als inneren, nicht von außen kommenden Drang, den sie als sinnlos oder übertrieben erkennen können und gegen den sie Widerstand leisten möchten, aber nicht (immer) können. Bei schweren Zwängen mit verminderter oder schwankender Ich-Dystonie kann die Differenzierung jedoch schwierig sein, und diese Patienten werden teilweise in der Praxis fälschlicherweise als psychotisch eingeschätzt; die exakte Abgrenzung gelingt nur dann, wenn andere Positivsymptome (z. B. Halluzinationen), Basissymptome der Schizophrenie oder eine charakteristische Negativsymptomatik sicher exploriert werden können (Förstner et al. 2011). Insbesondere bei magischen Zwangsgedanken mit schlechter oder sogar fehlender Einsichtsfähigkeit ist im klinischen Alltag die Abgrenzung zu Wahnphänomenen im Rahmen einer schizophreniformen Störung eine große Herausforderung, wie das Fallbeispiel exemplarisch verdeutlicht.

Fallbeispiel: Differenzialdiagnose Zwangsstörung/schizophreniforme Störung

Frau S. (31-jährige Pat.) wird zur stationären störungsspezifischen Behandlung auf eine Spezialstation für Angst- und Zwangsstörungen aufgenommen. Die Pat. wurde aus der hauseigenen Ambulanz wie folgt angemeldet: Gepflegt auftretende Patientin mit seit ca. zehn Jahren bestehender Zwangsstörung, mit im Vordergrund stehenden magischen Zwangsgedanken (»wenn ich eine gewisse Handlung nicht richtig ausführe, passiert meiner Familie etwas Schlimmes«) und -handlungen (Wiederholungszwänge, verschiedene rituelle Handlungen). Zudem wurde komorbid ein ADHS und eine schwere depressive Episode dokumentiert.

Bei Aufnahme berichtet die Pat. zwar ebenso von den oben beschriebenen Zwängen, bleibt dabei jedoch auffallend vage und kann die konkrete Zwangsbefürchtung nur unscharf umreißen (»ich habe viele negative Gedanken über die Zukunft«). Die vertiefte Exploration der Krankheitsanamnese ergibt zudem weitere entscheidende Hinweise für differenzialdiagnostische Überlegungen: Anders als die Zwangsbefürchtung, kann die Pat. die Zwangshandlungen, unter denen sie leide, im Verlauf detaillierter beschreiben: Sie müsse »Dinge hin und her räumen«, oft Hände waschen (»bis es richtig gemacht ist«) und z. B. das Licht dreimal ausschalten »wegen den negativen Gedanken«. Sie fühle sich »wie von jemandem gezwungen«, diese Handlungen auszuführen. Auf Nachfrage gibt sie an, dass sie hinter diesen Gedanken den Einfluss ihrer Tante vermute, die »eine Hexe sei«. Frau S. vermutet, von ihr verhext worden zu sein und aufgrund dessen mit ihren Gedanken »Schlimmes herbeiführen zu können«. Zum Zeitpunkt der Aufnahme wirkt die Pat. auch auf konkrete Nachfrage (»Für wie realistisch halten Sie diese Verknüpfung ihrer Gedanken mit z. B. dem Tod ihres Nachbarn?«) nicht distanziert von diesen Überzeugungen. Im Gegensatz dazu berichtete sie im Ambulanzgespräch, »eigentlich zu wissen, dass die Ängste übertrieben seien«, sie könne dennoch nicht anders, als die Handlungen auszuführen, um »bloß niemandem zu schaden«. Im Ambulanzgespräch wurde der Affekt der Pat. einer depressiven Episode zugeschrieben, während im Stationsalltag auffällt, dass die Pat. völlig emotionslos, bisweilen parathym von ihrer aktuell sehr schwierigen Lebenssituation berichtet. Sie könne aufgrund der Symptomatik seit Jahren nicht mehr arbeiten, fühle sich innerlich leer, leide unter ausgeprägten familiären Konflikten sowohl mit der Herkunftsfamilie als auch mit ihrem Partner. Auf Nachfrage gibt Frau S. an, dass der Umgang mit anderen Menschen ihr schwerfalle. Sie habe teilweise das Gefühl, andere würden über sie reden und sie »spüre deren Blicke am Hinterkopf«.

Nach ausführlicher, vertiefter Exploration wurde die Diagnose einer hebephrenen Schizophrenie (ICD-10: F20.1) mit formalgedanklicher Verlangsamung, Affektverflachung, reduziertem Antrieb, Gedankeneingebung, Fremdbeeinflussung, Beziehungserleben, Wahnwahrnehmung und -erinnerung und taktilen Halluzinationen gestellt.

10.3.4 Tic-Störungen/Gilles-de-la-Tourette-Syndrom

Zwischen Tic-Störungen, also unwillkürlich einschießenden Lauten (vokale Tics wie Räuspern oder Schnalzen mit der Zunge) oder Bewegungen (motorische Tics wie Blinzeln oder Armbewegungen), und der Zwangsstörung gibt es mehrere Parallelen. Bewegungen können teilweise komplexe und längere Handlungssequenzen umfassen und hierdurch Zwängen ähneln (Lakatos und Reinecker 2016). Durch die oben beschriebene pathophysiologische und genetische »Verwandtschaft« der Erkrankungen und das Vorhandensein eines Übergangbereichs (im DSM-5: Zwang mit Tics) ist in manchen Fällen Differenzialdiagnostik weder möglich noch sinnvoll. Da zumeist jedoch keine Mischtypen vorliegen, ist es angezeigt, sich die Unterscheidungsmerkmale zu vergegenwärtigen: Ein differenzialdiagnostisch wesentlicher Unterschied ist, dass Zwangshandlungen zweckgerichtet und mit Befürchtungen verbunden sind, wohingegen Tics gerade nicht zweckgerichtet sind. Zudem nehmen Betroffene Tics meist anders wahr als Zwänge: Während Tics durch einen sensomotorischen Impuls (eine so genannte Tic-Aura) ausgelöst oder eingeleitet werden, stößt bei Zwängen in der Regel ein Angstgedanke die Zwangshandlung an (Förstner et al. 2011). Auch besteht nach klinischer Erfahrung ein deutlicher Unterschied, was den Leidensdruck angeht: Während dieser aufgrund von Tics meist durch soziale Nicht-Akzeptanz vermittelt ist und ansonsten eher gering bleibt, schildern die meisten Patienten und Patientinnen mit Zwangsstörungen ein erhebliches subjektives Leiden (»Verrückt-Werden bei klarem Verstand«).

10.3.5 Persönlichkeitsstörungen

Mit dem Schichtenmodell von Karl Jaspers wurden Persönlichkeitsstörungen zeitweise als Prodrom für eine psychische (Achse-I-)Störung gesehen: eine paranoide Persönlichkeitsstruktur als Vorläufer (oder Protektor) einer paranoiden Schizophrenie, eine zwanghafte Persönlichkeit als Schrittmacher einer Zwangsstörung und so fort (Jaspers 1973). Nosologisch sind Zwangsstörung und zwanghafte Persönlichkeit dagegen kaum verwandt (Lakatos und Reinecker 2016). Zunächst werden das durchgängige Muster von Rigidität und Perfektionismus, die ständige Beschäftigung mit Ordnung und Regeln und das Bedürfnis nach Kontrolle über das Verhalten anderer von zwanghaften Menschen ich-synton erlebt: Es fällt ihnen nicht störend auf, wird im Gegenteil als »richtig« und auch für alle anderen als »notwendig« angesehen. Ihnen fehlt es auch an Zwangshandlungen und -gedanken im engeren Sinn: Selbst wenn äußeres Verhalten (wie das Schaffen und Einhalten von Ordnung) ähnlich sein mag, ist es anders motiviert als bei Zwangspatienten und -patientinnen. Diese haben nämlich Einsicht darin, dass etwa ihr Ordnungsverhalten übertrieben und unangemessen ist und sie Ordnung in diesem Ausmaß an sich nicht halten möchten. Sie wollen dem Drang dazu widerstehen, schaffen es aber nicht.

10.3.6 Aufmerksamkeitsdefizit- und Hyperaktivitätsstörung (ADHS)

Auf den ersten Blick mag es abwegig erscheinen, gerade Zwänge und eine von Desorganisiertheit, Impulsivität, Spontaneität oder auch Vergesslichkeit geprägte Störung wie die ADHS gegeneinander abgrenzen zu sollen. Doch bereits epidemiologische Befunde zeigen, dass beide Störungen häufiger gemeinsam auftreten. Sie deuten auch darauf hin, dass Betroffene mit früh beginnenden Zwängen häufiger ein ADHS entwickeln als jene, deren Zwangsstörung später einsetzt (Geller et al. 2002). Zwangshandlungen könnten so, lerntheoretisch betrachtet, als Reflex auf vorangegangene Unaufmerksamkeit oder Hyperaktivität (z. B. Schulhefte oder Termine vergessen, Herd nicht ausgeschaltet haben, Dinge umstoßen) bzw. als Kompensationsstrategie gegen die ADHS-Symptomatik angesehen werden. Beiden Störungsbildern ist gemein, dass sie mit einer maladaptiven Aufmerksamkeitsausrichtung verbunden sind – jedoch vor unterschiedlichem Hintergrund: Zwangspatienten und -patientinnen können durch die einseitige Wahrnehmungslenkung auf Gefahrenstimuli (z. B. Flecken, scharfe Gegenstände, Türklinken usw.) eine eingeschränkte Kapazität zur Informationsverarbeitung anderer Reize aufzeigen; es besteht jedoch kein prinzipielles Aufmerksamkeitsdefizit (Moritz et al. 2009), wie es bei einer ADHS der Fall ist. Dagegen können bei ADHS diskrete Kontrollstrategien bestehen, die unabhängig von Zwangsgedanken auftreten und keine Zwangshandlungen im engeren Sinne sind (Förstner et al. 2011). Ein anderes wichtiges Unterscheidungsmerkmal ist die Berücksichtigung der Konsequenzen einer Handlung, und zwar *bevor* gehandelt wird: Zwangspatienten und -patientinnen wägen ständig mögliche Folgen ihres Verhaltens ab; AHDS-Betroffene handeln oft impulsiv bzw. mit geringer Verhaltenskontrolle, ohne die Konsequenzen zu bedenken.

10.3.7 Autismus-Spektrum-Störungen (ASS)

Stereotype und repetitive Verhaltensweisen sowie ritualisierte Tagesabläufe charakterisieren die Autismus-Spektrum-Störung. Differenzialdiagnostisch erschwerend werden autistische Routinen landläufig oft fälschlich als »Zwänge« bezeichnet, womit sich die Patienten und Patientinnen dann beim Psychiater oder Psychotherapeuten vorstellen. Der Leidensdruck geht dabei meist eher von den Angehörigen aus, wohingegen die Betroffenen selbst ihre Routinen meist als gut und sinnvoll erleben. Das zwangsähnliche, weithin stereotypisierte Verhalten ist dabei in der Regel unabhängig von zwangstypischen Befürchtungen. Während bei Zwangsstörungen eher irrationale oder magische, fast immer ich-dystone Befürchtungen dominieren, können die begleitenden Befürchtungen beim Unterlassen von autistischen Ritualen zwar skurril anmuten, sie sind aber weitgehend rational. Z. B. befürchten Menschen mit ASS meist zurecht, dass ihr ganzer Tagesrhythmus durcheinanderkommt, wenn sie ihr Frühstücksritual nicht einhalten. Störungen in Abläufen erzeugen bei Menschen mit ASS deutliches Unbehagen, und wiederholte sequenzielle Handlungen schaffen Beruhigung und Behagen und dienen anders als Zwangshandlungen nur selten der Reduktion von Angst. Die Bevorzugung von Routinen und Ritualen und das Ausführen von motorischen Stereotypien bestehen bei ASS auch fast immer von Kindheit an und lebenslang, mit gelegentlichen Fluktuationen; sie beginnen aber im Unterschied zu Zwangsstörungen fast nie in der Adoleszenz oder im frühen Erwachsenenalter. Im Gegensatz zu echten Zwangshandlungen sind autistische Routinen und Rituale einer nachhaltigen Veränderung meist gut zugänglich, ohne dass eine Exposition notwendig oder auch nur sinnvoll wäre. Vielmehr helfen gute Argumente und Geduld bei der Umstellung. Gleichwohl entwickelt ein Teil der Autisten auch Zwangssymptome (Tebartz-van Elst 2019), was eine sorgfältige Differenzialdiagnostik, wie im Fallbeispiel exemplarisch dargestellt, für eine erfolgreiche Behandlung essenziell macht.

Fallbeispiel: Komorbidität Autismus/Zwangsstörung – Differenzialdiagnose Zwangshandlung/autistisches Ritual

Frau B. (frühberentete Verwaltungsangestellte, 45 J.) wird zur stationären störungsspezifischen Behandlung auf eine Spezialstation für Zwangsstörungen aufgenommen. Seit ca. 30 Jahren bekannte Zwangsstörung, mit im Vordergrund stehenden Zwangshandlungen (Wiederholungszwänge, Kontrollzwänge, Putzzwänge, zwanghaftes Zähneputzen) und eher im Hintergrund stehenden Zwangsgedanken (v. a. in Form von Kontaminationsbefürchtungen). Bei der sehr gut behandlungsmotivierten Patientin haben bisherige ambulante und stationäre Expositionsbehandlungen jeweils kurzfristig deutliche Verbesserungen erbracht, die allerdings nicht konsolidiert werden konnten.

Bei Aufnahme schildert die Pat. einen Tagesablauf, der fast vollständig von Handlungen durchstrukturiert ist, die die Patientin »Zwangshandlungen« nennt. Bereits das morgendliche Aufstehen beinhaltet feste Abläufe, die bis in die Details festgeschrieben sind (mit welchem Bein aufstehen, wohin die Bettdecke abgelegt wird, wann das Radio eingeschaltet wird). In der Verhaltensbeobachtung und bei der ausführlichen Entwicklungsanamnese zeigen sich deutliche sozialkommunikative Auffälligkeiten, die sich bis in die Kindheit zurückverfolgen lassen. Fremdanamnese für die Kindheit und eine ADOS-Untersuchung (Autism Diagnostic Observation Schedule, Poustka et al. 2015) bestätigen die Verdachtsdiagnose einer Autismus-Spektrum-Störung. Diese lässt die Handlungen, die die Patientin bislang allesamt als »Zwänge« benannte, in einem anderen Licht erscheinen. Es wird deutlich, dass sich im Tagesverlauf zwei unterschiedliche Typen von Handlungen zeigen, die zwar beide von deutlicher Rigidität begleitet sind und deren Veränderung der Patientin große Mühe bereitet, die sich aber hinsichtlich ihrer Zuordnung deutlich unterscheiden. Einerseits handelt es sich um echte Zwangshandlungen (Putzen), die von Kontaminationsbefürchtungen getrieben sind, die die Patientin selbst als irrational erkennt. Sie haben Ausbreitungstendenz (es wird immer mehr und immer länger geputzt) und führen zu einer deutlichen Reduktion von Angst. Andererseits findet sich aber eine lange Reihe von autistischen Ritualen, die weniger durch Angst getrieben sind als durch ein Bedürfnis nach Vorhersehbarkeit (immergleiche Abläufe) oder eine ich-syntone Überzeugung (»meine Zähne bleiben mir länger erhalten, wenn ich sie eine halbe Stunde nach einem bestimmten Schema putze«). Differenzialtherapeutisch wird in einem mehrwöchigen Prozess herausgearbeitet, welche konkrete Handlung Zwangshandlung und welche Handlung autistisches Ritual ist. Während die echten Zwangshandlungen gut mit Expositionen zu behandeln sind, wird das (vormals auch von der Patientin geteilte) Ziel, einen prinzipiell freien und immer flexiblen Tagesablauf zu gewinnen, aufgegeben. Die autistischen Rituale werden zum Teil funktionaler gestaltet (das überlange Zähneputzen kann nach zahnärztlicher Aufklärung problemlos auf drei Minuten verkürzt werden), zum Teil durch komplexe Algorithmen flexibilisiert (Was tun, wenn der Bus zu spät kommt?) und zum Teil beibehalten (z. B. das Morgenritual), da sie der Patientin Sicherheit und Struktur geben. Dadurch, dass nur die echten Zwangshandlungen exponiert werden und nicht – wie vormals – auch autistische Rituale, gelingt eine fokussierte und weitgehend vollständige Behandlung der Zwänge, und Patientin und Behandlungsteam verzetteln sich nicht mehr im Versuch, gegen eine autistische Unflexibiltät anzuarbeiten, die in ihrem Kern zur Patientin gehört.

10.3.8 Abgrenzung gegenüber neuropsychiatrischen Erkrankungen

Zwangsphänomene werden bei einer ganzen Reihe neuropsychiatrischer Erkrankungen augenfällig, vor allem jenen, die mit einer Läsion der Basalganglien verbunden sind. Bildgebende Verfahren lassen den Schluss zu, dass bei Zwangspatienten und -patientinnen der Regelkreis zwischen Frontalhirn, Basalganglien und limbischem System gestört ist (Zurowski et al. 2009): Die Darbietung zwangsauslösender Reize aktiviert genau diese Areale. Zwangsgedanken und/ oder -handlungen finden sich so u. a. bei der bilateralen Nekrose des Nucleus pallidus, der Encephalitis lethargica, der Chorea minor Sydenham, dem systemischen Lupus erythematodes, frontotemporalen Demenzen oder Schädel-Hirn-Traumen sowie unter der Gabe von dopaminergen Substanzen wie L-Dopa oder Amphetaminen (Wahl-Kordon et al. 2018). Beispielsweise können bei Schädel-Hirn-Traumen Perseverationstendenzen an stereotype Zwangsrituale erinnern, genauso wie die nach einem Schlaganfall auftretende verlangsamte Sprechgeschwindigkeit anmuten kann wie zwanghafte Langsamkeit (Coetzer 2004). Ebenfalls für die klinische Praxis relevant und inzwischen weitgehend anerkannt ist die Rolle von Autoimmunprozessen bei einer Subgruppe von im Kindesalter relativ abrupt auftretenden Zwangsstörungen, die unter dem Terminus »Pediatric Autoimmune Neuropsychiatric Disorders Associated with Streptococcal Infections« (PANDAS) diskutiert werden. Wahrscheinlich können verschiedenste Erreger solche Immunprozesse hervorrufen, und zumindest einige Autoren und Autorinnen empfehlen, bei Patienten und Patientinnen mit akut auftretenden Zwangssymptomen in Kombination mit neurokognitiven und motorischen Defiziten eine umfassende immunologische und metabolische Abklärung vorzunehmen (Chiarello et al. 2017). Dies mag verdeutlichen, dass eine sorgfältige neurologisch-internistische Abklärung und differenzialdiagnostische Abgrenzung unerlässlich ist.

10.4 Zusammenfassung

Zwangsstörungen bleiben in der Praxis oft unerkannt, und Zwangspatienten und -patientinnen werden initial häufiger wegen anderer psychischer Störungen behandelt. Komorbidität mit anderen psychischen Störungen – besonders häufig sind das Angst- und affektive Störungen – ist demgegenüber eher die Regel bei Zwangsbetroffenen, und sie stellt einen komplizierenden Faktor in der Behandlung vor allem dann dar, wenn sie nicht detektiert wird. Daher ist die Erkennung und abgestimmte Therapie komorbider Störungen essenziell, um die Behandlungsoutcomes zu verbessern. Zwangsphänomene treten jedoch umgekehrt auch bei anderen psychischen oder neuropsychiatrischen Störungen auf, was eine Differenzialdiagnostik unerlässlich macht. Für die Differenzialdiagnose können relativ klare Kriterien genannt werden, die eine Unterscheidung und Zuordnung der Symptome zumindest einfacher machen. So liegen beispielsweise auch bei depressiven Episoden Grübelketten und Sorgenkaskaden vor; sie sind dann aber stimmungskongruent bzw. synthym, und die Betroffenen können, anders als bei Zwängen, keine oder wenig Distanz bzw. Widerstand zu den Gedankeninhalten aufbauen. Bei schizophreniformen Störungen liefert die Fähigkeit zu Realitätstests, die bei Zwangspatienten und -patientinnen besteht, jedoch nicht bei schizophren Erkrankten, einen differenzialdiagnostisch entscheidenden Hinweis; bei schweren Zwängen mit magischen Gedanken und reduzierter oder schwankender Ich-Dystonie kann die Differenzierung jedoch schwierig sein, und eine exakte Abgrenzung gelingt dann nur bei sicherer Exploration anderer Symptome der Schizophrenie.

Literatur

Chiarello F, Spitoni S, Hollander E et al. (2017) An expert opinion on PANDAS/PANS: highlights and controversies. Int J Psychiatry Clin Pract 21 (2): 1–8.
Coetzer BR (2004) Obsessive-compulsive disorder following brain injury: A review. Int J Psychiatry Med 34: 363–377.
Cunill R, Castells X, Simeon D (2009) Relationships between obsessive-compulsive symptomatology and severity of psychosis in schizophrenia: A critical review. J Clin Psychiatry 70: 70–82.
Cuzen NL, Stein DJ, Lochner C et al. (2014) Comorbidity of obsessive-compulsive disorder and substance use disorder: A new heuristic. Human Psychopharmacol 29: 89–93.
Ecker W, Gönner S (2017) Aktueller Forschungsstand zum Unvollständigkeitserleben bei Zwangsstörungen. Verhaltenstherapie 27 (2): 120–128.
Förstner U, Külz AK, Voderholzer U (2011) Störungsspezifische Behandlung der Zwangsstörungen. Ein Therapiemanual. Stuttgart: Kohlhammer.
Frommhold K (2006) Zwang und Schizophrenie. Eine kritische Literaturübersicht. Fortschr Neurol Psychiatr 74: 32–48.
Geller DA, Biederman J, Faraone SV et al. (2002) Attention-deficit/hyperactivity disorder in children and adolescents with obsessive compulsive disorder: Fact oder artifact? J Am Acad Child Adolesc Psychiatry 41 (1): 52–58.

Gentil AF, de Mathis MA, Torresan RC et al. (2009) Alcohol use disorders in patients with obsessive-compulsive disorder: The importance of appropriate dual-diagnosis. Drug Alcohol Depend 100 (1–2): 173–177.
Halmi KA, Sunday SR, Klump KL et al. (2003) Obsessions and compulsions in anorexia nervosa subtypes. Int J Eat Disord 33: 308–319.
Hollander E, Greenwald S, Neville D et al. (1996) Uncomplicated and comorbid obsessive-compulsive disorder in an epidemiologic sample. Depress Anxiety 4: 111–119.
Jacobi F, Höfler M, Strehle J et al. (2014) Psychische Störungen in der Allgemeinbevölkerung. Studie zur Gesundheit Erwachsener in Deutschland und ihr Zusatzmodul Psychische Gesundheit (DEGS1-MH). Nervenarzt 85 (1): 77–87.
Jaspers K (1973) Allgemeine Psychopathologie. 8. Aufl. Heidelberg, Berlin, New York: Springer.
Keeley ML, Storch EA, Merlo LJ et al. (2008) Clinical predictors of response to cognitive-behavioral therapy for obsessive-compulsive disorder. Clinical Psychol Rev 28: 118–130.
Klein Hofmeijer-Sevink MK, van Oppen P, van Megen HJ et al. (2013) Clinical relevance of comorbidity in obsessive-compulsive disorder: The Netherlands OCD Association Study. J Affect Disord 150 (3): 847–854.
Lakatos A, Reinecker A (2016) Kognitive Verhaltenstherapie bei Zwangsstörungen. Göttingen: Hogrefe.
Lang H (1986) Der Zwangsneurotiker als »gehemmter Rebell«. Psyche 11: 953–969.
Maina G, Albert U, Salvi V et al. (2008) Early-onset obsessive-compulsive disorder and personality disorders in adulthood. Psychiatry Res 158 (2): 217–225.
Mancebo MC, Grant JE, Pinto A et al. (2009) Substance use disorders in an obsessive compulsive disorder clinical sample. J Anxiety Disord 23 (4): 429–435.
Mayerovitch JI, du Fort GG, Kakuma R et al. (2003) Treatment seeking for obsessive-compulsive disorder: Role of obsessive-compulsive disorder symptoms and comorbid psychiatric diagnoses. Compr Psychiatry 44: 162–168.
Meier SM, Petersen L, Pedersen MG et al. (2014) Obsessive-compulsive disorder as a risk factor for schizophrenia – A nationwide study. JAMA Psychiatry 71(11): 1215–1221.
Moll GH, Rothenberger A (1999) Nachbarschaft von Tic und Zwang. Nervenarzt 70 (1): 1–10.
Moritz S, von Mühlenen A, Randjbar S et al. (1999) Evidence for an attentional bias for washing- and checking-relevant stimuli in obsessive-compulsive disorder. J Int Neuropsych Soc 15 (3): 365–371.
Nordstrom EJ, Burton FH (2002) A transgenic model of comorbid Tourette's syndrome and obsessive-compulsive disorder circuitry. Mol Psychiatry 7: 617–625.
Pallanti S, Grassi G, Sarrecchia ED et al. (2011) Obsessive-compulsive disorder comorbidity: Clinial assessment and therapeutic implications. Front Psychiatry 2: 1–11.
Perugi G, Toni C, Frare F et al. (2002) Obsessive-compulsive-bipolar comorbidity: A systematic exploration of clinical features and treatment outcome. J Clin Psychiatry 63 (12): 1129–1134.
Pinto A, Mancebo MC, Eisen JL et al. (2006) The Brown Longitudinal Obsessive Compulsive Study: clinical features and symptoms of the sample at intake. J Clin Psychiatry 67: 703–711.
Poustka L, Rühl D, Feineis-Matthews S et al. (2015) Diagnostische Beobachtungsskala für Autistische Störungen. Bern: Hogrefe.
Poyurovsky M, Weizman A, Weizman R (2004) Obsessive-compulsive disorder in schizophrenia: Clinical characteristics and treatment. CNS Drugs 18: 989–1010.
Overbeek T, Schruers K, Vermetten E et al. (2002) Comorbidity of obsessive-compulsive disorder and depression: prevalence, symptom severity, and treatment effect. J Clin Psychiatry 63 (12): 1106–1112.
Regier DA, Narrow WE, Rae DS et al. (1993) The de facto US mental and addictive disorders service system: Epidemiological Catchment Area prospective 1-year prevalence rates of disorders and service. Arch Gen Psychiatry 50: 85–94.
Ruppert S, Zaudig M, Hauke W et al. (2001) Komorbidität und Zwangsstörung. Teil I: Achse-I-Komorbidität. Verhaltenstherapie 11: 104–111.

Ruscio AM, Stein DJ, Chiu WT et al. (2010) The epidemiology of obsessive-compulsive disorder in the National Comorbidity Survey Replication. Mol Psychiatry 15: 53–63.
Sallet PC, Gomes de Alvarenga P, Ferrão Y et al. (2010) Eating disorders in patients with obsessive-compulsive disorder: Prevalence and clinical correlates. Int J Eat Disord 43 (4): 315–325.
Skoog G, Skoog I (1999) A 40-year follow-up of patients with obsessive-compulsive disorder. Arch Gen Psychiatry 56: 121–127.
Steketee G (1990) Personality traits and disorders in obsessive-compulsives. Journal of Anxiety Disorders 4: 351–364.
Stengler-Wenzke K, Angermeyer MC (2005) Inanspruchnahme von professioneller Hilfe durch Patienten mit Zwangserkrankungen. Psychiatr Prax 32: 195–201.
Tebartz-van Elst L (2019) Hochfunktionaler Autismus bei Erwachsenen. Fortschr Neurol Psychiatr 87 (7): 381-397.
Voderholzer U, Schlegl S, Külz AK (2011) Epidemiologie und Versorgungssituation von Zwangsstörungen. Nervenarzt 82 (3): 273–280.
Wahl K, Kordon A, Kuelz AK et al. (2010) Obsessive-Compulsive Disorder (OCD) is still an unrecognised disorder: A study on the recognition of OCD in psychiatric outpatients. Eur Psychiatry 25: 374–377.
Wahl-Kordon A, Zurowski B, Wahl K et al. (2018) Zwangsstörungen. In: Berger M (Hrsg.) Psychische Erkrankungen. München: Urban & Fischer. S. 483–500.
Yu D et al. (2015) Cross-disorder genome-wide analyses suggest a complex genetic relationship between Tourette syndrome and obsessive-compulsive disorder. Am J Psychiatry 17 2(1): 82–93.
Zurowski B, Hohagen F, Kordon A (2009) Neurobiologie der Zwangsstörung: Konzepte und Befunde aus der Neurobildgebung. Nervenheilkunde 28 (11): 809–816.

11 Sucht und Zwang

Kenneth M. Dürsteler und Patrick Köck

11.1 Einleitung

Süchte und Zwänge haben viel gemein, obwohl es sich klinisch und nosologisch um eigenständige Krankheitsbilder handelt. Beide manifestieren sich unbehandelt in zunehmendem Maße als stereotype Wiederholungen im Denken und Handeln, die mit dem Fortgang der Störung zunehmend den Charakter des Übermäßigen, Unabdingbaren und Automatisierten erlangen. Süchte und Zwänge bestechen durch ihre Persistenz, Penetranz und Neigung zu gleichförmigen Perseverationen trotz damit verbundener negativer Folgen. Beiden ist ein teilweiser Verlust der freien Wahl des Denk- und Handlungsinhalts bei erhaltener selbstreflexiver Stellungnahme gemeinsam. Bei Zwängen müssen die Betroffenen etwas wollen, was sie so nicht wollen; sie müssen trotz klaren Bewusstseins der Schädlichkeit ihres Tuns sich selber »schaden«. Genauso wie der Zwangskranke steht auch der an einer Sucht erkrankte Mensch unter einem Zwang, auch er oder sie muss teilweise gegen seinen oder ihren Willen etwas tun, von dem er oder sie weiß, dass es ihm oder ihr schadet und es zuweilen zu vermeiden sucht (Barz 1983). Dies hat 1784 bereits Benjamin Rush erkannt, als er Sucht als »Krankheit des Willens« formulierte.

11.2 Beschreibung und diagnostische Merkmale der Sucht

Konzeptionell waren Süchte in den letzten Jahrhunderten großen Veränderungen unterworfen und es dauerte lange, bis sie in der internationalen Fachwelt als eigenständige Krankheitsbilder Anerkennung und Eingang in die internationalen Nomenklaturen psychischer Krankheiten fanden. So galten Alkoholismus bzw. Narkomanie vor ihrer Einführung im internationalen Klassifikationssystem der Krankheiten der Weltgesundheitsorganisation WHO (ICD-7) 1955 vornehmlich als Begleitsymptome einer Psychopathie, die Betroffenen wurden als charakterlose, willensschwache oder haltlose Persönlichkeiten angesehen (Dürsteler 2015). Im diagnostischen und statistischen Manual psychischer Störungen der US-amerikanischen psychiatrischen Assoziation (APA) erschien das Abhängigkeitssyndrom erst 1968 im Rahmen des DSM-II als eigenständiges Krankheitsbild. Danach erfolgten bei beiden Systemen von Version zu Version Erweiterungen und Ausdifferenzierungen des Suchtkonzepts. Im Folgenden werden Sucht und Abhängigkeit synonym gebraucht, da der Suchtbegriff, der 1964 aus dem wissenschaftlichen Sprachgebrauch verbannt wurde, seit der Veröffentlichung des DSM-5 unter dem Kapitel »Substance-related and addictive disorders« wieder verwendet wird (APA 2013).

Heute werden substanzbezogene Süchte im internationalen Klassifikationssystem der Krankheiten der WHO (ICD-10) im Abschnitt »psychische und Verhaltensstörungen durch psychotrope Substanzen« aufgeführt (Dilling et al. 2009). Verhaltenssüchte wie Spiel-, Kauf-, Sex- oder Internetsucht werden im ICD-10 nicht als Süchte ausgewiesen, sondern sind dem Abschnitt »Abnorme Gewohnheiten und Störungen der Impulskontrolle« zugeordnet und zählen damit nicht zu den Süchten im engeren Sinne. Bei den substanzbezogenen Süchten besteht die Gemeinsamkeit im Gebrauch einer oder mehrerer psychotroper Substanzen, der zu nachweisbaren Gesundheitsschäden (schädlicher Gebrauch) oder zu einer Abhängigkeit geführt hat. Für die Diagnose einer Abhängigkeit nach ICD-10 müssen drei oder mehr der folgenden Kriterien innerhalb eines Jahres gleichzeitig erfüllt sein: starker bis übermäßiger Wunsch oder Zwang, eine Substanz zu konsumieren (Craving); verminderte Kontrollfähigkeit bezüglich des Beginns, der Beendigung und der Menge des Konsums; körperliches Entzugssyndrom bei Beendigung oder Absetzen des Konsums; Nachweis einer Toleranz; fortschreitende Vernachlässigung anderer Vergnügen oder Interessen zugunsten des Konsums bzw. erhöhter Zeitaufwand, um die Substanz zu beschaffen oder sich von den Folgen des Konsums zu erholen; anhaltender Konsum trotz Nachweises eindeutig schädlicher Folgen. Ein eingeengtes Verhaltensmuster im Umgang mit der Substanz gilt ebenfalls als charakteristisches Merkmal. Das DSM-5 hat die kategoriale Einteilung in Missbrauch und Abhängigkeit zugunsten einer dimensionalen Diagnostik von Substanzkonsumstörungen mit drei Schweregraden aufgegeben. Es klassifiziert diese mittels elf Kriterien als exzessives, wiederholtes und schädliches Verhaltensmuster mit negativen psychosozialen Auswirkungen sowie Toleranz- und Entzugserscheinungen. Neu ist auch die Glücksspielstörung in das Kapitel der Süchte eingebunden, zudem sind im Kapitel der Störungen, die weiterer Forschung bedürfen, vorläufige Kriterien für eine Internetspielstörung definiert (APA 2013).

Zu den Verhaltenssüchten zählen im ICD-10 Verhaltensweisen, die ohne vernünftige Motivation erfolgen, nicht kontrolliert werden können und die meist die Interessen der Betroffenen oder anderer Personen schädigen. Die Kriterien der Abhängigkeit treffen hier nicht vollständig zu (z. B. fehlen körperliche Abhängigkeitsmerkmale) bzw. sind nicht eindeutig bestimmbar. Was die beiden dennoch eint, ist die Schwierigkeit, das eigene Verhalten in angemessener Weise zu kontrollieren, das Suchtverhalten wird häufig exzessiv, dysfunktional und überwertig. Das Übermaß, das Nichtaufhören-Können und das eingeengte Verhaltensmuster sind prägende Merkmale von Suchterkrankungen, was sie in die Nähe von Zwangsstörungen rückt. Die Abgrenzung von süchtigem Verhalten und zwanghaftem Verhalten ist auf theoretisch-konzeptioneller Ebene zwar gut nachvollziehbar, in der klinisch-praktischen Anwendung ergibt sich jedoch eine Unschärfe. Süchte und Zwänge überlappen auf verschiedenen Ebenen beträchtlich und weisen insbesondere bezüglich Phänomenologie, Komorbidität sowie bestimmter Aspekte der Pathogenese und -physiologie Überschneidungen auf (Everitt und Robbins 2016; Figee et al. 2019; Fontenelle et al. 2011). Obschon seit Jahren erhebliche Forschungsanstrengungen unternommen werden, um die einzelnen Störungsbilder noch treffender zu umreissen und ein noch besseres Verständnis für deren Ursachen und je eigenen Erlebens- und Verhaltensweisen zu gewinnen, gelingt es in der Wissenschaft und der klinischen Praxis bisher nur begrenzt, diese Störungsbilder eindeutig voneinander abzugrenzen (John et al. 2010).

11.3 Phänomenologie von Sucht und Zwang

Jede Sucht hat Zwangscharakter. Sie unterscheidet sich allerdings vom Zwang, indem der süchtige Mensch zumindest im Anfangsstadium seiner Sucht vorübergehend eine Befriedigung seines Verlangens erlangt. Für den Zwangskranken gibt es dagegen keine »Lustprämie in Gestalt der lockenden Befriedigung: sein Zwang ist ihm selber von vornherein sinnlos, er muss nur das Sinnlose und weiss nicht warum« (Barz 1983, S. 107). Ursprünglich wurden Süchte und Zwänge als Antipoden einer einzigen Dimension betrachtet – bei der Sucht geht es primär um ein belohnungssuchendes Verhalten, beim Zwang um das Bedürfnis einer Schadensminderung (Fineberg et al. 2010). Obwohl diese Definition eine scheinbar einfache und klare Abgrenzung beider Krankheitsbilder impliziert, zeigt sich bei näherer Betrachtung, dass zwischen den beiden Störungen phänomenologisch zahlreiche Überschneidungen bestehen. So beschäftigen sich Betroffene bei beiden Störungen exzessiv und anhaltend mit dem vorherrschenden Gegenstand ihrer Erkrankung und zeigen ein schwankendes Maß an Ich-Syntonie/Dystonie gegenüber ihren Symptomen (Bart 1983; Fontenelle et al. 2011). Sie führen ein wiederkehrendes Muster, funktionell schädigender, offener oder verdeckter Verhaltensweisen aus, die oft starren Regeln folgen oder der Vermeidung negativer Folgen dienen, aber keine adaptive Funktion aufweisen (Fineberg et al. 2010; Hollander und Cohen 1996). Die daraus resultierende Dysfunktionalität offenbart sich im zunehmenden Verlust der Flexibilität und Einschränkungen im Alltagsleben, in der beruflichen und sozialen Leistungsfähigkeit, in Beziehungen und in der Gesundheit (Fontenelle et al. 2011). Beide Störungen führen denn auch zu einem spürbaren subjektiven Leiden, manchmal jedoch erst im späteren Verlauf. Ohne angemessene Behandlung neigen beide Störungsbilder zur Chronifizierung, die meist mit einer Verschlechterung der Symptomatik und Verstärkung des Zwanghaften einhergeht (Cuzen et al. 2014); es entwickeln sich Denk- und Verhaltensabläufe, die zunehmend ohne gerichtete Aufmerksamkeit, ohne

Zielorientierung und bewusste Kontrolle automatisch durchgeführt werden (Lipton et al. 2019). Bei einer Abhängigkeit beinhaltet das zwanghafte Verhalten sowohl die Unfähigkeit, das Denken und das Verhalten von der Substanz wegzulenken, als auch die Unfähigkeit, den Drang, eine Substanz zu konsumieren, erfolgreich zu unterdrücken (Cuzen et al. 2014). Bei Zwangsstörungen wie bei Suchterkrankungen versuchen sich die Betroffenen ihren Krankheitssymptomen zu widersetzen oder »leugnen« das Vorhandensein problematischer Verhaltensweisen, wobei sie dann wieder in Versuchung geraten und sich auf ihre zwanghaften oder süchtigen Verhaltensweisen einlassen (Fontenelle et al. 2011). Bei Süchten und Zwängen scheint also das Verhältnis zwischen Triebregungen und der Fähigkeit zur Impulsunterdrückung und zum Verhaltensaufschub gestört zu sein. Psychopathologisch lassen sich Süchte und Zwänge denn auch als Willensstörungen verstehen. Die Betroffenen reden aus Scham häufig lange Zeit nicht über ihre Krankheit, sie versuchen, sie vor sich selbst und anderen zu verbergen und zu verheimlichen, was es schwermacht, die Störungen frühzeitig zu erkennen und zu behandeln. Menschen mit Zwangsstörungen oder einer Sucht haben oft weniger ein schlechtes Gewissen, wenn sie sich ihrem Verhalten hingeben, sondern eher umgekehrt, wenn sie es nicht schaffen, es zu unterlassen oder zu kontrollieren (Bart 1983). Während gewisse Menschen mit einer Zwangsstörung, wie jene mit einer Sucht, subjektiv zunehmend eine Belohnung erfahren (Fontenelle et al. 2011), neigen Menschen mit einer Abhängigkeit zunehmend zu einem zwanghafteren Verhalten; sie konsumieren die Substanz nicht mehr primär zum Lustgewinn oder zur Befriedigung ihres Verlangens, sondern um die mit einem Nichtkonsum verbundenen Beschwerden und negativen Gefühlszustände zu lindern (Everitt und Robbins 2016; Vollstädt-Klein et al. 2010). Es scheint, dass sich zwanghafte und süchtige Verhaltensweisen über die Zeit hinweg miteinander verflechten und schwieriger auseinanderzuhalten sind (Fontenelle et al. 2011).

11.4 Komorbidität zwischen Sucht und Zwang

Im Vergleich zur Allgemeinbevölkerung sind laut epidemiologischen und klinischen Studien Menschen mit einer Zwangsstörung oder einer Suchterkrankung im Laufe ihres Lebens häufiger von der anderen Störung betroffen. So zeigen Resultate der US National Comorbidity Survey Replication (Kessler et al. 2005; Ruscio et al. 2010), dass bei Zwangsstörungen die Lebenszeitkomorbidität für Alkohol- bzw. Drogenabhängigkeit bei 24 % bzw. 14 % liegt. Dies entspricht gegenüber der US-amerikanischen Allgemeinbevölkerung, bei der die Lebenszeitprävalenzen für Alkoholabhängigkeit 5 % und für Drogenabhängigkeit 3 % betragen, einer mehr als viermal höheren Rate. In europäischen Studien zeigten sich bei Menschen mit einer Zwangsstörung ebenfalls deutlich erhöhte Lebenszeitprävalenzen für Substanzkonsumstörungen von 30–40 % (Adam et al. 2012;

De Bruijn et al. 2010). Ferner fanden Mancebo et al. (2009), dass 27 % von 323 Patienten und Patientinnen, die wegen einer Zwangserkrankung Hilfe in Anspruch nahmen, auch die Lebenszeitkriterien für eine Substanzkonsumstörung erfüllten, wobei die Zwangserkrankung bei 70 % mindestens ein Jahr vor der Substanzkonsumstörung aufgetreten war.

Umgekehrt erfüllten laut Friedman et al. (2000) 11,4 % eines opioidabhängigen Patientenkollektivs auch die Kriterien für eine Zwangsstörung. Gegenüber der Allgemeinbevölkerung entspricht dies ebenfalls einer mehr als viermal höheren Rate und liegt im Bereich von Studien bei alkoholabhängigen Patienten und Patientinnen, bei denen die Prävalenzrate für Zwangsstörungen 6–12 % betrug (Eisen und Rasmussen 1989; Reimann et al. 1992). Die hohe Komorbidität zwischen Sucht und Zwang ist sowohl mit der Hypothese einer gemeinsamen Ätiologie vereinbar als auch mit der Möglichkeit, dass jede der beiden Störungen die Entwicklung und Persistenz der anderen fördert. Bei Zwangsstörungen scheint dabei das Ausmaß der Zwangssymptome für das Risiko einer komorbiden Suchterkrankung maßgebend zu sein und einer umgekehrten U-Kurve zu entsprechen (Cuzen et al. 2014). Demnach wären Menschen mit einer leichten obsessiven Zwangssymptomatik besonders gefährdet, eine Abhängigkeit zu entwickeln, während jene mit klinisch relevanten obsessiv-kompulsiven Symptomen diesbezüglich nicht anfälliger als die Allgemeinbevölkerung zu sein scheinen. Dies deckt sich mit Befunden, wonach Patienten und Patientinnen mit einem Vollbild einer Zwangsstörung keine erhöhte Komorbidität für Substanzkonsumstörungen zeigen (Blom et al. 2011; Cuzen et al. 2014). Möglicherweise versuchen Menschen mit leichter Zwangssymptomatik durch den Substanzkonsum ihre Symptome zu lindern, während dies bei einem Vollbild der Zwangsstörung aufgrund der Dominanz der Symptomatik nicht möglich ist (Fontenelle et al. 2011). Bei Süchten und Zwängen besteht eine erhöhte Neigung zu zwanghaftem Verhalten, das mit frontostriatalen Dysfunktionen assoziiert ist (Ersche et al. 2016; Everitt und Robbins 2016; Van den Heuvel et al. 2010). Eine Dysfunktion des Striatums wird denn auch als Hauptmerkmal beider Störungsbilder vermutet und könnte das Bindeglied zwischen beiden darstellen (Hollander und Wong 1995; Fineberg et al. 2010).

11.5 Neurobiologische Grundlagen der Sucht

Süchte stellen wie Zwänge komplexe biopsychosoziale Störungen mit mehrstufigen neuronalen Vorgängen dar, deren neurobiologische Grundlagen noch nicht vollständig geklärt sind. Dennoch wurden durch intensive Forschungsbemühungen an substanzbezogenen Süchten plausible Modelle zerebraler Mechanismen der Suchtentstehung entwickelt. Nach Volkow et al. (2016) kann Abhängigkeit als gestufter, kreislaufartiger Prozess verstanden werden, der sich grob in drei Phasen unterteilt. Dabei werden der Zustand des Rausches bzw. der Intoxikation, eine vorherrschend negative Affektlage bzw. Entzugssymptome und ein Zustand der Erwartung bzw. Vorfreude unterschieden. In diesem Kreislauf werden dem Rausch bzw. der akuten Intoxikation Veränderungen von Dopamin- und Opioidpeptidkonzentrationen in den Basalganglien zugeschrieben. Negative Emotionen und Stress in der Phase des Entzugs sind von reduzierter dopaminerger Aktivität im mesolimbischen »Belohnungszentrum« sowie erhöhter Verfügbarkeit von Stresshormonen, z. B. Corticotropin-Releasing Factor und Dynorphin, im neuronalen Netzwerk der Amygdala gekennzeichnet. Die erhöhte Erwartungshaltung und das Verlangen nach der nächsten Belohnung (Craving) können als kompromittierte Exekutivfunktionen verstanden werden. Hier spielt der präfrontale Kortex eine zentrale Rolle. Während den wiederholten Phasen der Intoxikationen werden bislang neutrale Stimuli mit der Verfügbarkeit der Substanz assoziiert und erlangen dadurch selber Anreizwert (Everitt und Robbins 2016). Dies führt zu überlerntem Verhalten, das durch konditionierte Reize auslösbar ist, und zur Ausbildung immer stärker werdender Motivation, die durch den Substanzkonsum vermittelten Erfahrungen erneut zu suchen. Dieser »Suchvorgang« und die damit verbundene Erwartung bzw. Vorfreude geht mit erhöhten Ausschüttungen von Dopamin und Glutamat einher. Im Gegenzug nimmt der Belohnungswert natürlicher Verstärker zunehmend ab (Koob und Volkow 2016).

Während des akuten Intoxikationszustands sowie in den dazwischenliegenden Phasen, insbesondere im chronischen Stadium der Abhängigkeit, treten also erhebliche Ungleichgewichte im gesamten Neurotransmittersystem auf. Darüber hinaus kommt es auch zu neuroplastischen Veränderungen und Aktivitätsänderungen in den beschriebenen Hirnregionen, wie Bildgebungsstudien für verschiedene Substanzkonsumstörungen belegen (Volkow et al. 2016). Auf der Verhaltensebene entwickelt sich durch den wiederholten Substanzkonsum neben der physiologischen Gewöhnung auch eine Gewohnheit. Der ursprünglich zielgerichtete, auf Belohnung ausgerichtete, flexible Substanzkonsum wird in der Folge zunehmend zu einem habituellen Verhalten, das stimulusgeleitet und eher unabhängig vom effektiven Belohnungswert erfolgt und durch automatische Abläufe gesteuert wird (Everitt und Robbins 2016). Dieser Übergang geht bei Süchten genauso wie bei Zwängen mit einer Zunahme der Stimulus-Reaktions-Assoziation und Verminderung der Handlungs-Ergebnis-Kontingenz einher (Lipton et al. 2019).

11.6 Neuropsychobiologische Gemeinsamkeiten von Sucht und Zwang

Je weiter fortgeschritten eine Suchterkrankung ist, desto ähnlicher wird sie in ihrer Erscheinung und ihrem Ablauf einer Zwangsstörung (Everitt und Robbins 2016; Lipton et al. 2019, ▶ Abb. 11.1). Von der anfänglich zunächst impulsiv-he-

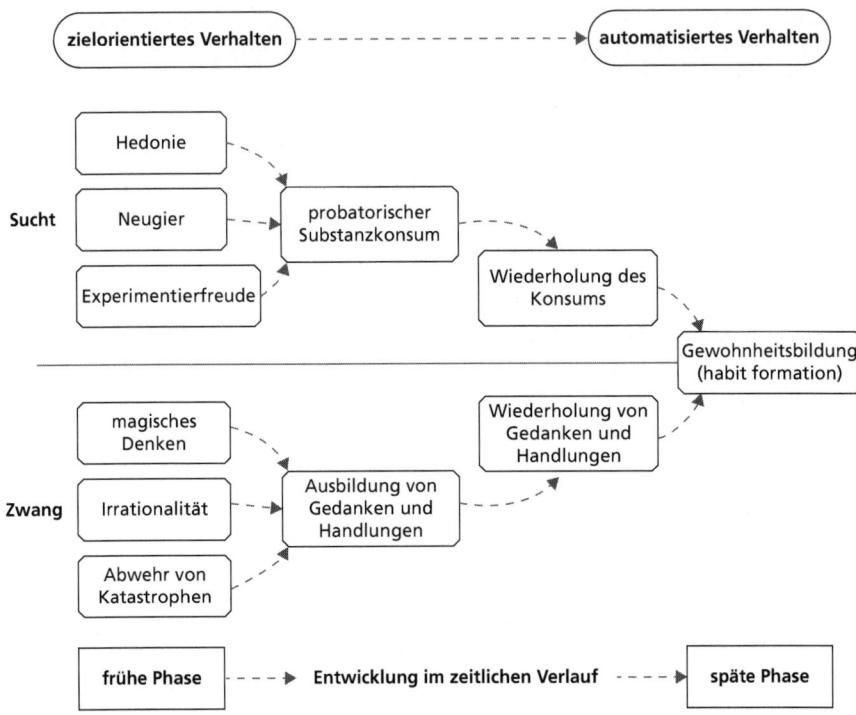

Abb. 11.1: Entwicklung von Sucht im Vergleich zum Zwang im zeitlichen Verlauf.
Die frühe Phase der Sucht ist v. a. durch belohnungsorientiertes Lernen und Entwicklung hoher motivationaler Anreizwerte der Substanz und assoziierter Reize gekennzeichnet. Durch den wiederholten Konsum verlieren natürliche Verstärker an Wert, gegenüber von Hinweisreizen entwickelt sich ein Aufmerksamkeitsbias, das Verhalten wird immer stärker von der Motivation für die Substanz gesteuert. In der späten Phase der Sucht ist die Verbindung zwischen den Hinweisreizen und den dazugehörigen Verhaltensreaktionen stark automatisiert, was in Kombination mit beeinträchtigten exekutiven Funktionen ein zwanghaftes Konsummuster begünstigt.

donistischen Suche der Zustandsveränderung überwiegt nun, ähnlich wie bei den Zwängen, das Bedürfnis nach Neutralisation unangenehmer Zustände (Entzugssymptomatik, negative Affekte). Hierzu zeigen zahlreiche Studien, dass das kompulsive Verhalten bei Zwangs- und Abhängigkeitserkrankungen mit einer beeinträchtigten Verarbeitung von Belohnungs- und Straferleben einhergeht (Figee et al. 2016; Volkow et al. 2016). Es kommt bei beiden Erkrankungen zu einer abgeschwächten Dopaminfreisetzung im ventralen Striatum (Everitt und Robbins 2016). Beiden gemeinsam ist auch eine Negativverstärkung im limbischen System (Koob und Volkow 2016; Vollstädt-Klein et al. 2010). Hierzu zählen Hirnareale, die für die Angst- und Furchtwahrnehmung zuständig sind, insbesondere die Amygdala und die Habenula. Beiden Krankheitsbildern ist ferner eine verminderte kognitive Flexibilität mit reduzierter serotoningesteuerter orbitofrontaler und ventrolateraler präfrontaler Kontrollfunktion gemein (Figee et al.

2016). Zudem gibt es bei Zwangsstörungen Hinweise für eine abweichende frontostriatale glutamaterge Signalübertragung, wie sie bei Süchten zu beobachten ist. Glutamaterge Signale sind für die präfrontale Top-down-Kontrolle der striatalen Dopaminaktivität wichtig (Fontenelle et al. 2011). Glutamaterge frontostriatale Veränderungen scheinen v. a. für den Wechsel von regulärem zu zwanghaftem Substanzkonsum, die Unterbewertung natürlicher Verstärker und das reizinduzierte Craving relevant zu sein (Engeli et al. 2020; Koob und Volkow 2016). Sowohl bei Suchterkrankungen als auch bei Zwangsstörungen ist also eine Reihe frontostriataler Dysfunktionen zu verzeichnen, wodurch sich gewohnheitsmäßige Abläufe bzw. Antworten auf Stimuli zugunsten kompulsiver Gedanken bzw. Handlungen verändern (Everitt und Robbins 2016; Figee et al. 2016; Lipton et al. 2019). Instrumentelles Verhalten, seien es Alltagsgewohnheiten, Süchte oder Zwänge, geht mit einer neuronalen Aktivitätsverlagerung einher, nämlich vom ventralen zum dorsalen Striatum im Zuge des habituellen Lernens und vom dorsomedialen zum dorsolateralen Striatum, je weiter die Automatisation des Verhaltens voranschreitet (Everitt und Robbins 2016).

11.7 Neuropsychobiologisches Modell von Sucht und Zwang

Sucht und Zwangsstörungen sind charakterisiert durch eine anhaltende Beschäftigung mit einem jeweils vorherrschenden Thema (Craving bei Süchten, Zwangsgedanken bei Zwängen) und einer Unfähigkeit, die damit verbundenen Verhaltensweisen vollständig zu unterdrücken oder aufzuschieben (impulsive Handlungen bei Sucht, Zwangshandlungen bei Zwängen). Es liegt daher nahe, dass bei diesen Symptomen ähnliche Hirnregionen involviert sind. Ein erster Versuch, Sucht und Zwangsstörungen in ein gemeinsames Modell zu integrieren, stammt von Hollander und Wong (1995) und wurde später von Fineberg et al. (2010) ergänzt. Letztere gehen davon aus, dass die beiden Störungen eine allgemeine Neigung zu einer Verhaltensdisinhibition aufweisen, die entweder aufgrund eines Fehlers in der kortikalen Top-down-Regulation des frontostriatalen Netzwerks oder aufgrund einer Überaktivität im striatalen Netzwerk entsteht. Dabei steuern zwei überlappende Netzwerke zwanghaftes und impulsives Verhalten: Während der Nucleus caudatus kompulsives Verhalten antreibt und der orbitofrontale Kortex dieses hemmt, erzeugt das ventrale Striatum, insbesondere die Randregion des Nucleus accumbens, impulsives und suchterzeugendes Verhalten, wobei der anteriore cinguläre ventromediale Kortex dieses wiederum hemmt. Diese Annahme stützt sich u. a. auch auf Befunde von Bildgebungsstudien, die bei Menschen mit Abhängigkeits- oder Zwangsstörungen neben volumetrischen Abweichungen im orbitofrontalen Kortex und im Striatum eine Reihe neurokognitiver und funktioneller Veränderungen gefunden haben (Figee et al. 2016; Fontenelle et al. 2011). Dazu zählen eine erhöhte Reiz-Reaktivität bei symptomspezifischer Exposition, Hyperaktivität des dorsomedialen, dorsolateralen und ventrolateralen präfrontalen Kortex beim Versuch, den Symptomen zu widerstehen sowie Hypoaktivierung des präfrontalen Kortex und des Striatums beim Reversal Learning, bei der Inhibitionskontrolle und der Belohnungsantizipation. Weiter findet sich eine erhöhte Konnektivität des ventralen Striatums und der angrenzenden Hirnareale im Ruhezustand (Fontenelle et al. 2011). Um das Krankheitsgeschehen von Süchten und Zwängen noch besser verstehen und die beiden Störungen klarer voneinander abgrenzen zu können, bedarf es zukünftig vor allem vergleichender Forschungsansätze. Dabei dürften auch neurobiologische Prozesse, die für die Willensteuerung wichtig sind, vermehrt in den Fokus des Forschungsinteresses rücken.

11.8 Zusammenfassung

Süchte und Zwänge sind eigenständige Krankheitsbilder. Dennoch gibt es zwischen beiden viele Überschneidungen. Insbesondere der zwanghafte Charakter beider Störungen verbindet sie. Bei einer Abhängigkeit beinhaltet das zwanghafte Verhalten sowohl die Unfähigkeit, das Denken und das Verhalten von der Substanz wegzulenken, als auch die Unfähigkeit, den Drang, eine Substanz zu konsumieren, erfolgreich zu unterdrücken. Im Zentrum des Krankheitsgeschehens stehen bei Süchten wie Zwängen Denk- und Verhaltensabläufe, die zunehmend ohne gerichtete Aufmerksamkeit, ohne Zielorientierung und bewusste Kontrolle automatisch ausgeführt werden. Patienten und Patientinnen beider Krankheitsbilder befassen sich exzessiv und anhaltend mit dem vorherrschenden Gegenstand ihrer Erkrankung. Sie führen auf Kosten zielgerichteter Handlungen ein wiederkehrendes Muster nicht adaptiver, stimulusabhängiger und funktionell schädigender Verhaltensweisen aus, die regelhaft erfolgen oder die Funktion haben, negative Folgen zu vermeiden. Beide Störungen gehen mit einem Verlust der Flexibilität und psychosozialen Leistungsfähigkeit einher. Im Vergleich zur Allgemeinbevölkerung besteht bei beiden ein deutlich höheres Risiko, irgendwann im Laufe des Lebens an der anderen Störung zu erkranken. Dies könnte einem gemeinsamen Risikofaktor geschuldet sein oder dem Umstand, dass jede der beiden Störungen die Entwicklung der anderen fördert. Süchte und Zwänge weisen eine allgemeine Neigung zur Verhaltensdisinhibition auf, die mit Dysfunktionen im frontostriatalen Netzwerk assoziiert ist. Eine Dysfunktion des Striatums scheint denn auch das Bindeglied zwischen beiden darzustellen. Diese Annahme stützt sich auf Befunde aus Bildgebungsstudien, die bei beiden Störungen im frontostriatalen Netzwerk eine Reihe ähnlicher struktureller, funktioneller und neurokognitiver Veränderungen gefunden haben. Bei beiden scheint ein Missverhältnis zwischen Triebregungen und der Fähigkeit zur Impulsunterdrückung und zum Verhaltensaufschub zu bestehen. Dennoch besteht bei Süchten und Zwängen ein dringender Forschungsbedarf im Bereich vergleichender Studien.

Literatur

Adam Y, Meinlschmidt G, Gloster AT et al. (2012) Obsessive-compulsive disorder in the community: 12-month prevalence, comorbidity and impairment. Soc Psychiatry Psychiatr Epidemiol 47: 339–349.
American Psychiatric Association (APA) (2013) Diagnostic and Statistical Manual of Mental Disorders: DSM-5. Washington, DC: American Psychiatric Publishing.
Barz H (1983) Psychopathologie und ihre psychologischen Grundlagen. 2. Aufl. Bern: H. Huber.
Blom RM, Koeter M, van den Brink W et al. (2011) Co-occurrence of obsessive-compulsive disorder and substance use disorder in the general population. Addiction 106: 2178–2185.
Cuzen NL, Stein DJ, Lochner C et al. (2014) Comorbidity of obsessive-compulsive disorder and substance use disorder: a new heuristic. Human Psychopharmacol Clin Exp 29: 89–94.
De Bruijn C, Beun S, de Graaf R et al. (2010) Subthreshold symptoms and obsessive–compulsive disorder: evaluating the diagnostic threshold. Psychol Med 40: 989–997.
Dilling H, Mombour W, Schmidt MH (Hrsg.) (2009) Internationale Klassifikation psychischer Störungen. ICD-10 Kapitel V (F). Klinisch-diagnostische Leitlinien. Bern: Huber.
Dürsteler KM (2015) The Brain-Behavioral Connection in Substance Use Disorders and Effects Associated with Injectable Opioid Prescription. München: Herbert Utz.
Eisen JL, Rasmussen SA (1989) Coexisting obsessive compulsive disorder and alcoholism. J Clin Psychiatry 50: 96–98.
Endrass T, Kloft L, Kaufmann C et al. (2011) Approach and avoidance learning in obsessive-compulsive disorder. Depress Anxiety 28: 166–172.
Engeli EJE, Zoelch N, Hock A et al. (2020) Impaired glutamate homeostasis in the nucleus accumbens in human cocaine addiction. Mol Psychiatry. (https://doi.org/10.1038/s41380-020-0828-z, Zugriff am 26.07.2021).
Ersche KD, Gillan CM, Jones PS et al. (2016) Carrots and sticks fail to chane behavior in cocaine addiction. Science 352: 1468–1471.
Everitt BJ, Robbins TW (2016) Drug addiction: updating action to habits to compulsions ten years on. Annu Rev Psychol 67: 23–50.
Figee M, Pattij T, Willuhn I et al. (2016) Compulsivity in obsessive-compulsive disorder and addictions. Eur Neuropsychopharmacol 26: 856–868.
Fineberg NA, Potenza MN, Chamberlain SR et al. (2010) Probing compulsive and impulsive behaviors, from animal models to endophenotypes: a narrative review. Neuropsychopharmacol 35: 591–604.
Fontenelle LF, Oostermeijer S, Harrison BJ et al. (2011) Obsessive-compulsive disorder, impulse control disorders and drug addiction: common features and potential treatment. Drugs 71: 827–840.
Friedman I, Dar R, Shilony E (2000) Compulsivity and obsessionality in opioid addiction. J Nerv Ment Dis 188: 155–162.
Hasin DS, O'Brien CP, Auriacombe M et al. (2013) DSM-5 criteria for substance use disorders: recommendations and rationale. Am J Psychiatry 170: 834–851.
Hollander E, Cohen LJ (1996) Impulsivity and Compulsivity. Washington DC: Psychiatric Press Inc.
Hollander E, Wong CM (1995) Obsessive-compulsive spectrum disorders. J Clin Psychiatry 56 (Suppl. 4): 3–6; discussion: 53–55.

John CE, McCracken CB, Haber SN (2010) Motivation on the Mediterranean reward, compulsions and habit formation. Neurosci Biobehav Rev 34: 2–6.

Kessler RC, Berglund P, Demler O et al. (2005) Lifetime prevalence and age-of-onset distributions of DSM-IV disorders in the national comorbidity survey replication. Arch Gen Psychiatry 62: 593–602.

Kober H, Mende-Siedlecki P, Kross EF et al. (2010) Prefrontalstriatal pathway underlies cognitive regulation of craving. Proc Natl Acad Sci USA 107: 14811–14816.

Koob GF, Volkow ND (2016) Neurobiology of addiction: a neurocircuitry analysis. The Lancet Psychiatry 3: 760–773.

Lipton DM, Gonzales BJ, Citri A (2019) Dorsal striatal circuits for habits, compulsions and addictions. Fron Syst Neurosci 13: 28.

Mancebo MC, Grant JE, Pinto A et al. (2009) Substance use disorders in an obsessive compulsive disorder clinical sample. J Anxiety Disord 23: 429–435.

Poznyak V, Reed GM (2018) Aligning the ICD-11 classification of disorders due to substance use with global service needs. Epidemiol Psychiatr Sci 27: 212–218.

Reimann BC, McNally RJ, Cox WM (1992) The comorbidity of obsessive compulsive disorder and alcoholism. J Anxiety Disord 6: 105–110.

Rush B (1784) An inquiriy into the effect of ardent spirits upon human body and mind with an account of the means of preventing and remedies for curing them. New York: Printed for Cornelius Davies 1811.

Ruscio AM, Stein DJ, Chiu WT et al. (2010) The epidemiology of obsessive–compulsive disorder in the National Comorbidity Survey Replication. Mol Psychiatry 15: 53–63.

Van den Heuvel OA, van der Werf YD, Verhoef KM (2010) Frontal-striatal abnormalities underlying behaviours in the compulsive-impulsive spectrum. J Neurol Sci 289: 55–59.

Volkow ND, Koob GF, McLellan AT (2016) Neurobiologic advances from the brain disease model of addiction. N Engl J Med 374: 363–371.

Vollstädt-Klein S, Wichert S, Rabinstein J et al. (2010) Initial, habitual and compulsive alcohol use is characterized by a shift of cue processing from ventral to dorsal striatum. Addiction 105: 1741–1749.

World Health Organization (WHO) (2018) Global status report on alcohol and health. Global status report on alcohol. S. 1–472 (http://www.who.int/substance_abuse/publications/global_alcohol_report/msbgsruprofiles.pdf, Zugriff am 26.07.2021).

Teil III   Spezifische Perspektiven

12 Zwangsstörung im Kindes- und Jugendalter

Susanne Walitza und Veronika Brezinka

12.1 Einleitung

Zwangsstörungen sind bereits im Kindes- und Jugendalter häufig auftretende und sehr beeinträchtigende Erkrankungen. Die Störung wird bei Kindern oft nicht richtig oder erst nach Jahren erkannt, darüber hinaus wird die Symptomatik oft lange verheimlicht. Die Eltern und Betroffenen schämen sich und zögern, Hilfe zu suchen. Leider werden bei vielen Patienten und Patientinnen, auch im Kindes- und Jugendalter, nicht die Therapie der ersten Wahl, sondern oftmals zunächst Behandlungsformen ohne Wirknachweise eingesetzt. Dies hat verschiedene Gründe, die von der Verfügbarkeit, mangelnder Erfahrung bis zu mangelnder Zeit für die gerade zu Beginn zeitaufwändige Therapie reichen. Die Studienlage zeigt jedoch eindeutig, dass die Dauer der unbehandelten Zwangsstörung auch im Kindes- und Jugendalter einer der wichtigsten Prädiktoren für den Verlauf ist (Walitza et al. 2020; Fineberg et al. 2019).

12.2 Epidemiologie und Prävalenz

Die Prävalenz von Zwangsstörungen im Kindes- und Jugendalter beträgt etwa 1–3 % (Walitza 2014). Präpubertär sind Jungen etwas häufiger betroffen als Mädchen. Ab dem Jugendalter werden keine bedeutsamen Geschlechtsunterschiede mehr beschrieben. Die Altersverteilung ist bimodal, wobei ein erster Erkrankungsgipfel in der Kindheit im 11. Lebensjahr und ein zweites Maximum im frühen Erwachsenenalter im 23. Lebensjahr beobachtet wurde (Delorme et al. 2005).

12.3 Klinik im Kindes- und Jugendalter

12.3.1 Symptomatik der Zwangsstörungen

Auch im Kindes- und Jugendalter lassen sich Zwangsgedanken und Zwangshandlungen unterscheiden, wobei die Übergänge fließend sind und Kinder je nach kognitiver Entwicklung Zwangsgedanken erst mit der Zeit besser artikulieren und selbst beobachten können. Die ICD-10 (DIMDI 2020) unterteilt für die gesamte Altersspanne Zwangsgedanken und Zwangshandlungen, die allein oder gemeinsam auftreten.

Zwangsgedanken sind Vorstellungen oder Ideen, die sich wiederholt und gegen den Willen des Betroffenen aufdrängen, als unsinnig erlebt werden und in der Regel Unbehagen auslösen. Kinder haben oft nur wenig Einsicht in die Unsinnigkeit dieser Gedanken und erleben den inneren Widerstand in der Regel viel weniger klar als Erwachsene. Sie erleben oftmals eine diffuse Belastung, deren Zusammenhang mit den Zwangsgedanken oft nicht erkannt wird. Zwangsgedanken beziehen sich häufig auf Angst vor Verschmutzung, Krankheitserreger und auf dringend abzuwendende Gefahren. Oft finden sich auch aggressive Zwangsgedanken und ab der Pubertät Zwangsgedanken, die mit der sexuellen Entwicklung in Zusammenhang stehen.

Unter *Zwangshandlungen* versteht man Verhaltensweisen, die einer bestimmten Regelhaftigkeit folgen, um Angst, eine drohende Gefahr oder ein Unbehagen zu reduzieren oder zu vermeiden. Die Einsicht in die Unsinnigkeit dieser Verhaltensweisen und ein Widerstand dagegen können bei den Betroffenen graduell sehr verschieden sein. Die häufigsten Zwangshandlungen sind Reinigungszwänge – wie Wasch- und Putzzwänge – oder auch zwanghaftes Kontrollieren. Es lassen sich aber auch vermehrt bizarr anmutende Zwangshandlungen beobachten, die teilweise von psychotischen Störungen abgegrenzt werden müssen.

Die Inhalte und die Ausgestaltung der Symptome sind von dem jeweiligen Entwicklungsstand geprägt. Während Vorschulkinder vor allem Zwänge beim Anziehen, Essen oder Toilettengang zeigen, werden im Schul- und Jugendalter Zwänge, die sich auf die Schule beziehen, aber auch religiöse oder sexuelle Themen häufiger. Die Gedanken können ausgeprägte Schuldgefühle und Scham verursachen.

Den Zwangsstörungen gemeinsam ist häufig eine zugrundeliegende tiefe Angst, deren potenzielle Auslöser bei der Angststörung vor allem vermieden und bei der Zwangsstörung z. B. durch Zwangshandlungen neutralisiert werden. Symmetriezwänge oder »just right«- (»ganz genau so«-)Zwänge sind in der Regel eher mit einem Unbehagen verbunden, wenn sie nicht umgesetzt werden können, und treten bei Kindern häufiger auf.

Das DSM-5 (APA 2013) und auch die ICD-11 berücksichtigen inzwischen die Entwicklung oder unterschiedliche Ausprägung der *Einsichtsfähigkeit* und verlangen zwingend eine entsprechende Einschätzung durch den Spezialisten (Walitza 2014). In den wenigen vorliegenden Untersuchungen bei Kindern und Jugendlichen konnte gezeigt werden, dass die Einsichtsfähigkeit positiv mit dem Alter korreliert und bei einem höheren Schweregrad der Zwänge und bei gleichzeitig vorliegenden Angststörungen reduziert ist (Geller und March 2012; Lewin et al. 2010).

12.3.2 Komorbide psychische Störungen

Komorbiditäten liegen bei Zwangsstörungen bei bis zu 70 % der Betroffenen vor (Storch et al. 2008; Walitza 2014). Je ausgeprägter die Zwangserkrankung, umso wahrscheinlicher sind Komorbiditäten (Walitza et al. 2008). Bei Jungen und jüngeren Kindern sind Aufmerksamkeitsdefizit- und Hyperaktivitätsstörungen (ADHS) und Tic-Störungen gehäuft zu beobachten, während bei Mädchen und Jugendlichen eher zusätzlich Depressionen und Essstörungen auftreten. Angststörungen treten bei allen Altersgruppen und geschlechtsunabhängig oft komorbid auf. Das DSM-5 berücksichtigt ebenfalls neu und ausdrücklich die Spezifizierung eines Subtyps von Zwangsstörungen mit einer zusätzlich auftretenden Tic-Störung. Beide Störungen treten oft gemeinsam auf und teilweise lassen sich Symptome beiden Störungsbildern zuordnen. Diskutiert werden auch störungsübergreifende genetische Risikofaktoren für Zwangsstörungen, Tics und ADHS. Offensichtlich gibt es auch eine eher motorische Form von Zwängen ohne primär zugrundeliegende Angst, die den Tic-Störungen verwandt ist (Tagwerker Gloor 2015).

12.3.3 Verlauf

In einer Metaanalyse und in einer deutschsprachigen prospektiven Verlaufsstudie (Stewart et al. 2004; Zellmann et al. 2009) wurden fünf Jahre nach Beginn der Erkrankung mittlere Persistenzraten von 40 % für das Vollbild und von 60 % unter Berücksichtigung subklinisch ausgeprägter Zwangsstörungen beobachtet. Untersuchungen zum Schweregrad direkt nach der Therapie sowie zum Follow-up-Zeitpunkt zeigen jedoch signifikante Verbesserungen im Schweregrad der Störung. Wenn Therapien individualisiert und auch länger als in Studien eingesetzt werden, sind die Verläufe oft sehr zufriedenstellend und positiv. Für einen guten Verlauf sind die soziale Integration, die altersgemäße Verselbstständigung von der Herkunftsfamilie und eine Partnerschaft besonders relevant (Wewetzer et al. 2001). Als prognostisch günstig erwiesen sich ein früher Behandlungsbeginn und die Fortsetzung einer begonnenen Therapie (Stewart et al. 2004; Walitza et al. 2020).

12.3.4 Akut beginnende Zwangsstörungen

Zwangssymptome, häufig auch Tic-Störungen, die in engem Zusammenhang mit Infektionen auftreten, werden unter der Bezeichnung PANDAS (Pediatric Autoimmune Neuropsychiatric Disorders Associated with Streptococcal Infections) oder PANS (Pediatric Acute-onset Neuropsychiatric Syndrome) beschrieben. Die Symptome beginnen im Kindesalter (meist zwischen drei und zwölf Jahren) und treten abrupt und oft mit dramatischer Symptomverschlechterung auf, die in einem engen zeitlichen Zusammenhang mit einem Infekt oder einer Entzündungsreaktion stehen muss. Nach den Leitlinien sollte bei Verdacht auf PANDAS/PANS eine Therapie mit kognitiver Verhaltenstherapie und/oder Selektiven Serotonin-Wiederaufnahme-Hemmern (SSRI) erfolgen. Für eine Antibiotikatherapie außerhalb der akuten Infektion und für eine immunologische Therapie kann aufgrund der Evidenzlage noch keine generelle Empfehlung ausgesprochen werden.

12.4 Diagnostik von Zwangsstörungen im Kindes- und Jugendalter

Die Diagnostik umfasst eine ausführliche Anamnese, Beobachtung, spezifische Untersuchungen und eine Verhaltensanalyse. Dabei werden Erscheinungsbild und Schweregrad der Zwänge, interne und externe Auslöser, Erwartungen und Befürchtungen erfragt, was geschehen könnte, falls die Zwangsrituale nicht ausgeführt werden können. Ebenfalls von großer Bedeutung sind die Reaktionen der Bezugspersonen (Einbindung, Ressourcen und verstärkende Einflüsse). Bei Verdacht auf eine Zwangsstörung sollte ein strukturiertes klinisches Interview wie z. B. das K-SADS (Ambrosini 2000) oder das Kinder-DIPS (Schneider 2009) abgenommen werden. Zusätzlich sollte immer die Children's Yale-Brown Obsessive Compulsive Scale (CY-BOCS) eingesetzt werden (Scahill et al. 1997; deutsche Version: Steinhausen 2019). Dabei erfasst die Checkliste die einzelnen Symptomarten, im Interview werden verschiedene wesentliche Aspekte zum Schweregrad erfasst (z. B. kann Widerstand geleistet werden). Gemäß dem in der klinischen Kinder- und Jugendpsychiatrie gebräuchlichen Multi-Axialen Schema (MAS, Remschmidt et al. 2017) werden neben der primären Diagnose und komorbiden psychischen Störungen im Weiteren umschriebene Entwicklungsstörungen (z. B. eine LRS) ausgeschlossen, das Intelligenzniveau, eventuelle körperliche Symptome sowie aktuelle abnorme intrafamiliäre Beziehungen erfasst. Zuletzt erfolgt eine Beurteilung der gesamthaften Beeinträchtigung, die zusammen mit der spezifischen Beurteilung des Schweregrads entscheidend für die Intensität der Therapie ist.

12.5 Therapie von Zwangsstörungen im Kindes- und Jugendalter

12.5.1 Allgemeine Aspekte der Behandlung

Nach einer ausführlichen Diagnostik kommt der Psychoedukation (einschließlich Motivation zur Therapie) eine besondere Bedeutung zu. Ebenfalls ist der Einbezug der Patienten und Patientinnen in alle Entscheidungen betreffend Diagnostik und Therapie zu gewährleisten. Die erste Wahl der Behandlung von Zwangsstörungen im Kindes- und Jugendalter ist die kognitive Verhaltenstherapie (KVT), wobei Exposition mit Reaktionsverhinderung das zentrale Verfahren ist. Je jünger die Patienten und Patientinnen sind, umso wichtiger ist der Einbezug der Familienmitglieder in die Therapie. Es gibt auch Indikationen für die Kombinationstherapie mit Medikation oder, in sehr seltenen Fällen, für die ausschließliche Medikation.

In der umfassenden Aufklärung über die Erkrankung können bereits Elemente der narrativen Therapie (White und Epston 1990) verwendet werden. Im Sinne von Metaphern wird dabei »der Zwang« z. B. als Tier, Krake oder Monster externalisiert. Die Patienten und Patientinnen können sich so in Gesprächen und Rollenspielen mit dem Zwang auseinandersetzen und sich von ihm abgrenzen. Gemeinsam mit Kind und Eltern oder dem Jugendlichen wird ein Erklärungsmodell der Zwänge erarbeitet. Zu verstehen und zu akzeptieren, dass die Entstehung der Zwangsstörung durch ein Zusammenspiel von neurobiologischen Ursachen und aufrechterhaltenden Faktoren begründet ist, trägt meist bereits zu einer Entlastung der Patienten und Patientinnen und deren Eltern bei.

12.5.2 Kognitive Verhaltenstherapie

Die Exposition mit Reaktionsmanagement (ERM) ist auch im Kindes- und Jugendalter das zentrale Wirkelement der kognitiven Verhaltenstherapie und muss immer individualisiert ausgerichtet sein. Eine detaillierte Beschreibung findet sich z. B. im Therapiemanual von Wewetzer und Wewetzer (2012) oder im Leitfaden von Goletz et al. (2018). Es erfolgt eine gemeinsame Erstellung einer Hierarchie von zwangsauslösenden Reizen (die Exposition beginnt graduell). Zu Beginn wird immer eine Therapeutenbegleitung bei den Expositionen empfohlen, die Übungen sollten möglichst auch im häuslichen Umfeld stattfinden. Bei entsprechendem Fortschritt folgen Selbstmanagement und eine zunehmende Verantwortungsübergabe.

12.5.3 Bedeutung der Familie bei Zwangsstörungen im Kindes- und Jugendalter

Die Zwangserkrankung eines Kindes hat immer auch Folgen für die Familie und geht häufig mit schweren Beeinträchtigungen des Familienlebens (Renshaw et al. 2005), schlechten Beziehungen zu Gleichaltrigen und einer Verschlechterung der Schulleistungen (Barrett et al. 2005) einher. Eltern fragen sich oft, ob sie die Zwangserkrankung ihres Kindes durch »falsches« Erziehungsverhalten verursacht haben. Das ist mit Sicherheit nicht der Fall, da bei der Entstehung einer Zwangserkrankung von einem multifaktoriellen Modell ausgegangen wird. Man kann deshalb guten Gewissens sagen, dass weder Eltern noch Kind »schuld« sind an einer Zwangserkrankung.

Allerdings ist inzwischen unbestritten, dass gut gemeintes, aber ungünstiges Verhalten von Eltern oder anderen Angehörigen zur Aufrechterhaltung einer Zwangserkrankung beiträgt und damit die Wirksamkeit einer Behandlung erschwert oder verringert (Brezinka 2015). Man bezeichnet diesen Prozess als Familieneinbindung oder »family accommodation« (Storch et al. 2007; Lebowitz et al. 2016). Um Wutanfälle und Aggressionen des Kindes zu vermeiden, passen Eltern den Familienalltag oft stark an die Zwänge des Kindes an oder unterstützen das Kind sogar bei deren Ausführung. Damit können Konflikte mit dem Kind zwar reduziert oder vermieden werden, indirekt verstärkt die Einbindung der Eltern jedoch die Zwänge des Kindes (Renshaw et al. 2005). Der Arbeit mit den Eltern zwangserkrankter Kinder kommt deshalb eine besondere Bedeutung zu. Sie müssen möglichst rasch über die Rolle der Einbindung für die Aufrechterhaltung von Zwängen aufgeklärt und darin unterstützt werden, ihre Einbindung zu reduzieren (Johnco und Lewin 2016). Gerade im Vorschulalter ist die Arbeit mit den Eltern der wichtigste Pfeiler einer störungsspezifischen Behandlung. Medikation ist wegen des jungen Alters der Kinder nicht indiziert und wird von vielen Eltern auch nicht gewünscht. Auch eine stationäre Aufnahme stellt, abgesehen von den hohen Kosten und eventuellen Wartelisten, oft einen großen Eingriff in das Familienleben dar (der jedoch für sehr schwer erkrankte Kinder unumgänglich sein kann). In einer Studie an Vorschulkindern konnten die Autorinnen dieses Beitrags zeigen, dass signifikante Verbesserungen der Symptomatik zu erreichen sind, wenn primär mit den Eltern gearbeitet wird. Die Kinder waren zum Zeitpunkt der Anmeldung so stark durch ihre Zwänge belastet, dass der Besuch des Kindergartens in Frage gestellt war. Die Eltern gaben ausnahmslos an, sehr unter dem Verhalten ihrer Kinder sowie den damit einhergehenden Konflikten zu leiden. Mittels einer spezifisch auf die Bedürfnisse der Eltern zugeschnittenen, an verhaltenstherapeutische Elterntrainings angelehnten Behandlung wurden die Eltern darin unterstützt, ihre Einbindung in die Symptomatik ihres Kindes zu verringern. Sie wurden gebeten, Videoaufnahmen ihrer Kinder zu machen in Situationen, in denen die Zwänge besonders heftig waren. Anhand der Aufnahmen ihres Kindes wurden die Eltern dazu angeleitet, ihre Einbindung in die Zwänge zu erkennen und möglichst rasch und konsequent zu verringern, und umgekehrt das Kind für adäquates Verhalten unmittelbar zu verstärken. Zusätzlich wurden die Eltern ermutigt, das Kind in seiner jeweiligen Entwicklungsaufgabe zu unterstützen und z. B. Kontakte mit anderen Kindern zu fördern. Nach drei Monaten hatte das Ausmaß der Zwänge (CY-BOCs) signifikant abgenommen und alle Kinder konnten den Kindergarten täglich besuchen. Die Erfolge erwiesen sich auch nach sechs Monaten als stabil (Brezinka et al. 2020).

Während bei vier- bis fünfjährigen Kindern die Behandlung vorwiegend über die Eltern erfolgt, kann für die Gruppe der Sechs- bis Zehnjährigen störungsspezifisch mit dem Kind selbst an der Bewältigung seiner Zwangserkrankung gearbeitet werden. Eine gute Möglichkeit dazu bietet das therapeutische Computerspiel *Ricky und die Spinne* (www.rickyandthespider.uzh.ch, Brezinka 2012), das an der Spezialsprechstunde für Zwangsstörungen der Klinik für Kinder- und Jugendpsychiatrie und Psychotherapie der Psychiatrischen Universitätsklinik Zürich entwickelt wurde. Das Spiel soll die Chance auf eine möglichst frühzeitige verhaltenstherapeutische Behandlung kindlicher Zwangserkrankungen erhöhen und Psychotherapeuten in ihrer Arbeit mit zwangserkrankten Kindern unterstützen. Es integriert die wichtigsten Behandlungselemente des verhaltenstherapeutischen Ansatzes und bietet eine ansprechende und kindgerechte Metapher, mit deren Hilfe die Zwangserkrankung, ihre Folgen und ihre Behandlung besser verstanden werden können. *Ricky und die Spinne* enthält verschiedene Elemente der kognitiven Verhaltenstherapie, die auf gut evaluierte Therapieverfahren für Zwangsstörungen bei Kindern (March und Mulle 1998; Piacentini et al. 2007), aber auch Erwachsenen zurückgehen (Foa et al. 1983; Salkovskis 1999). Eine erste Evaluation von *Ricky und die Spinne* zeigte, dass alle Kinder das Spiel schätzten und berichteten, ihre Zwänge hätten sich durch die Behandlung stark gebessert; die Therapeuten ihrerseits beurteilten *Ricky und die Spinne* als wertvolle Unterstützung bei der Behandlung von Zwangserkrankungen (Brezinka 2013).

12.5.4 Pharmakotherapie

In einigen Fällen kann trotz der sehr guten Effektivität von KVT im Kindes- und Jugendalter die Indikation für eine Pharmakotherapie gegeben sein. Eine ausführliche Darstellung findet sich in entsprechenden Lehrbüchern zu der Pharmakotherapie von Kindern und Jugendlichen (Wewetzer und Walitza 2016).

Die Kombination von KVT und Medikation war in der bisher größten, kontrollierten Untersuchung am effektivsten (POTS 2004). Neuere Analysen zeigen, dass die Kombinationstherapie der alleinigen KVT nicht überlegen sein muss. Selektive Serotonin-Wiederaufnahmehemmer (SSRI) sind die erste Wahl für die medikamentöse Behandlung einer Zwangsstörung im Kindes- und Jugendalter und zeigen ein gutes Wirkungsprofil bei vergleichsweise wenig Nebenwirkungen. Die Studienlage zeigt, dass die SSRIs im Vergleich zu einem Placebo bei Kindern und Jugendlichen wirksam sind.

Da mit dem Wirkungseintritt von SSRIs in der Regel erst nach mehreren Wochen zu rechnen ist, kann auch ein Therapieerfolg erst nach 10–12 Behandlungswochen beurteilt werden. Die Dosierung sollte langsam einschleichend erfolgen. Es können dann Dosen wie im Erwachsenenalter notwendig werden und auch Dosierungen, die höher sind als in der Behandlung von depressiven Störungen. Bei keiner ausreichenden Wirkung soll auf ein anderes SSRI umgestellt werden. Nach der Studienlage sind die SSRIs nicht signifikant unterschiedlich wirksam, daher wird auch primär der Zulassungsstatus berücksichtigt. Das heißt in der Regel, dass man mit Sertralin beginnt und bei Nonrespons auf Fluvoxamin umstellt oder bei komorbider Depression Fluoxetin in Erwägung zieht. Bei weiterer Nonrespons ist nicht die Augmentation mit einem Neuroleptikum der nächste Schritt, sondern eine Umstellung auf das trizyklische Antidepressivum Clomipramin oder eine Augmentation mit Clomipramin. Das Monitoring wird dann deutlich anspruchsvoller und muss regelmäßige EKG-Untersuchungen einschließen. Sollte doch eine Augmentation mit Neuroleptika notwendig werden, sind aktuell Aripiprazol und Risperidon empfohlen und sollten nur in sehr niedrigen Dosen eingesetzt werden. Für alle anderen Medikamente gibt es im Kindes- und Jugendalter keine Evidenz.

Gerade bei komorbider Depression können SSRIs im Jugendalter das Risiko für suizidale und aggressive Verhaltensweisen erhöhen (Sharma et al. 2016) und bedürfen daher einer guten klinischen Überwachung.

12.5.5 Psychosoziale Interventionen

Neben der störungsspezifischen Behandlung sollten immer auch die psychosozialen Faktoren und Bedingungen des Kindes oder Jugendlichen explizit beurteilt und unterstützt werden. Eltern- und Angehörigengruppen können hilfreich sein und die Beratung des Umfeldes (Kindergarten, Schule, Lehrstelle) hat, das Einverständnis der Patienten und Patientinnen vorausgesetzt, eine wichtige und tragende Bedeutung.

12.6 Zusammenfassung

Die Zwangserkrankung ist eine schwere kinder- und jugendpsychiatrische Erkrankung, die bereits im Vorschulalter auftreten kann. Als evidenzbasierte Behandlung gilt kognitive Verhaltenstherapie, die unbedingt das Verfahren der Exposition mit Reaktionsmanagement enthalten muss. Der Arbeit mit den Eltern zwangserkrankter Kinder kommt eine besondere Bedeutung zu. Um Wutanfälle und Aggressionen des Kindes zu vermeiden, passen Eltern den Familienalltag oft stark an die Zwänge des Kindes an oder unterstützen es sogar bei deren Ausführung. Eltern müssen daher rasch über die Rolle der Einbindung für die Aufrechterhaltung von Zwängen aufgeklärt und darin unterstützt werden, ihre Einbindung zu reduzieren. In einigen Fällen kann trotz der sehr guten Effektivität von kognitiver Verhaltenstherapie im Kindes- und Jugendalter die Indikation für eine Pharmakotherapie gegeben sein. Eine ausführliche Darstellung findet sich in entsprechenden Lehrbüchern zu der Pharmakotherapie von Kindern und Jugendlichen.

Literatur

Ambrosini PJ (2000) Historical development and present status of the schedule for affective disorders and schizophrenia for school-age children (K-SADS). J Am Acad Child Adolesc Psychiatry 39: 49–58.
American Psychiatric Association (APA) (2013) Diagnostic and statistical manual of mental disorders (DSM-5®). Arlington: American Psychiatric Association Publishing.
Barrett P, Farrell L, Dadds M et al. (2005) Cognitive-behavioral family treatment of childhood obsessive-compulsive disorder: long-term follow-up and predictors of outcome. J Am Acad Child Adolesc Psychiatry 44: 1005–1014.
Brezinka V (2012) ›Ricky und die Spinne‹ – ein Computerspiel zur Unterstützung und Behandlung von Zwangserkrankungen bei Kindern. Schweizerische Gesellschaft für Zwangsstörungen, Newsletter Mai 2012: 5–8.
Brezinka V (2013) Ricky and the Spider – a video game to support cognitive behavioural treatment of children with obsessive compulsive disorder. Clin Neuropsychiatry 10 (Suppl. 1): 6–12.
Brezinka V (2015) Zwangsstörungen bei Kindern: Die Rolle der Angehörigen. Schweizer Zeitschrift für Psychiatrie & Neurologie: 4–6.Brezinka V, Mailänder V, Walitza S (2020) Obsessive Compulsive Disorder in Very Young Children – A Case Series From a Specialized Outpatient Clinic. BMC Psychiatry 20: 366.
Delorme R, Golmard JL, Chabane N et al. (2005) Admixture analysis of age at onset in obsessive-compulsive disorder. Psychol Med 35: 237–243.
Deutsches Institut für Medizinische Dokumentation und Information (DIMDI) im Auftrag des Bundesministeriums für Gesundheit (BMG) unter Beteiligung der Arbeitsgruppe ICD des Kuratoriums für Fragen der Klassifikation im Gesundheitswesen (KKG) (Hrsg.) (2020) ICD-10-GM Version 2020: Internationale statistische Klassifikation der Krankheiten und verwandter Gesundheitsprobleme. 10. Revision German Modification Version 2020. (https://www.dimdi.de/static/de/klassifikationen/icd/icd-10-gm/kode-suche/htmlgm 2020/, Zugriff am 16.09.2020).
Fineberg NA, Dell'Osso B, Albert U et al. (2019). Early intervention for obsessive compulsive disorder: An expert consensus statement. Eur Neuropsychopharmacol 29: 549–565.
Foa E, Grayson JB, Steketee GS et al. (1983) Success and failure in the behavioral treatment of obsessive-compulsives. J Consult Clin Psychol 51: 287–297.
Geller DA, March J (2012) Practice parameter for the assessment and treatment of children and adolescents with obsessive-compulsive disorder. J Am Acad Child Adolesc Psychiatry 51: 98–113.
Goletz H, Döpfner M, Roessner V (2018). Zwangsstörungen. Leitfaden Kinder- und Jugendpsychotherapie. Göttingen: Hogrefe.
Johnco C, Lewin AB (2016) Treating very young children with Obsessive Compulsive Disorder. In: Storch EA, Lewin AB (Eds.) Clinical Handbook of Obsessive-Compulsive and Related Disorders: A Case-Based Approach to Treating Pediatric and Adult Populations. New York: Springer.
Lebowitz ER, Panza KE, Bloch MH (2016) Family accommodation in obsessive-compulsive and anxiety disorders: a five-year update. Expert Rev Neurother 16: 45–53.
Lewin AB, Bergman RL, Peris TS et al. (2010) Correlates of insight among youth with obsessive.compulsive disorder. J Child Psychol Psychiatry 51: 603–611.
March JS, Mulle K (1998) OCD in children and adolescents: A cognitive-behavioral treatment manual. New York: Guilford Press.
Pediatric OCD Treatment Study (POTS) Team (2004) Cognitive-behavior therapy, sertraline, and their combination for children and adolescents with obsessive-compulsive disorder: the Pediatric OCD Treatment Study (POTS) randomized controlled trial. JAMA 292: 1969–1976.
Piacentini J, Langley A, Roblek T (2007) Cognitive-Behavioral Treatment of Childhood OCD. It's only a false alarm. New York: Oxford University Press.

Remschmidt H, Schmidt M, Poustka F (2017) Multiaxiales Klassifikationsschema für psychische Störungen des Kindes- und Jugendalters nach ICD-10: Mit einem synoptischen Vergleich von ICD-10 und DSM-V. Bern: Huber.

Renshaw KD, Steketee G, Chambless DL (2005) Involving family members in the treatment of OCD. Cogn Behav Ther 34: 164–75.

Salkovskis PM (1999) Understanding and treating obsessive-compulsive disorder. Behav Res Ther 37 (Suppl 1): 29–52.

Scahill L, Riddle MA, McSwiggin-Hardin M et al. (1997) Children's Yale-Brown Obsessive-Compulsive Scale: reliability and validity. J Am Acad Child Adolesc Psychiatry 36: 844–852.

Schneider S (2009) Kinder-DIPS: diagnostisches Interview bei psychischen Störungen im Kindes- und Jugendalter. Heidelberg: Springer.

Sharma T, Guski LS, Freund N et al. (2016) Suicidality and aggression during antidepressant treatment: systematic review and meta-analyses based on clinical study reports. BMJ 352: i65.

Steinhausen HC (2019) Psychische Störungen bei Kindern und Jugendlichen. Lehrbuch der Kinder- und Jugendpsychiatrie und -psychotherapie. 9. Aufl. München: Elsevier, Urban & Fischer.

Stewart SE, Geller DA, Jenike M et al. (2004) Long-term outcome of pediatric obsessive-compulsive disorder: a meta-analysis and qualitative review of the literature. Acta Psychiatr Scand 110: 4–13.

Storch EA, Geffken GR, Merlo LJ (2007) Family accommodation in pediatric obsessive-compulsive disorder. J Clin Child Adolesc Psychol 36: 207–216.

Storch EA, Merlo LJ, Larson MJ et al. (2008) Impact of comorbidity on cognitive-behavioral therapy response in pediatric obsessive-compulsive disorder. J Am Acad Child Adolesc Psychiatry 47: 583–592.

Tagwerker Gloor F (2015) Tic-Störungen im Kindes- und Jugendalter. PSYCH up2date 9: 161–176.

Walitza S, Zellman H, Irblich B (2008) Children and adolescents with obsessive-compulsive disorder and comorbid attention-deficit/hyperactivity disorder: preliminary results of a prospective follow-up study. J Neural Transm 115: 187–190.

Walitza S (2014) Zwangsstörungen im DSM-5. Was ist neu? Z Kinder Jugendpsychiatr Psychother 42: 121–127.

Walitza S, Melfsen S, Jans T et al. (2011) Obsessive-compulsive disorder in children and adolescents. Deutsches Ärzteblatt Int 108: 173–179.

Walitza S, Van Ameringen M, Geller D (2020) Importance of early detection and intervention for obsessive-compulsive disorder in childhood and adolescence. Lancet Child Adolesc Health 4: 99–101.

Wewetzer C, Jans T, Müller B et al. (2001) Long-term outcome and prognosis of obsessive-compulsive disorder with onset in childhood or adolescence. Eur Child Adolesc Psychiatry 10: 37–46.

Wewetzer C, Walitza S (2016) Zwangsstörungen. In: Gerlach M, Mehler-Wex C, Walitza S, Warnke A, Wewetzer C (Hrsg.) Neuro-Psychopharmaka im Kindes- und Jugendalter. 3. Aufl. Berlin: Springer. S. 611–618.

Wewetzer G, Wewetzer Ch (2012) Zwangsstörung bei Kindern und Jugendlichen – Ein Therapiemanual. Göttingen: Hogrefe.

White M, Epston D (1990) Narrative Means to therapeutic Ends. New York: Norton.

Zellmann H, Jans T, Irblich B et al. (2009) Kinder und Jugendliche mit Zwangsstörungen: Eine prospektive Verlaufsstudie. Z Kinder Jugendpsychiatr Psychother 37: 173–182.

13 Zwangsstörung im höheren Alter

Egemen Savaskan

13.1 Einleitung

Obwohl die Zwangsstörung relativ gut untersucht worden ist, bestehen kaum Studien über die Besonderheiten dieses Störungsbildes in der älteren Bevölkerungsgruppe. Die meisten vorhandenen Daten gehen auf Fallstudien zurück (Jenike 1991a; Calamari et al. 1994). Sehr oft ist die Zwangsstörung im Alter in Zusammenhang mit Angststörungen untersucht worden (Flint et al. 1994). Da keine kontrollierte Therapiestudie in dieser Altersgruppe vorhanden ist, basieren die Empfehlungen auf der klinischen Evidenz und Erfahrungen bei jüngeren Erwachsenen, und müssen den altersbedingten Veränderungen angepasst werden.

13.2 Epidemiologie

Die Zwangsstörung ist eine psychiatrische Störung, die in der Regel in jungen Jahren beginnt. Sie kann sich aber als chronisches Krankheitsbild im Alter fortsetzen. Die Lebenszeitprävalenz der Zwangsstörung beträgt im Allgemeinen 2–3 % (Robins et al. 1984), und ist damit häufiger als Schizophrenie oder Diabetes mellitus. Bei Betroffenen über 65 Jahren ist die Diagnose weniger häufig als bei jüngeren Erwachsenen. Die 6-monatige Prävalenzrate beträgt bei über 64-Jährigen 1,1 % und sinkt auf 0,6 % bei über 75-Jährigen (Kramer et al. 1985). In einer neueren Studie wurden Prävalenzraten bis zu 3,2 % für Zwangsstörungen nachgewiesen und die Autoren wiesen darauf hin, dass das Störungsbild im Alter häufiger auftreten kann als bisher gedacht (Kirmizioglu et al. 2009). In dieser Studie wurde die höchste Prävalenzrate für die Altersgruppe 70–74 ermittelt. Interessanterweise gab es keinen signifikanten Zusammenhang zwischen Zwangsstörungen und sozio-demografischen Faktoren wie Geschlecht, Zivilstand, Ausbildungsgrad, Einkommen, Beruf, Mitbewohner, Mitbewohnerinnen und somatischer Krankengeschichte.

Die Inzidenz der Zwangsstörungen ist bei unter 25-Jährigen mit 1,8 % am höchsten und sinkt auf 0,8 % bei über 65-Jährigen (Regier et al. 1988). Dabei gibt es einen deutlichen Geschlechterunterschied: Während bei Männern die Inzidenzrate bis auf 0,12 % runterfällt, steigt sie bei Frauen bis auf 0,9 % (Eaton et al. 1989). Dieser Unterschied wurde in einer neueren Studie bestätigt: Die 1-Jahres-Prävalenzrate ist bei Frauen deutlich erhöhter als bei Männern (Cilli et al. 2004). Worauf dies zurückzuführen ist, kann nicht abschließend beurteilt werden.

Zusammenfassend kann man sagen, dass die Zwangsstörungen mit diesen Prävalenz- und Inzidenzraten zu den häufigsten psychiatrischen Erkrankungen im höheren Lebensalter gehören. Dabei muss man zwischen dem Störungsbild, das früh beginnt und sich im Alter fortsetzt, und der Zwangsstörung unterscheiden, die sich erst im fortgestrittenen Alter manifestiert. Es sind Hinweise vorhanden, dass mindestens 1 % der Zwangserkrankten zu Beginn der Krankheit über 50 Jahre alt sind (Jenike 1991b). Spätere Untersuchungen der gleichen Kohorte zeigten sogar, dass 12 % der Betroffenen nach dem 50. Lebensjahr erkrankt sind, und 4 % nach dem 60. Lebensjahr. Oft sind das betroffene Personen, die spät diagnostiziert werden und keine entsprechende Therapie erhalten haben. Patienten und Patientinnen mit Zwangsstörungen gehören zu einer Risikogruppe, die oft verspätet medizinische Hilfe beansprucht (Beşiroğlu et al. 2004). Diese Verhaltensweise hängt mit der Wahrnehmung der eigenen Symptome und der subjektiven Interpretation der Auswirkungen dieser Symptome auf die Selbstständigkeit zusammen. Die Sensibilisierung für das Auftreten und für die klinischen Symptome dieser Erkrankung kann die Diagnostik erleichtern und helfen, die Betroffenen frühzeitig einer Therapie zuzuführen.

13.3 Ätiologie

Strukturelle Veränderungen im zentralen Nervensystem und in Neurotransmitter-Systemen tragen zur Entstehung der Zwangsstörung bei (Jackson 1995; Koran 2007). Die Untersuchungen mit bildgebenden Verfahren deuten darauf hin, dass bei Zwangsstörungen eine Dysfunktion der kortiko-striato-thalamo-kortikalen Bahnen vorliegt. Diese Nervenbahnen verbinden den frontalen Kortex mit Striatum, Globus pallidus und Thalamus. Testpsychologische Untersuchungen mit Angst auslösenden Stimuli bestätigen diesen Befund.

Die serotonerge und dopaminerge Neurotransmission scheint bei Zwangsstörungen ebenfalls beeinträchtigt zu sein (Jackson 1995; Koran 2007). Der Erfolg der antidepressiven Therapie mit Serotonin-Wiederaufnahmehemmern (SSRI) in der Behandlung der Zwangsstörung und Rezeptor-Veränderungen unterstützen diese Hypothese. Zusätzlich trägt eine Überaktivierung der glutamatergen Neuronen wahrscheinlich zum klinischen Bild bei.

Zwangsstörungen weisen möglicherweise eine genetische Basis auf. Zwillingsstudien und Familien-Untersuchungen deuten darauf hin. Verwandte ersten Grades sind auf jedem Fall öfters betroffen, was in der Anamnese berücksichtigt werden muss. Es ist auch auffällig, dass viele Patienten und Patientinnen mit Zwangsstörungen auch komorbide organische Störungen wie zerebrale Läsionen,

Kopftravma, Infektionen und neurologische Erkrankungen aufweisen, was gerade bei älteren Personen wichtig ist. Neurologische Krankheitsbilder wie Temporallappen-Epilepsie, Huntinton's und Sydenham's Chorea sowie Gilles-de-la-Tourette-Syndrom verlaufen oft mit Zwangsstörungen (Wright und Hewlett 1994).

13.4 Klinische Besonderheiten im Alter

Bestimmte Zwangsgedanken und -handlungen im Rahmen einer Zwangsstörung können bei älteren Personen ausgeprägter sein als bei jüngeren Erwachsenen (Calamari et al. 1994; Jackson 1995). Die häufigsten Zwangshandlungen sind Waschen (55 %), Rumination (25 %) und Zählen (21 %) (Akhtar et al. 1975; Rasmussen und Tsuang 1986). Diese Handlungen können alleine auftreten oder gemeinsam. Oft werden sie von einer ausgeprägten Langsamkeit begleitet. Bei 40 % der Betroffenen werden mehrere Zwangshandlungen zeitgleich beobachtet. Exzessives Grübeln, Haare zupfen, unangemessenes Sexualverhalten, Tic-Störung, Spielsucht und übermäßige Beschäftigung mit eigenem Äußeren können auftreten. Bei all diesen Symptomen muss man für die sichere Diagnose der Zwangsstörung evaluieren, ob sie vom Betroffenen als eigene Gedanken oder Impuls erkannt werden.

Psychotische Symptome können bei älteren Personen im Rahmen von einer Zwangsstörung prominenter sein, und den Verlauf und die Therapie erschweren. Bei Symptomen wie Mutismus, Negativismus, Stupor und »wächserner« Rigidität kann eine zusätzliche Neuroleptika-Therapie notwendig sein (Deckert und Malone 1990). Ob die oft beobachtete moralische und religiöse Skrupulosität eine eigene Störungsvariante der Zwangsstörung ist, kann schwer beurteilt werden (Fallon et al. 1990). Aber ältere Personen zeigen gelegentlich eine übermäßige Besorgtheit um religiöse Themen mit wiederkehrenden Gedanken über Sünden und Verfehlungen begleitet von konstanter Angst, etwas moralisch Verfängliches zu tun. Im Alter überlappen sich manchmal auch Zwangssymptome mit hypochondrischen Beschwerden begleitet von einer Depression oder Angststörung (Fallon et al. 1991). Dies kann den Wasch- und Kontrollzwang verstärken und den Verlauf verkomplizieren.

13.4.1 Zwangshorten (»Compulsive hoarding«)

Das Zwangshorten, oder umgangssprachlich das »Messie-Syndrom«, kann bei verschiedenen psychiatrischen Krankheitsbildern auftreten (Barocka 2012). Bei dieser Erkrankung handelt sich eigentlich um eine »Organisationsdefizit-Störung« und der Begriff »Messie« sollte vermieden werden. Das hervorstehende klinische Merkmal dieser Störung ist die Unfähigkeit, das eigene Leben zu organisieren. Die Zeitplanung ist bei den Betroffenen ebenfalls gestört: Sie vergessen

Termine oder erinnern sich zu spät daran. Zwangshorten ist nicht unbedingt eine Krankheit, die nur bei älteren Menschen auftritt, aber bei Hirnleistungsstörungen wie z. B. bei Demenz, Spätstadium einer Alkoholabhängigkeit oder Schizophrenie tritt es häufiger auf. Es kann auch im Rahmen von (Borderline-) Persönlichkeitsstörungen, ADHS, Zwangsstörungen und bipolaren affektiven Erkrankungen auftreten. Die Prävalenz beträgt 4–5 % und auch wenn man früher geglaubt hat, dass das Zwangshorten ein Symptom oder Subsyndrom einer psychiatrischen Störung ist, geht man heute davon aus, dass dieses Syndrom eine eigenständige Diagnose abbildet (Ayers et al. 2011). Der Verlauf der Erkrankung scheint chronisch und progressiv zu sein mit Altersgipfel zwischen 12–13 Lebensjahren, Mitte Dreißigern und im Alter. Bei älteren Personen kommt das Störungsbild häufiger vor als bei jüngeren Erwachsenen. Die Symptome dieser Krankheit haben insbesondere bei älteren Betroffenen schwerwiegende Folgen wie Stürze, Feuer- und Wasserschäden, Lebensmittelkontamination, soziale Isolation und Medikamentenmissmanagement. Zwangshorten verläuft sehr oft als »Vermüllung« des Lebensumfelds und schränkt die Selbstständigkeit des Betroffenen zunehmend ein.

Die Therapie des Zwangshortens wird entsprechend den Leitlinien für die Behandlung der Zwangsstörungen durchgeführt (Barocka 2012). Der Einsatz von antidepressiver Medikation mit einem selektiven Serotonin-Wiederaufnahmehemmer ist sehr oft als Ergänzung zur Psychotherapie notwendig, auch wenn einige Studienresultate nahelegen, dass deren Wirksamkeit bei einer Zwangsstörung mit Horten schlechter ist als bei einer reinen Zwangsstörung (das gleiche gilt auch für psychotherapeutische Interventionen). In den klinischen Fallstudien sind gute Erfahrungen mit Fluvoxamin und Paroxetin beschrieben worden (Saxena 2011). Falls die Antidepressiva nicht ausreichen, könnte in Sinne einer Augmentationsstrategie eine Kombination mit atypischen Neuroleptika sinnvoll sein, z. B. mit Olanzapin, Quetiapin oder Risperidon.

Die Psychotherapie ist Therapie der ersten Wahl beim Zwangshorten und verschiedene Interventionsmöglichkeiten auf der Basis von kognitiver Verhaltenstherapie (KVT) und Psychoanalyse sind als wirksam beschrieben worden (Ayers et al. 2011; Barocka 2011). Unmodifizierte kognitive Verhaltenstherapie ist aber wenig wirksam. Da das Zwangshorten aus den Verhaltenselementen des Sammelns und der Unfähigkeit zur Entsorgung zusammengesetzt ist, und mit dysfunktionellen Persönlichkeitsmerkmalen sowie Störungen wie Angst und Depression einhergeht, sind modifizierte Techniken der KVT notwendig. Schematische Funktionsanalysen von Zwangsimpulsen, Elemente der motivierenden Gesprächsführung, Impulskontrolltechniken, Exposition und Skill-Trainings werden eingesetzt. Die psychoanalytische Technik für die Therapie des Zwangshortens wird ebenfalls modifiziert durch einen szenischen Ansatz und Herausarbeiten der Bedeutung von Aggression im Krankheitsbild.

13.5 Diagnostik und Differenzialdiagnose

Grundsätzlich erfolgt die Diagnose der Zwangsstörung bei älteren Personen ähnlich wie bei jüngeren Betroffenen nach den gängigen Kriterien der ICD-10 oder DSM-5. Die Unterscheidung zwischen Zwangsgedanken und -handlungen ist grundlegend sowie das Erkennen dieser Symptome als eigene Gedanken und Aktivität. Diese müssen als unangenehm empfunden und ein Widerstand gegen sie seitens des Patienten oder der Patientin soll nachgewiesen werden. Da Personen in dieser Altersgruppe oft eine Multimorbidität und eine Chronifizierungstendenz der Symptomatik aufweisen können, soll die Anamnese vertieft werden. Oft muss sie mit Fremdanamnese ergänzt werden, weil die Betroffenen selber nicht immer ausreichende und objektive Informationen geben können. Die Anamnese soll die Familiengeschichte, psychiatrische Vorgeschichte und psychosoziale Faktoren berücksichtigen (Jenike 1991a). Eine ausführliche Erfassung der aktuellen Medikation und aller komorbider somatischer und neurologischer Erkrankungen ist unerlässlich.

Die Diagnostik der Zwangsstörung kann im Alter mit den gleichen Assessment-Instrumenten durchgeführt werden wie bei jüngeren Erwachsenen. Es soll aber zusätzlich mögliche kognitive Beschwerden, affektive und psychotische Symptome erfassen (Jenike 1991a). Weil kognitive Störungen im Alter sehr häufig sind und unterschiedliche Gründe haben können, ist oft eine ausführliche Abklärung der Kognition notwendig, um differenzialdiagnostische Überlegungen zu verifizieren. Basale Screening-Instrumente wie der MMSE (Mini-Mental-State-Examination) können einen Hinweis für allfällige kognitive Störungen liefern. Die Untersuchung sollte aber wenn möglich neuropsychologisch vertieft werden, falls eine Demenz oder andere irreversible Formen einer kognitiven Störung vermutet werden. Dabei sollen die Empfehlungen der Swiss Memory Clinics für die Diagnostik der Demenz-Erkrankungen befolgt werden (Bürge et al. 2018).

Affektive und psychotische Symptome begleiten oft die Zwangsstörung als komorbide Störungsbilder oder als Begleitsymptome. Da diese Beschwerden einen erheblichen Einfluss auf den Verlauf und die Therapie haben, sollen sie ausführlich evaluiert werden. Hier können die gängigen Assessment-Instrumente wie bei jüngeren Erwachsenen eingesetzt werden. Altersgenormte Skalen wie GDS (Geriatrische Depressionsskala), NPI (Neuropsychiatrisches Inventar), BEHAVE-AD (Behavioral Pathology in Alzheimer's Disease Rating Scale) oder CERAD-BRSD (Consortium to Establish a Registry for Alzheimer's Disease-Behavior Rating Scale for Dementia) können hilfreich sein.

Bei älteren Personen kann die Multimorbidität eine ausführlichere Diagnostik mit Labor, EKG, Bildgebung und Neuropsychologie notwendig machen. Zum Ausschluss von somatischen Erkrankungen oder vor Beginn einer Psychopharmakotherapie werden diese Untersuchungen notwendig sein. Im Alter findet eine Reihe von physiologischen Veränderungen statt, die die Pharmakokinetik der Medikamente beeinflussen können. Deswegen sind vor Beginn einer medikamentösen Behandlung die »Grundsätze der psychopharmakologischen Therapie«

bei älteren und dementen Patienten und Patientinnen zu beachten (Savaskan et al. 2014). Ein Interaktions- und Nebenwirkungscheck der aktuellen Medikamente gehört ebenfalls dazu. Nach Therapiebeginn soll regelmäßig eine Indikationsprüfung stattfinden.

13.5.1 Differenzialdiagnose der Zwangsstörung

Ausführliche Untersuchungen sind notwendig, weil die Differenzialdiagnose der Zwangsstörung sehr viele Störungsbilder umfassen kann (Jackson 1995; Koran 2007). Depression, generalisierte Angststörung, Alkoholabhängigkeit, Wahn, Psychosen, Spielsucht, anankastische Persönlichkeitsstörung, Hypochondrie, Essstörungen, Fobien, komplexe vokale und motorische Tic-Störungen, Paraphilien, körperdysmorphe Störung, posttraumatische Stressstörung, Anorexia nervosa, Blumia nervosa und Trichotillomanie sind die wichtigsten dieser Diagnosen, die ähnliche Symptome wie die Zwangsstörungen verursachen können. Einige dieser Krankheitsbilder wie Depression und Angststörung sind sehr oft als komorbide Erkrankungen vorhanden. Bei 14–39,5 % der Patienten und Patientinnen mit Zwangsstörungen beobachtet man zeitgleich eine Depression, bei 14,3–20 % eine Dysthymie und bei 3–17,7 % eine bipolare Störung (Koran 2007). Die Angststörungen können dabei als Panikstörung, generalisierte Angststörung, soziale oder einfache Phobien auftreten und mit der Symptomatik der Zwangsstörung überlappen. Die affektive Symptomatik erschwert oft den Verlauf der Erkrankung und verlängert die Therapiedauer.

Die Prävalenz der Zwangsstörungen bei schizophrenen Erkrankungen ist sehr hoch und die Symptomatik beider Störungsbilder überlappen sich manchmal so sehr, dass eine Differenzialdiagnose schwierig sein kann (Poyurovsky et al. 2006). 8–25 % der Patienten und Patientinnen mit einer Schizophrenie erfüllen die Kriterien einer Zwangsstörung. Bei der Hälfte dieser Personen, die beide Störungsbilder aufweisen, gab es in jüngeren Jahren kein Hinweis auf Zwangssymptome. Die verbleibenden Fälle wiesen schon im jungen Erwachsenenalter Zwänge auf, die sich im Alter fortsetzten. Das mittlere Erkrankungsalter für spät beginnende Zwangsstörungen bei schizophrenen Erkrankungen wurde mit 52,6 ± 5,2 Jahren angegeben. Die Betroffenen mit einer Schizophrenie-Erkrankung mit oder ohne Zwangssymptome unterscheiden sich nicht hinsichtlich der demografischen und klinischen Variablen, wie z. B. Alter, Geschlecht, Beginn und Dauer der Psychose, und Zahl der Hospitalisationen. Es sind auch keine Korrelationen zwischen den positiven und negativen Symptomen der Schizophrenie und der Zwangserkrankung gefunden worden, was die Schlussfolgerung nahelegt, dass beide Erkrankungen als Komorbidität auftreten können. Ob Faktoren wie Alter, neurodegenerative Veränderungen oder Neuroleptika-Langzeittherapie zur Entstehung der Zwangsstörung in dieser älteren Patientengruppe beitragen ist unklar. Auf jeden Fall soll bei Zwangssymptomen im Rahmen von Erkrankungen aus dem schizophrenen Formenkreis eine Zwangsstörung in Betracht gezogen und eine entsprechende ergänzende Therapie, z. B. mit Antidepressiva, eingeleitet werden.

13.6 Therapie

Kognitiv verhaltenstherapeutische (KVT) und/oder antidepressive Therapie mit einem Serotonin-Wiederaufnahmehemmer (SSRI) ist/sind Therapie der ersten Wahl bei der Zwangsstörung (Calamari et al. 1994; Jenike 1991a; Koran 2007). Es ist ausreichend Evidenz vorhanden, dass KVT bei der Symptomreduktion effektiv ist und auch alleine ohne begleitende Pharmakotherapie eingesetzt werden kann. Allerdings scheint eine schwere Depression ein negativer Prädiktor für den Erfolg der KVT zu sein, vor allem, wenn vegetative Symptome vorhanden sind. Dann wird eine Kombination mit einem SSRI unabdingbar. Für den Einsatz der KVT soll dann abgewartet werden, bis unter der antidepressiven Therapie die Symptome der Depression abnehmen. Wenn die Betroffenen nur unter Zwangsgedanken leiden ohne ritualisierte Zwangshandlungen, ist die KVT leider nicht sehr effektiv. Bei solchen Patienten und Patientinnen ist primär die Psychopharmakotherapie einzusetzen. Für andere Psychotherapieformen wie z. B. psychodynamische Psychotherapie ist in der Behandlung der Zwangsstörung keine Wirksamkeit nachgewiesen worden.

Clomipramin und Fluoxetin sind die am besten untersuchten Antidepressiva in der Therapie der Zwangsstörung (Calamari et al. 1994; Jenike 1991a; Koran 2007). Zusätzliche Evidenz ist für Paroxetin und Sertralin vorhanden. Das trizyklische Antidepressivum Clomipramin kann aufgrund der hohen anticholinergen Nebenwirkungsrate bei älteren Betroffenen nicht eingesetzt werden. Da Fluoxetin und Paroxetin das Isoenzym CYP2D6 des Cytochroms P450 stark inhibieren, können sie den Metabolismus von Antipsychotika, Antiarrhythmica, β-Blocker, Opioide, Codein und Hydrocodon verändern. Paraxotin hat zudem ausgeprägte anticholinerge Wirkungen, was den Einsatz zusätzlich limitiert. Vorteilhaft sind neuere SSRIs, vor allem Citalopram, Escitalopram, Sertralin und Mirtazapin sowie der dualwirksame Serotonin- und Noradrenalin-Wiederaufnahmehemmer (SNRI) Venlafaxin, die bevorzugt eingesetzt werden sollten. Die Symptomreduktion unter antidepressiver Medikation kann 6–8 Wochen dauern. Die Betroffenen sollen darüber informiert sein, um die Adhärenz zu gewährleisten. Auch die SSRIs und SNRIs können Nebenwirkungen haben und müssen im Voraus mit dem Patienten oder der Patientin besprochen werden. Auch wenn die Wirksamkeit der Antidepressiva bei der Zwangsstörung in höherer Dosierung besser ist, sollen bei älteren Patienten und Patientinnen möglichst hohe Dosierungen vermieden werden. Es wird empfohlen, mit niedrigeren Dosierungen anzufangen und die Dosissteigerung über mehrere Wochen zu verteilen.

Bei erfolgreicher KVT nach 13–20 Wochen und/oder bei erfolgreicher Antidepressiva-Therapie nach 8–12 Wochen soll als Erhaltungstherapie 3–6 Monate KVT und 1–2 Jahre medikamentöse Therapie angeboten werden (Koran 2007). Bei fehlender Wirksamkeit wird ein Wechsel des Antidepressivums von einem SSRI zu einem SNRI oder eine Augmentationstherapie (z. B. mit Antipsychotika) empfohlen, vor allem wenn psychotische Symptome vorliegen. Kognitive Therapie kann als alternative psychotherapeutische Intervention angeboten werden. Als Antipsychotika kommen eher die neueren atypischen Neuroleptika in Frage.

Der Einsatz der Antipsychotika ist aber bei älteren Personen mit erhöhtem Risiko für zerebrovaskuläre Ereignisse, Mortalität und kardiovaskuläre Nebenwirkungen verbunden. Deswegen sollen die allgemeinen Richtlinien für den Einsatz dieser Substanzen eingehalten werden. Zusätzliche medikamentöse Aufmentationsstrategien mit Buspiron, Lithium und Glutamat-Antagonisten werden in der Literatur beschrieben. In akuten Krisensituationen, vor allem wenn Angststörungen überwiegen, kann der Einsatz von Benzodiazepinen notwendig sein. Da diese Substanzen eine sehr hohe Nebenwirkungsrate und Folgeerscheinungen wie Sedation, Stürze und Abhängigkeitserkrankungen haben, soll die Abgabe in Abhängigkeit der Symptomatik zeitlich begrenzt erfolgen. Bei älteren Personen werden Benzodiazepine mit kürzerer Halbwertzeit (Lorazepam, Oxazepam) eingesetzt, um Kumulationseffekte zu vermeiden. Elektrokrampftherapie wird generell als nicht sehr wirksam bei der Zwangsstörung beschrieben.

13.7 Zusammenfassung

Auch wenn die Prävalenz- und Inzidenzraten im Alter sinken, ist die Zwangsstörung eine nicht selten beobachtete psychiatrische Erkrankung bei älteren Personen. Die Symptomatik kann klinisch ausgeprägter sein. Die Therapien sind oft nicht so wirksam wie bei jüngeren Erwachsenen, auch weil die Medikamente wegen dem Nebenwirkungsrisiko nicht so hoch angesetzt werden können. KVT und antidepressive Behandlung, vorzugsweise mit einem Serotonin-Wiederaufnahmehemmer, sind die Therapien der ersten Wahl. Oft wird eine Kombinationstherapie mit atypischen Antipsychotika und längere Behandlungsdauer notwendig. Die Therapien sind aber insgesamt auch bei älteren Menschen gut wirksam und sollen in dieser Altersgruppe unbedingt angeboten werden, um dem Verlust der Selbstständigkeit und den schwerwiegenden psycho-sozialen Folgen der Erkrankung vorzubeugen.

Literatur

Akhtar S, Wig NN, Varma VK ez al. (1975) A phenomenologic analysis of symptoms in obsessive-compulsive neurosis. Br J Psychiatry 127: 342–348.
Ayers CR, Wetherell JL, Golshan S et al. (2011) Cognitive-behavioral therapy for geriatric compulsive hoarding. Behav Res Ther 49(10): 689–94.
Barocka A (2012) Compulsive hoarding. MMW Fortschr Med 154(21): 50–55.
Bebbington PE (1998) Epidemiology of obsessive-compulsive disorder. Br J Psychiatry 173 (Suppl. 35): 2–6.
Beşiroğlu L, CIlli AS, Aşkin R (2004) The predictors of health care seeking behavior in obsessive-compulsive disorder. Compr Psychiatry 45(2): 99–108.

Bürge M, Bieri G, Brühlmeier M et al. (2018) Recommendations of Swiss Memory Clinics for the Diagnosis of Dementia. Praxis 107(8): 1–17.
Calamari JE, Faber SD, Hitsman BL et al. (1994) Treatment of obsessive compulsive disorder in the elderly: a review and case example. J Behav Ther Exp Psychiat 25(2): 95–104.
Cilli AS, Telcioglu M, Askin R et al. (2004) Twelve-month prevalence of obsessive-compulsive disorder in Konya, Turkey. Compr Psychiatry 45: 367–374.
Deckert DW, Malone DA (1990) Treatment of psychotic symptoms in OCD patients. J Clin Psychiatr 51: 259.
Eaton WW, Kramer M, Anthony JC et al. (1989) The incidence of specific DIS/DSM-III mental disorders: data from the NIMH Epidemiologic Catchment Area program. Acta Psychiatr Scand 79: 163–178.
Fallon BA, Javitch JA, Hollander E et al. (1990) The pharmacotherapy of moral or religious scrupulosity. J Clin Psychiatr 51: 517–521.
Fallon BA, Liebewitz MR, Hollander E et al. (1991) Hypochondriasis and obsessive compulsive disorder: Overlaps in diagnosis and treatment. J Clin Psychiatr 52: 457–460.
Flint AJ (1994) Epidemiology and comorbidity of anxiety disorders in the elderly. Am J Psychiatry 151(5): 640–649.
Flint AJ (1998) Management of anxiety in late life. J Geriatr Psychiatry Neurol 11(4): 194–200.
Jackson CW (1995) Obsessive-compulsive disorder in elderly patients. Drugs Aging 7(6): 438–448.
Jenike MA (1991a) Geriatric obsessive-compulsive disorder. J Geriatr Psychiat Neurol 4: 34–39.
Jenike MA (1991b) Obsessional disorders in the elderly. In: Copeland JRM, Abou-Saleh MT, Blazer D (Eds.) The Psychiatry of Old Age. New York: John Wiley.
Kirmizioglu Y, Dogan O, Kugu N et al. (2009) Prevalence of anxiety disorders among elderly people. Int J Geriatr Psychiatr 24: 1026–1033.
Koran LM (2007) Obsessive-compulsive disorder: an update for the clinician. Focus V(3): 299–313.
Koran LM, Hanna GL, Hollander E et al. (2007) Practice Guideline for the treatment of patients with obsessive-compulsive disorder. American Psychiatric Association.
Kramer M, German PS, Anthony JC et al. (1985) patterns of mental disorders among the elderly residents of Eastern Baltimore. J Am Geriatr Soc 33: 236–245.
Poyurovsky M, Bergman J, Weizman R (2006) Obsessive-compulsive disorder in elderly schizophrenia patients. J Psychiatr Res 40: 189–191.
Rasmussen S, Tsuang M (1986) Clinical characteristics and family history in DSM-III obsessive-compulsive disorder. Am J Psychiatry 143: 317–322.
Regier DA, Boyd JH, Burke JD et al. (1988) One month prevalence of mental disorders in the United States: based on five Epidemiologic Catchment Area sites. Arch Gen Psychiatry 45: 977–986.
Robins IN, Helzer JF, Weissman MM et al. (1984) Lifetime prevalence of specific psychiatric disorders in three sites. Arch Gen Psychiatry 41: 958–967.
Savaskan E, Bopp-Kistler I, Buerge M et al. (2014) Empfehlungen zur Diagnostik und Therapie der behavioralen und psychologischen Symptome der Demenz (BPSD). Praxis 103 (3): 135–48.
Saxena S (2011) Pharmacology of compulsive hoarding. J Clin Psychol 67(5): 477–488.
Wright M, Hewlett WA (1994) Neurobiology of obsessive-compulsive disorder. Compr Ther 20: 95–100.

14 Kulturspezifische Aspekte der Zwangsstörung

Jan Ilhan Kizilhan

14.1 Einleitung

Migration und Globalisierung stellen das Personal im Bereich der psychischen Gesundheit, u. a. in der psychotherapeutischen Behandlung, vor eine Vielzahl von Anforderungen. Vorhandene Sprachbarrieren, Unterschiede beim Krankheitsverständnis und bei der Krankheitsverarbeitung sowie verschiedene weitere Aspekte können eine psychotherapeutische Behandlung erschweren (Hinton und Kirmayer 2016). Daher ist in der psychotherapeutischen Behandlung von Migrantinnen und Migranten neben fachlicher Kompetenz auch interkulturelles Wissen und eine ausreichende Kultursensitivität notwendig (Ilkilic 2017).

Migration bedeutet nicht nur die Veränderung des Wohnorts, sondern auch eine Veränderung der äußeren Lebensbedingungen, der Arbeits- und Wohnumwelt sowie soziale und kulturelle Umstellungen. Das migrationsbedingte Zusammentreffen von Herkunftskultur und neuer Kultur kann, entsprechend den unterschiedlichen Lebensbiografien, möglichen Belastungen aufgrund von Verfolgung, Naturkatastrophen, ökonomischen Krisen, Krieg und Flucht und dem Gefühl der individuellen Kontrollierbarkeit unterschiedlich gut bewältigt werden (Lersner und Kizilhan 2017; Kizilhan 2017). Migration als biografischer Einschnitt hat einen erheblichen Einfluss auf die individuelle und kollektive Identität und diese wirkt sich wiederum auf die Art und Weise aus, wie die Vergangenheit verarbeitet wird und die Anpassung im Aufnahmeland gelingt. Dieser Prozess der Akkulturation betrifft unter Umständen auch noch die nachfolgenden Generationen, die selbst nicht migriert sind.

Die Gestaltung der neuen Lebensphase, die auch zu Krisen und (psychischer) Krankheit führen kann, ist nicht nur von den individuellen und kollektiven Bewältigungsmechanismen abhängig, sondern auch von den Nutzungsmöglichkeiten der sozialen Netzwerke. Ein neues Beziehungsnetz in einem kulturell, ethnisch und gesellschaftlich fremden Zusammenhang aufzubauen, verlangt neue soziale Ressourcen, eine neue Orientierung und neue Handlungskompetenzen (Kizilhan 2019).

Neben dem Verständnis für einen möglichen Einfluss der Migration auf eine Zwangserkrankung ist für eine Behandlung auch eine transkulturelle Perspektive auf das Verständnis über die Krankheit selbst und die Vorstellungen zur Heilung von Krankheiten erforderlich.

Der Kontakt mit einer anderen Kultur durch Migration hat zwar einen Einfluss auf die Erklärungsmodelle von Krankheit und Gesundheit, scheint aber dabei die Attributionsmuster nicht grundlegend zu verändern. Wie aus Studien zur Migration bekannt ist, neigen Gruppen im Ausland dazu, ihre Werte- und Einstellungssysteme zu verfestigen (Lersner und Kizilhan 2017). Andererseits werden positiv erlebte Attributionsmuster übernommen und in das eigene Krankheitskonzept integriert. Während z. B. in westlichen Gesellschaften psychische Probleme als erworben angesehen werden und diese aktiv bearbeitet werden sollen, werden psychische Erkrankungen in traditionellen Gesellschaften als eine Folge des Schicksals betrachtet, somit wird z. B. kein Grund gesehen, aktiv an einer Verhaltensänderung zu arbeiten. Wird auf die unterschiedlichen Vorstellungen in der Behandlung nicht eingegangen, kann dies zu Missverständnissen und Fehlinterpretationen führen und den Behandlungserfolg massiv beeinträchtigen.

14.2 Kultur, Krankheitsverständnis und Krankheitsverarbeitung

Zahlreiche Studien zeigen, dass soziokulturelle Bedingungen Einfluss darauf haben, wie Verhalten, Kognitionen und Emotionen moduliert werden, wobei die vorgegebenen kulturellen Normen von ganz entscheidender Bedeutung sein können (Kizilhan und Noll-Hussong 2020). Menschen aus traditionell ländlichen Regionen sind in der Regel von einer *kollektiven Denkweise* geprägt, in der persönliche Wünsche, Interessen und Beschwerden eines Einzelmitglieds als sekundär betrachtet werden. Harmonie und Sicherheit in der Familie und der Peergroup sind wesentlich wichtiger als die individuelle Autonomie. Das einzelne Individuum sieht sich als Teil einer Solidargemeinschaft, aus der sich die entsprechenden Aufgaben und Pflichten ergeben. Seine Hauptaufgabe ist es, dafür zu sorgen, dass der Solidargemeinschaft, insbesondere der Kern- und Großfamilie, kein Schaden zugefügt wird. Daraus folgt, dass persönliche Gefühle und Beschwerden als weniger wichtig wahrgenommen und nicht geäußert werden, um die Familie nicht zu belasten oder ihr möglicherweise zu schaden.

Im Rahmen von Behandlungsmaßnahmen kann dieser Hintergrund dazu führen, dass schwierige und traumatische Themen wie z. B. sexuelle Gewalt und Folter vermieden werden, da die Angst vor der *eigenen und kollektiven Entehrung* der Kern- und Großfamilie durch die Gemeinschaft immer vorhanden ist. Liegen solche *kollektiv-dysfunktionalen Kognitionen* vor, kann dies zu erhöhtem Stress führen und psychische Erkrankungen begünstigen.

Magische Vorstellungen im Zusammenhang mit Krankheit und Gesundheit, wie z. B. der Glaube an Geister und Dschinnen (Geister) oder an die Wirkung von Symbolen und Ritualen, haben in den Balkanländern und im Mittleren und Nahen Osten schon immer eine wichtige Rolle gespielt. Noch heute lässt sich in stark von Traditionen geprägten Gebieten der nahöstlichen Gesellschaften eine Affinität zur traditionellen Medizin feststellen. Verschiedene traditionelle Heiler sind sowohl im Herkunftsland als auch im Gastland aktiv. Ein auf Religion oder Magie basierendes Krankheitsverständnis sollte als Realität der Patientin bzw. des Patienten zunächst anerkannt werden und trotz möglicher Widersprüche und Interessenskonflikte können unter Umständen auch entsprechende Vorstellungen über Heilmethoden als Ressource in die Behandlung miteinbezogen werden. Dies steht nicht per se im Widerspruch zur modernen Medizin, sofern es der Gesundung der Patientin oder des Patienten dient. Dschinnen, Geister, Kultstätten, magische Steine, Gebete etc. können bei der psychosozialen Versorgung durchaus von Bedeutung sein, insbesondere für die Diagnostik und Behandlung im psychiatrisch-psychotherapeutischen Bereich (Lersner und Kizilhan 2017).

Einstein und Menzies (2004) gehen davon aus, dass Personen mit magischem Denken ein eher obsessiv-zwanghaftes Verhalten zeigen und eher mit Kontrolle in Verbindung gebracht werden. Magisches Denken und Aberglaube variieren je nach Ort und Kultur, wobei sich herausgestellt hat, dass letzteres unabhängig davon mit zwanghaftem Überprüfen korreliert, ohne dass es als Teil des magischen Denkens betrachtet wird (Frost et al. 1993).

14.3 Kulturelle Aspekte bei der Zwangsstörung

Die Kultur kann sich auf viele klinische Befunde auswirken, z. B. durch die kulturspezifische Art und Weise, wie Beschwerden wahrgenommen und wie diese mitgeteilt werden oder durch die ebenfalls kulturell geprägte Art und Weise, wie der Kliniker bzw. die Klinikerin die Symptome auf der Grundlage der psychiatrischen Diagnose versteht und interpretiert (Kizilhan 2019).

Es kann davon ausgegangen werden, dass die Kultur, und in diesem Zusammenhang bei einigen Gruppen auch die Religion, einen Einfluss auf verschiedene Aspekte der Zwangsstörung hat, z. B. auf die Risikofaktoren, die die Krankheit auslösen, die Vielfalt der auftretenden Symptome, die Prävalenz, die Schwere und den Verlauf der Krankheit (Yorulmaz und Isik 2011; Fontenelle et al. 2004).

In einer Studie in Ländern mit unterschiedlichem kulturellen Hintergrund, darunter Kanada, Puerto Rico, Deutschland, Korea, Hongkong, Taiwan und Neuseeland, schienen die Inzidenzraten der Zwangsstörung relativ homogen zu sein, mit Ausnahme von Taiwan, dessen Inzidenzrate niedriger war als die der anderen oben genannten Länder. Es gibt jedoch Variationen in der klinischen Präsentation dieser Erkrankung, so meldeten die USA, Kanada, Puerto Rico und Neuseeland einen größeren Anteil an Personen mit nur Zwangsvorstellungen, im Gegensatz zu Korea, wo der Anteil der Personen mit nur Zwangshandlungen höher war als in den anderen Stichproben (Horwath und Weissman 2000).

In einer anderen Studie zu Patientinnen und Patienten mit Zwangsstörungen aus den USA und Brasilien war der Schweregrad der Zwangssymptome und das Alter bei Ausbruch der Krankheit in beiden Stichproben ähnlich, während es

Unterschiede bei der Komorbidität gab. Die brasilianischen Probandinnen und Probanden wiesen höhere Raten einer gleichzeitigen generalisierten Angststörung und posttraumatischen Belastungsstörung (PTBS) auf, während die amerikanischen Probandinnen und Probanden eher Drogenmissbrauchsstörungen bestätigten (Medeiros et al. 2017). Fontenelle und Kollegen (2004) verglichen eine brasilianische Stichprobe mit 15 Stichproben aus vier Kontinenten von früheren Studien und stellten fest, dass der Anteil von Frauen und Männern und das Alter bei Krankheitsbeginn bei allen Stichproben ähnlich waren. In den meisten Stichproben war ein Muster gemischter Obsessionen und Zwänge vorherrschend, mit Ausnahme der höheren Prävalenz von aggressivem Verhalten in der brasilianischen Stichprobe und religiösen Obsessionen in den Stichproben aus dem Nahen Osten (Fontenelle et al. 2004). Auf das Vorherrschen religiöser Themen in den Ländern des Nahen Ostens und aggressiver Obsessionen in Brasilien weisen auch Akhtar und Kollegen (1978) hin. Die Art der Obsession scheint also je nach kulturellem Kontext zu variieren.

In den meisten Ländern haben Probleme der Kontaminierung einen großen Einfluss; ein Beispiel dafür ist die indische Bevölkerung, wo beschrieben wurde, dass die Zwänge im Zusammenhang mit Sauberkeit und Verschmutzung im Vergleich zu anderen Arten von Zwängen stärker ausgeprägt sind (Zhong und Liljenquist 2006). In der afroamerikanischen Bevölkerung können die mit Reinheit verbundenen Zwänge relevant sein, da diese ethnische Gruppe historisch gesehen eine Segregation erfahren hat und andere Gruppen es vermieden haben, durch direkten Kontakt mit ihnen »verunreinigt« zu werden (Williams und Steever 2015).

In einer Studie von Kizilhan und Noll-Hussong (in Vorbereitung) zeigten kurdische Patientinnen mit einer PTBS als Folge einer Vergewaltigung signifikant häufiger auch Symptome einer Zwangsstörung als deutsche Patientinnen, die nach einer sexuellen Traumatisierung ebenfalls an einer PTBS litten. Kulturelle Unterschiede und die Bedeutung von Kultur und Religion im Alltag beeinflussen die Art und Weise, wie psychische Belastungen verarbeitet werden (Yorulmaz et al. 2009). Abhängig von den religiösen Überzeugungen können religiöse Bewältigungsmethoden wie Gebete oder (auch zwanghafte) Reinigungsrituale als eine Art der Aufarbeitung des Traumas verstanden werden (Yang et al. 2018).

Die Beziehung zwischen Religiosität/Spiritualität, persönlichen Überzeugungen (d. h. magischen Vorstellungen) und psychischer Gesundheit wurde in letzter Zeit ausgiebig untersucht. Die Ergebnisse wiesen auf signifikante Zusammenhänge zwischen diesen Variablen hin (Brander et al. 2016; Charlson et al. 2016; Kizilhan 2019). Die wissenschaftlichen Ansätze in diesem Bereich sind jedoch komplex und mehrdimensional, was teilweise zu einer schlechten Operationalisierung, unvergleichbaren Daten und widersprüchlichen Ergebnissen führt. Tatsache ist jedoch, dass sich Patientinnen und Patienten häufig der Religion, Spiritualität und moralischen Traditionen zuwenden, um psychische Erkrankungen zu verstehen und auf sie zu reagieren; im Fall der Zwangsstörung kann dies beispielsweise entscheidend dafür sein, inwieweit eine Behandlungsart (Exposition und Reaktionsverhinderung) sowie die Dauer der Behandlung, z. B. bei einer Pharmakotherapie (Whitley 2012), akzeptabel sind.

Weitere Aspekte, die durch den kulturellen Kontext beeinflusst sein können, können kulturell determinierte Ereignisse von Scham und Ausgrenzungen der Gemeinschaft sein (Kizilhan 2019). Kulturelle und religiöse Vorstellungen, die seit der Kindheit und über Generationen weitergeben und internalisiert sind, führen automatisch zu belastenden Gedanken, negativen Emotionen und Verhalten, die in der Folge pathologisch werden können (Kizilhan et al. 2020).

Auf der anderen Seite sind die epidemiologischen Zahlen zur Zwangsstörung weltweit ziemlich konsistent; die geschätzte Prävalenz der Zwangsstörung in der Allgemeinbevölkerung liegt bei etwa 1,6 % (Ruscio et al. 2010). Aufgrund methodischer Inkonsistenzen und unterschiedlicher Voraussetzungen wie die Verwendung der Einschätzungen von Klinikerinnen und Klinikern oder die der Betroffenen, die Nichtbeschreibung subklinischer Symptome und die fehlende Berücksichtigung der Schwere der Erkrankung sowie anderer Faktoren des kulturellen Umfelds, in dem sich die Erkrankung manifestiert, z. B. des Zugangs zur Behandlung, der in verschiedenen Ländern unterschiedlich ist, sind viele Studien nicht miteinander vergleichbar (Brander et al. 2016).

14.4 Diagnostik

Unabhängig von kulturellen Aspekten und der ethnischen Zugehörigkeit ist für die Diagnostik und Therapie entscheidend, dass sowohl Therapeutinnen und Therapeuten als auch Patientinnen und Patienten die Krankheit verstehen und richtig einordnen. In einer vergleichenden Studie mit türkischstämmigen und deutschen Patientinnen und Patienten in einer psychosomatischen Klinik zeigte sich, dass signifikant weniger türkischstämmige Patientinnen und Patienten ihre Krankheit erklären konnten (Lersner und Kizilhan 2017). Die Erklärungen der Behandelnden müssen dabei dem Bildungsniveau und dem kulturellen Hintergrund angepasst werden. Als weitere hinderliche Gründe dafür, dass die Patientinnen und Patienten die Zwangserkrankung nicht verstehen oder akzeptieren, liegt möglicherweise auch an der kulturspezifischen Interpretation der Erkrankung. So kann z. B. kann eine Zwangsstörung als schizophren/»verrückt« interpretiert werden oder aus Angst vor einer Ausgrenzung durch die Gemeinschaft geheim gehalten werden, was bei der Behandlung zu berücksichtigen ist.

Die Einstellungen, Bewertungen und Überzeugungen der Patientinnen und Patienten hinsichtlich der Zwangsstörung sind unter Berücksichtigung ihrer kulturellen Prägung und auch der Umgang mit psychischen Erkrankungen in den jeweiligen Generationen im Sinne einer Kognitionsanalyse zu ermitteln.

Die Motivationsanalyse bezieht sich auf die Bereitschaft der Patientinnen und Patienten, selbst etwas ändern und zur Linderung beitragen zu wollen. Gerade aktive Handlungen, wie z. B. Sport und Entspannungsverfahren, werden aber von Patientinnen und Patienten aus familienorientierten Gesellschaften oft schwer angenommen, was zu einer Fehlinterpretation ihrer Compliance führen kann. In diesen Gesellschaften wird bei Erkrankungen, so auch bei Zwangsstörungen, davon ausgegangen, dass der Arzt oder die Ärztin die Behandlung mithilfe von Medikamenten durchführt und eine eigene aktive (Exposition) Beschäftigung mit der Erkrankung nicht erforderlich ist. Zu Beginn der Behandlung kann also eine passive Schonhaltung vorliegen, was eine Psychoedukation über die Bedeutung der Compliance unabdingbar macht.

Bei der Diagnose und der späteren Behandlung ist zunächst die Beziehung zwischen Therapeut bzw. Therapeutin und Patient bzw. Patientin sowie vor allem die Akzeptanz seiner/ihrer Zwangserkrankung wichtig. Erst danach wird die Person bereit sein, den Umgang mit ihren Zwängen zu ändern und zum Beispiel zu lernen, diese zu kontrollieren.

Der Erfassung individueller und kultureller Ressourcen (externale und/oder internale), die für eine Verhaltensänderung eingesetzt werden können, kommt große Bedeutung zu. Das heißt, die Zwangsstörung darf nicht der alleinige Fokus sein, und der allgemeine Lebenskontext der Patientinnen und Patienten sollte nicht unterschätzt werden. Ressourcen (wie Solidarität, familiäre Loyalität und Unterstützung durch das soziale Netzwerk in Notsituationen) und Belastungen aus der Vergangenheit müssen ebenso in die Therapie einfließen wie wichtige Bewältigungsstrategien (traditionelle Verfahren zur Linderung, spezielle Entspannungsverfahren und Massagetechniken aus dem Herkunftsland, Gebete, Einbeziehung der Familie in die Behandlung etc.).

Die problemanalytische Diagnose sollte durch Fragebogeninstrumente und Verhaltensanalysen ergänzt werden. Dies ist allerdings insbesondere bei Patientinnen und Patienten mit geringer Schulbildung problematisch. Nicht selten sind diese Analphabeten und im Umgang mit psychometrischen Tests völlig unbedarft (Kizilhan et al. 2020), was die Notwendigkeit einer sehr ausführlichen biografischen Angst- und Sozialanamnese unterstreicht. Ferner ist bei der Diagnostik auch die Komorbidität zu überprüfen, da sehr oft von mehreren psychischen und körperlichen Diagnosen ausgegangen werden muss.

14.5 Psychotherapeutische Behandlung

Grundsätzlich ist das Konzept der Zwangsstörung und deren kognitive verhaltenstherapeutische Behandlung übergreifend bei allen ethnischen Gruppierungen anwendbar (Wahl et al. 2007). Dennoch können die unterschiedlichen Vorstellungen von Gesundheit bzw. Krankheit und von kulturell-traditionell-medizinischer Behandlung im Umgang mit Belastungen und Stressoren alternative Konzepte oder Ergänzungen erfordern.

Eine vertrauensvolle Beziehungsgestaltung, was vor allem die Akzeptanz der Beschwerden der Patientin oder des Patienten bedeutet, ist besonders wichtig. Bei Erkrankten aus familienorientierten Gesellschaften wird der Arzt (auch der klinische Psychologe wird als Arzt/»Doktor« gesehen) traditionell als väterlicher

Freund der Familie verstanden (Machleidt und Gül 2010). Er stellt eine Autoritätsfigur dar, die einen aktiven, wissenden und beratenden Umgang mit der erkrankten Person und ihrer Familie pflegt. Diese kulturelle Übertragung muss angenommen werden, soll nicht erhebliche Verunsicherung ausgelöst werden. Auch Ärztinnen und Psychologinnen genießen eine hohe Autorität und männliche Patienten lassen sich auf eine Behandlung ein. Sowohl männliche als auch weibliche Behandelnde haben in traditionellen Gesellschaften ein hohes Ansehen und nicht selten wird im Alltagsdiskurs der Satz »Erst Gott, dann der Doktor« erwähnt. So lassen sich Männer und Frauen ohne Probleme auch körperlich von Ärztinnen und Ärzten untersuchen. Bei schwer traumatisierten Patientinnen, z. B. aufgrund sexualisierter Gewalt, ist es jedoch ratsam, vor der Behandlung zu fragen, ob eine Therapie mit einem männlichen Behandler in Ordnung ist. Hier spielen Schamgefühle und Übertragungsphänomene eine wichtige Rolle, die berücksichtigt werden sollten (Besiroglu et al. 2014). Im Gegensatz zum Umgang mit einheimischen Patientinnen und Patienten, bei denen ein Mobilisieren des eigenen Potenzials im Vordergrund steht, wird bei o. g. Patientinnen und Patienten mehr Hilfe durch die Autorität erwartet und angeboten werden müssen (Machleidt und Gül 2010). Dies bedeutet aber, dass die behandelnde Person auch ein Bewusstsein für die eigene kulturelle Gebundenheit entwickeln muss und aus dieser Position in der Lage sein sollte, (Gegen-)Übertragungen auf die Patientin bzw. den Patienten sowie alle individuellen und gesellschaftlichen Vorurteile und Stereotypien, die als kollektive Übertragungen auftauchen, zu entaktualisieren, bevor sie in der Behandlung destruktiv wirksam werden. Erst danach ist eine Bereitschaft der erkrankten Person zur Verhaltensänderung auf psychischer und physischer Ebene möglich.

Werden die Familie und die jeweiligen Rollen aller Mitglieder der Großfamilie einbezogen, kann dies zu einem besseren Verständnis der möglichen familiären Konflikte und Beziehungsabhängigkeiten beitragen. Doch die starke Solidarität der Familie mit dem erkrankten Familienmitglied kann in Fällen von sexualisierter Gewalt außerhalb oder innerhalb der Familie eine Besserung unter Umständen auch verhindern und die Symptomatik verschlimmern. Insbesondere die systemische Perspektive mit ihrer systematischen Einbeziehung der Familie ist bei der Behandlung von Menschen aus familienorientieren Gesellschaften, wie sie z. B. in der Türkei, im Irak, in Syrien und in Afghanistan bestehen, von großem Nutzen. Sie ermöglicht u. a. eine adäquate, kultursensitive Erschließung von familiären und kulturellen Ressourcen (Kizilhan et al. 2020).

Die Vorstellung in traditionellen Gesellschaften, dass psychische Erkrankungen eine Folge des Schicksals sind, führt zu einer passiven Haltung. Die Erkrankten erwarten von der behandelnden Person, dass diese eine Lösung hat. Im Weiteren wird versucht, mit Unterstützung der Familie und der Gemeinschaft z. B. durch Rituale die psychische Erkrankung zu heilen. Auch Vorstellungen, dass die Zwangsstörung allein durch eine medikamentöse Behandlung geheilt werden kann, stellen eine Herausforderung an die Therapie dar. Aufgrund der hohen Erwartungen an eine medikamentöse Behandlung nehmen viele Patientinnen und Patienten mit einer Zwangsstörung mit oder ohne ärztlichen Rat viele Medikamente, was u. a. die Gefahr einer Suchtproblematik erhöht.

Die beschriebene passive Schonhaltung, Unterschiede beim Krankheitsverständnis und der Krankheitsverarbeitung sowie die Überzeugung, die Erkrankung allein durch Medikamente (Van Ameringen et al. 2014) heilen zu können, stellen für eine Behandlung auf der Grundlage von *verhaltensorientierten Methoden wie Umstrukturierung, Exposition und Verhaltensexperimente* eine Herausforderung dar. Bei unzureichender Motivation und geringem Verständnis der Behandlungsstrategie wird häufig von starkem Vermeidungsverhalten berichtet, was den Therapeutinnen bzw. Therapeuten verschwiegen wird. Auch therapeutische Hausaufgaben können abgelehnt oder vermieden werden, weil es den Erkrankten fremd vorkommen kann, dass durch solche Methoden die Zwangssymptome reduziert werden könnten. Daher ist es insbesondere wichtig, durch angepasste und kultursensible Psychoedukation die Patientinnen und Patienten über die Symptomatik, die Diagnose und die Behandlung zu informieren. Hier wäre im Sinne von Kongruenz und Empathie auch deutlich zu machen, dass das Ziel der Therapie nicht vorrangig im völligen Verschwinden von Zwangsgedanken oder -handlungen besteht, sondern in einem neuen und weniger quälenden Umgang damit.

Für den langfristigen Erfolg der Behandlung und den Transfer des Gelernten in den Alltag ist es erforderlich, dass die Patientin oder der Patient unter Berücksichtigung vorhandener kultureller, religiöser und individueller Ressourcen zunehmend eine aktive Rolle einnimmt.

14.6 Zusammenfassung

Die Kultur, in der Menschen sozialisiert werden, beeinflusst ihr Denken und Verhalten. Vor ihrem Hintergrund entwickeln sie ein Weltbild, handeln und urteilen – beeinflusst von kulturell geprägten Normalitätsannahmen und Wertvorstellungen. Auch die Art und Weise, wie sie Beziehungen zu anderen Menschen aufbauen und sich in interpersonalen Beziehungen, sozialen Gruppen und Netzwerken bewegen, ist durch ihre Kultur geprägt. Rituale, Zeremonien, Waschungen etc., die kulturell und religiös determiniert sind, können im Zusammenhang mit individuellen oder kollektiven Belastungen zu Zwangsstörungen führen, deren Art und Weise kulturspezifisch geprägt ist.

Die unterschiedliche Kultur mit dem entsprechenden Verständnis von Krankheit und Krankheitsverarbeitung führt zu einem anderen Verständnis von Zwangsstörungen als z. B. bei Patientinnen und Patienten aus westlichen Gesellschaften, auch im Kontakt mit der behandelnden Person. Die modernen multimodalen Therapieansätze berücksichtigen dies bisher nicht ausreichend. Die Zwangsstörung wird in traditionellen, familienorientierten Gesellschaften nicht auf bestimmte Handlungen oder Gedanken beschränkt, sondern ganzheitlich körperbezogen gesehen. Das geringe Verständnis von psychischen Beschwerden führt häufig zu einer Verlagerung auf körperliche Beschwerden und zu Medikamentenkonsum. In der Behandlung und vor allem in der Therapeut/in-Patient/

in-Beziehung ist es notwendig zu verstehen, welche Bedeutung der Zwangsstörung beim Gestalten und Erleben zwischenmenschlicher Beziehungen zukommt.

Literatur

Akhtar S, Wig NN, Varma VK, Pershad D, Verma SK (1978) Sociocultural and clinical determinants of symptomatology in obsessional neurosis. Int J Soc Psychiat 24: 157–62.

Besiroglu L, Karaca S, Keskin I (2014) Scrupulosity and obsessive compulsive disorder: the cognitive perspective in Islamic sources. J Relig Health 53(1): 3–12.

Brander G, Pérez-Vigil A, Larsson H, Mataix-Cols D (2016) Systematic review of environmental risk factors for Obsessive-Compulsive Disorder: A proposed roadmap from association to causation. Neurosci Biobehav Rev 65: 36–62.

Charlson FJ, Baxter AJ, Cheng HG, Shidhaye R, Whiteford HA (2016) The burden of mental, neurological, and substance use disorders in China and India: a systematic analysis of community representative epidemiological studies. Lancet 6736(16): 1–14.

Einstein DA, Menzies RG (2004) Role of magical thinking in obsessive-compulsive symptoms in an undergraduate sample. Depress Anxiety 19(3): 174–9.

Fontenelle LF, Mendlowicz MV, Marques C, Versiani M (2004) Transcultural aspects of obsessive-compulsive disorder: a description of a Brazilian sample and a systematic review of international clinical studies. J Psychiatr Res 38(4): 403–11.

Frost RO, Krause MS, McMahon MJ (1993) Compulsivity and superstitiousness. Behav Res Ther 31: 423–5.

Hinton D, Kirmayer LJ (2016) The flexibility hypothesis of healing. Culture, Medicine and Psychiatry. doi:10.1007/s11013-016-9493-8.

Horwath E, Weissman MM (2000) The epidemiology and cross-national presentation of obsessive-compulsive disorder. Psychiat Clinics North Am 23: 493–507.

Ilkilic I (2017) Interkulturelle Kompetenz als Schlüsselqualifikation für Gesundheitsberufe. Gesundheit und Gesellschaft/Wissenschaft 4: 24–30.

Kizilhan JI (2017) Trauma and Pain in Family-Orientated Societies. Int J Environ Res Public Health 15, 44(1).

Kizilhan JI (2018) PTSD of rape after IS (»Islamic State«) captivity. Arch Womens Ment Health 21(5): 517–524.

Kizilhan JI (2019) The Impact of Culture and Belief in So-Called Honour Killings A Comparative Study between Honour Murders and other Perpetrators of Violence in Germany. J Forensic Investigation 9; 7(1): 7.

Kizilhan JI, Noll-Hussong M (in Vorbereitung) Traumatization, obsessive-compulsive disorder and religiousness – The interaction between obsessional washing and religious commitment in raped refugee women – A comparative study. Frontiers Psychiatry.

Kizilhan JI, Steger F, Noll-Hussong M (2020) Shame, dissociative seizures and their correlation among traumatised female Yazidi with experience of sexual violence. The British Journal of Psychiatry 216 (3): 138–143.

Lersner U, JI Kizihan (2017) Kultursensitive Psychotherapie. Hogrefe: Göttingen.

Machleidt W, Gül K (2010) Kulturelle und transkulturelle Psychotherapie – Tiefenpsychologische Behandlung. In: Machleidt W, Heinz A (Hrsg.) Praxis der interkulturellen Psychiatrie und Psychotherapie. München: Elsevier. S. 401–413.

Medeiros GC, Torres AR, Boisseau CL et al. (2017) A cross-cultural clinical comparison between subjects with obsessive-compulsive disorder from the United States and Brazil. Psychiat Res 254: 104–11.

Ruscio AM, Stein DJ, Chiu WT, Kessler RC (2010) The epidemiology of obsessive-compulsive disorder in the National Comorbidity Survey Replication. Mol Psychiat 15(1): 53–63.

Van Ameringen M, Simpson W, Patterson B (2014) Pharmacological treatment strategies in obsessive compulsive disorder: A crosssectional view in nine international OCD centers. J Psychopharmacol 28(6): 596–602.

Wahl K, Hohagen F, Kordon A (2007) Die Kognitive Verhaltenstherapie der Zwangsstörungen. State of the Art. Zeitschrift für Psychiatrie, Psychologie und Psychotherapie 4: 249–61.

Whitley R (2012) Thank you God: Religion and recovery from dual diagnosis among low-income African Americans. Transcult Psychiat 49(1): 87–104.

Williams M, Steever A (2015) Cultural manifestations of obsessive-compulsive disorder. In: Lack CW (Ed.) Obsessive-Compulsive Disorder: Etiology, Phenomenology, and Treatment. Richmond: Onus Book. P. 63–84.

Yang C (2018) Cross-cultural diferences in the pereception and understandig of obsessive-compulsive disorder in East Asian and Western cultures. International Journal of Culture and Mental Health 11(4): 616–625.

Yorulmaz O, Gencoz T, Woody S (2009) OCD cognitions and symptoms in different religious contexts. J Anxiety Disord 23(3): 401–6.

Yorulmaz O, Işık B (2011) Cultural context, obsessive-compulsive disorder symptoms, and cognitions: a preliminary study of three Turkish samples living in different countries. Int J Psychol 46(2): 136–43.

Zhong CB, Liljenquist K (2006) Washing away your sins: threatened morality and physical cleansing. Science 313(5792): 1451–2.

Teil IV Behandlung

15 Evidenzbasierte Behandlung der Zwangsstörung

Charles Benoy

15.1 Einleitung

Die Weltgesundheitsorganisation (World Health Organization, WHO) zählt die Zwangsstörung zu den Zehn am meisten beeinträchtigenden psychischen Krankheiten (WHO 1999). Die Belastungen und Beeinträchtigungen, die mit einer Zwangsstörung einhergehen, werden oftmals – auch von Fachpersonen – unterschätzt. Dabei sind Zwangsstörungen nicht seltene, schwere und in den überwiegenden Fällen chronifizierende psychische Krankheiten. Die Scham von Betroffenen ist meist sehr ausgeprägt, was einerseits dazu führt, dass eine Behandlung erst sehr spät aufgesucht wird, und andererseits, dass Betroffene die Symptomatik nicht in ganzer Ausprägung erläutern und zum Teil selber bagatellisieren. In vielen Fällen trägt auch dies dazu bei, dass die Zwangsstörung in der Behandlungspraxis nicht adäquat und nach dem aktuellen Wissensstand behandelt wird. Zudem gelten Zwänge auch unter psychotherapeutischen und psychiatrischen Fachpersonen oft als seltene und schwer zu behandelnde Krankheit, so dass Betroffene in vielen Fällen keine leitlinienkonforme und evidenzbasierte Behandlung erhalten und die Behandlungsmöglichkeiten nicht ausgeschöpft werden. Zwangsstörungen lassen sich nämlich, entgegen verbreiteter Annahmen, nach aktuellem Wissensstand erfolgreich behandeln und es gibt klare Leitlinien, die evidenzbasierte Therapiemethoden vorgeben. Für den deutschsprachigen Raum ist hier die *S3-Leitlinie Zwangsstörungen*, die im Auftrag der deutschen Gesellschaft für Psychiatrie, Psychotherapie, Psychosomatik und Nervenheilkunde (DGPPN) und in Zusammenarbeit weiterer relevanter Fachgruppen aus dem gesamten deutschsprachigen Raum (u. a. störungs- und fachspezifische Bereiche) erstellt wurde, relevant (DGPPN 2013). Diese deutschsprachige Leitlinie baut auf die britische Leitlinie für Zwangsstörungen auf (NICE 2005) und wurde durch weitere systematische Literaturaufarbeitungen ergänzt. Sie wurde nach den Empfehlungen der Arbeitsgemeinschaft wissenschaftlicher medizinischer Fachgesellschaften (AWMF) erstellt und im Jahr 2013 veröffentlicht. Die für 2018 geplante Überprüfung der Leitlinie ist aktuell noch nicht veröffentlicht und befindet sich aktuell wohl im Arbeitsprozess. Für den deutschsprachigen Raum zu erwähnen sind an dieser Stelle ebenfalls die schweizerischen Behandlungsempfehlungen für Zwangsstörungen (Keck et al. 2013). Diese sind in Zusammenarbeit aller relevanten großen schweizerischen Fachgesellschaften entstanden, und basieren ebenfalls auf den erwähnten NICE-Guidelines, sowie auf den Leitlinien der World Federation of Societies of Biological Psychiatry (WFSBP) aufbauen. Die schweizerischen Behandlungsempfehlungen sind inhaltlich im Kern mit der S3-Leitlinie vergleichbar, weshalb im vorliegenden Kapitel vor allem die etwas ausführlicheren S3-Leitlinien beschrieben werden. Diese gelten für den gesamten deutschsprachigen Raum, und decken sich mit dem internationalen Konsens. Im vorliegenden Beitrag werden Letztere zudem durch aktuellere Studienbeiträge ergänzt.

15.2 Behandlungsbausteine und -setting

Bevor auf die eigentlichen therapeutischen Behandlungsmethoden und -verfahren eingegangen wird, werden an dieser Stelle vorerst übergreifende Aspekte besprochen, die sich als relevant erwiesen haben. Diese sollten unabhängig der spezifischen Therapiemethode von Behandlern beachtet werden.

Die *Patientenaufklärung und störungsspezifische Wissensvermittlung* ist ein sehr wichtiger Baustein in der Behandlung von Zwangsstörungen, gerade weil Betroffene hier oftmals ausgeprägte Schamgefühle und eine große Furcht vor Stigmatisierung haben. Auch wenn die erste Aufklärung oftmals vor der eigentlichen Behandlung beginnt und zum Beispiel durch Betroffenenverbände (Deutsche Gesellschaft Zwangsstörungen e. V. [DGZ] und Schweizerische Gesellschaft für Zwangsstörungen [SGZ] sind hier als Beispiele genannt), Selbsthilfezentren, Angehörigenanlaufstellen, Hausärzte und Hausärztinnen oder andere Fachpersonen erfolgt, spielt sie auch in der ersten Phase jeder eigentlichen Behandlung eine wichtige Rolle und hat eine wichtige Funktion. So sollen Betroffene »Experten ihrer Krankheit« werden, die Compliance verbessert werden und eine gute therapeutische Beziehung auf Augenhöhe aufgebaut werden. Die S3-Leitlinie unterstreicht ebenfalls die Bedeutung der störungsspezifischen Psychoedukation und empfiehlt in psychoedukative Interventionen folgende Aspekte einzubeziehen (DGPPN 2013, S. 90):

- Aufklärung über das Störungsbild der Zwangsstörung (einschließlich Früherkennung)
- Wissensvermittlung hinsichtlich Ursachen, Bedingungen und Komorbiditäten sowie deren Einordnung in ein multifaktorielles Bedingungsgefüge
- Aufklärung über alle möglichen Behandlungsoptionen
- Aufklärung über Langzeitprognose (und wenn nötig Erarbeitung eines selbstständigen langfristigen Umgangs mit Restsymptomen und psychosozialen Behinderungen)

An dieser Stelle soll nochmal darauf hingewiesen werden, dass eine sorgfältige Diagnosestellung mittels *fundierter Diagnostik* als Baustein einer evidenzbasierten Behandlung unabdingbar ist. Spezifische Angaben hierzu sind dem ▶ Kap. 7 zu entnehmen. Die Diagnostik erfolgt meist parallel zu psychoedukativen Aspekten, oder ist diesen in unklaren Fällen vorgeschaltet. Die Ergebnisse diagnostischer Untersuchungen sind den Betroffenen in jedem Fall offen und in verständlicher Sprache zu vermitteln.

Im Sinne einer transparenten Behandlung auf Augenhöhe mit den Betroffenen ist das *gemeinsame Festlegen und Überprüfen von Behandlungszielen* von großer Bedeutung. Nebst Symptomreduktionen sollten hier auch eine Verbesserung der subjektiven Lebensqualität sowie weitere Aspekte (soziale, interpersonelle Aspekte, globales Funktionsniveau, Handlungsfähigkeit) in die Ausarbeitung von Behandlungszielen einfließen. In der Leitlinie wird explizit das *Shared Decision Making* genannt und als klinischer Konsens darauf hingewiesen, dass Betroffene möglichst aktiv in alle diagnostischen und therapeutischen Entscheidungsprozesse einbezogen werden sollten (DGPPN 2013). Aus der klinischen Praxis kann dieser Konsenspunkt nur unterstrichen werden. Möglicherweise ist dieser Aspekt in der Behandlung von Zwangsstörungen noch von größerer Bedeutung als bei anderen psychischen Krankheiten, da ein erhöhtes Kontrollbedürfnis meist Bestandteil von Zwangserkrankungen ist.

Zwangsstörungen sind in den meisten Fällen auch für das direkte Umfeld der Betroffenen einschränkend und belastend. Oft sind Angehörige in Zwangssysteme involviert. Sofern die Betroffenen zustimmen, sollten *Angehörige* daher möglichst in den therapeutischen Prozess integriert werden. Hier sind vor allem psychoedukative Aspekte von großer Bedeutung. Auch in den S3-Leitlinien besteht ein klinischer Konsens darüber, dass Angehörige in die Therapie einbezogen werden sollen (DGPPN 2013). Ausführliche Informationen über den Einbezug von Angehörigen sind dem ▶ Kap. 22 zu entnehmen.

Wie bereits beschrieben, vergeht u. a. aufgrund der ausgeprägten Scham von Betroffenen oftmals viel Zeit, bis eine adäquate Behandlung aufgesucht wird. Daher ist das Format der *Selbsthilfe* bei Zwangsstörungen von zunehmender Bedeutung. Diese ist entweder also Bibliotherapie in Form von klassischen Büchern, oder internet- oder computerbasiert verfügbar und vermittelt zusätzlich zu wichtigen psychoedukativen Aspekten ebenfalls therapeutische Anleitungen zu störungsspezifischen Verhaltensveränderungen. Eine systematische und metaanalytische Literaturaufbereitung konnte zeigen, dass auch positive Effekte mittels Selbsthilfe-Angeboten bei Zwangsstörungen erzielt werden können, diese scheinen jedoch vor allem in Zusammenhang mit (reduzierten) therapeutischen Kontakten erwünschte stärkere Effekte zu erzielen (Pearcy et al. 2016). Aus der klinischen Praxis kann diesem Forschungsergebnis zugestimmt werden und eine zusätzliche Abgabe von störungsspezifischen Selbsthilfebüchern ergänzte die Behandlung meist sehr positiv. So können Betroffene psychoedukative Aspekte und Therapierationale nochmals nachlesen und bringen sich oftmals durch die persönliche Lektüre zwischen den Therapiesitzungen noch aktiver in die Behandlung ein.

Schon seit einigen Jahren befasst sich die psychotherapeutische Forschung mit Möglichkeiten von internetbasierten Therapieangeboten. Diesbezügliche Untersuchungen konnten nun nachweisen, dass die leitlinienkonforme Behandlung ebenfalls über das *Internet* durchgeführt werden können. Hier konnten hohe und anhaltende Effekte von kognitiver Verhaltenstherapie (KVT, inkl. Expositionsübungen mit Reaktionsverhinderung) mit ausschließlichem internetbasiertem Kontakt zwischen Behandelnden und Behandelten nachgewiesen werden (Herbst et al. 2014). Ein kürzlich publiziertes Review bestätigt dieses Forschungsergebnis und kommt zum Schluss, dass online durchgeführte KVT-Behandlungen von spezifisch ausgebildeten Therapeuten zu klinisch bedeutsamen Abnahmen von Zwangssymptomen führen und somit als evidenzbasiert angesehen werden können (Hirschtritt et al. 2017). Dies ist vor allem für die Behandlung von Zwangsstörungen von großer Relevanz, da das Verlassen der eigenen Wohnung und das Aufsuchen einer Behandlungspraxis für einen bedeutsamen Anteil der Betroffenen von Zwangsstörungen zu Beginn der Therapie nicht möglich ist. Wenngleich damals deutlich weniger Studien vorlagen, wies die S3-Leitlinie bereits im Jahr 2013 darauf hin, dass medienbasierte KVT wirksam sein kann, und bei begrenztem Behandlungsangebot, zur Überbrückung von Wartezeiten oder als Nachbetreuung verfügbar gemacht werden sollte (DGPPN 2013). Der Einsatz neuer Technologien in der Behandlung von Zwangsstörungen sind ausführlich in ▶ Kap. 21 beschrieben.

Ein *stationäres Therapiesetting* hat laut S3-Leitlinie zu erfolgen, wenn entweder Gefährdungsaspekte bestehen, bei schwerer Vernachlässigung oder Verwahrlosung, wenn eine leitlinienkonforme ambulante Behandlung nicht möglich bzw. verfügbar ist oder versagt, wenn die Zwangssymptomatik einen einigermaßen normalen Alltag (inkl. Wahrnehmung der ambulanten Behandlung) nicht mehr ermöglicht, und wenn der Leidensdruck und die psychosoziale Funktionsfähigkeit stark eingeschränkt sind (DGPPN 2013). Auch bei ausgeprägten Verhaltensexzessen oder Handlungsdefiziten, oder zur Entlastung des sozialen Umfelds kann eine stationäre Behandlung in Erwägung gezogen werden (Benoy und Schumann 2015). Intensive stationäre Behandlungen von schweren Zwangsstörungen haben sich in Untersuchungen als wirksam erwiesen, wenngleich ihr langfristiger Effekt noch nicht hinreichend untersucht worden ist (Veale et al. 2016; Benoy et al. 2019).

Neuere Behandlungsansätze aus Norwegen mittels intensiven *Kurztherapien* über vier bis acht Tage zeigen positive Effekte mit hohen Responderraten und könnten in Zukunft die bestehenden Behandlungsangebote auch in anderen Versorgungssystemen ergänzen (Kvale et al. 2018). Sollte in Zukunft die Zeit zwischen Behandlungsbeginn und Erstmanifestation der Zwangsstörung reduziert werden können, und somit dem Anteil an Chronifizierten oder ausgeprägten Krankheitsbildern reduziert werden können, könnten solche kurze und intensive Behandlungen eine wertvolle Ergänzung der aktuellen Behandlungsangebote darstellen.

Für die Durchführung einer evidenzbasierten Behandlung sollten folgende übergeordnete Aspekte berücksichtigt und angewandt werden:

- fundierte Diagnostik
- ausführliche Psychoedukation (Störungsmodell inkl. Ursachen, Bedingungen, Komorbiditäten, Behandlungsoptionen)
- aktiver Einbezug von Angehörigen
- gemeinsame Festlegung und Überprüfung von Behandlungszielen
- zusätzliche medienbasierte oder selbsthilfebezogene Angebote können ergänzend zugezogen werden
- bei Gefährdungsaspekten, Vernachlässigung oder Verwahrlosung, sehr ausgeprägter Belastung oder Beeinträchtigung des globalen Funktionsniveaus, oder Aspekten, die eine ambulante Behandlung nicht ermöglichen (oder bei Versagen Letzterer), ist eine stationäre Behandlung zu erwägen

15.3 Psychotherapeutische Behandlung

Bis heute scheint die Annahme, nach der Zwänge nur schwer oder gar nicht behandelt seien, weit verbreitet. Dabei sind vor allem verhaltenstherapeutische Ansätze zur Behandlung von Zwängen seit mehreren Jahrzehnten beschrieben und untersucht und deren Wirksamkeit und Anwendbarkeit sind vielfach nachgewiesen worden (siehe u. a. eine Auflistung der randomisiert kontrollierten Studien in den S3-Leitlinien, DGPPN 2013, S. 39). Anders als bei anderen Störungsbildern gibt es bis heute keine randomisierten und kontrollierten Studien psychodynamischer oder anderer Psychotherapieverfahren. *Das psychotherapeutische Verfahren der ersten Wahl ist somit die kognitive Verhaltenstherapie (KVT)*. Dabei ist vor allem die *Exposition mit Reaktionsmanagement* (bzw. Reaktionsverhinderung) die wichtigste Intervention zur Behandlung der Zwangsstörung. In den S3-Leitlinien wird ausdrücklich darauf hingewiesen, dass »Patienten mit einer Zwangsstörung eine störungsspezifische KVT einschließlich Exposition mit Reaktionsmanagement als Psychotherapie der ersten Wahl« angeboten werden *soll* (DGPPN 2013, S. 38). Diese hat sich in der Praxis durchgesetzt und hat auch Wirksamkeitsuntersuchungen im Vergleich zu Kontrollbedingungen und anderen Verfahren, sowohl bzgl. Kurz- als auch Langzeiteffekten Stand gehalten. Die in den S3-Leitlinien beschriebenen Studien sollen an dieser Stelle nicht erneut gelistet werden, zur Vollständigkeit sollte jedoch ergänzt werden, dass auch neuere systematische Reviews und Metaanalysen zu dem gleichen Ergebnis kommen, dass die Psychotherapie, und insbesondere die KVT, die größten Effekte in der Behandlung von Zwangsstörungen aufweist (Öst et al. 2015; Skapinakis et al. 2016). Die Leitlinien ergänzen, dass die KVT auch im Gruppensetting wirksam ist, und in der Intensität und Dauer individuell, und bis zum Erreichen einer klinischen Besserung fortgeführt werden sollte (Reduktion der Symptomatik mindestens 50 %, Verbesserung der Lebensqualität). Zudem weist das Expertengremium explizit darauf hin, dass Expositionen mit Reaktionsmanagement in therapeutischer Begleitung wirksamer sind als ohne, und (sofern die Zwangssymptome nicht in der Praxis vergleichbar reproduzierbar sind) im *häuslichen bzw. zwangsauslösenden Umfeld durchgeführt werden sollen*. Wie bereits zuvor beschrieben, ist die KVT auch medienbasiert wirksam, und ein kürzlich publiziertes Review konnte die Evidenz der KVT in ausschließlich internetbasierter Durchführung bestätigen (Hirschtritt et al. 2017). Die Anwendung der kognitiven Verhaltenstherapie, insbesondere des Verfahrens der Exposition mit Reaktionsmanagement, wird ausführlich und detailliert in ▶ Kap. 16 beschrieben. Kognitive Ansätze sind zudem in ▶ Kap. 17 beschrieben.

Ein bedeutsamer Anteil der Betroffenen profitiert jedoch weiterhin nicht hinreichend bzw. in gewünschtem Maße von den beschriebenen etablierten Verfahren. Als vielversprechendes weiterentwickeltes oder modifiziertes Verfahren der KVT ist an dieser Stelle die Acceptance und Commitment Therapy (oder zu Deutsch: Akzeptanz und Commitment Therapie, ACT) zu nennen. Diese scheint sich vor allem zum Einsatz bei chronifizierten und therapieresistenten (bzw. Non-Respondern) anzubieten (Benoy et al. 2019). Die ACT hat sich auch in randomisiert kontrollierten Studien bei Zwangsstörungen als wirksam erwiesen (siehe u. a. Twohig et al. 2010) und ist wohl vor allem als Ergänzung zu dem bestehenden und etablierten Verfahren der Exposition mit Reaktionsverhinderung eine vielversprechende Weiterentwicklung (Twohig et al. 2018). Bereits in den Leitlinien im Jahr 2013 wurde die ACT unter den Verfahren der so genannten dritte Welle Verfahren der KVT hervorgehoben und es wurde unterstrichen, dass die ACT zur Behandlung von Zwangsstörungen in Erwägung gezogen werden kann (▶ Kap. 18). Weitere psychotherapeutische Weiterentwicklungen, wie achtsamkeitsbasierte Verfahren (Hale et al. 2013), die bereits erwähnten metakognitiven Ansätze (van der Heiden et al. 2016, wird zudem in ▶ Kap. 17 beschrieben), oder auch noch die Schematherapie erweisen sich in der Praxis ggf. als vielversprechend. Sie sollten jedoch nicht ohne und lediglich als Ergänzung zu den bewährten Verfahren (Exposition mit Reaktionsmanagement) eingesetzt werden und weitere Forschungsarbeiten sind hier weiterhin notwendig (Külz et al. 2016).

15.4 Psychopharmakologische Behandlung

Die psychopharmakologische Behandlung der Zwangsstörung wird ausführlich in ▶ Kap. 19 beschrieben, weshalb an dieser Stelle nur kurz auf die aktuellen Empfehlungen eingegangen werden soll. Weiterhin besteht ein klinischer Konsens darüber, dass eine Monotherapie mit Medikamenten bei Zwangsstörungen nur dann indiziert ist, wenn die KVT abgelehnt wird oder aufgrund der Schwere der Symptomatik nicht angewendet werden kann, die KVT nicht zur Verfügung steht, oder durch die Medikation die Bereitschaft zur KVT erhöht werden kann (DGPPN 2013, S. 57). Hier ist vor allem auf die hohe Rückfallgefahr bei einer psychopharmakologischen Monotherapie ohne begleitende Psychotherapie hinzuweisen.

Aus der systematischen Literaturuntersuchung der S3-Leitlinien lassen sich folgende pharmakologische Empfehlungen zusammenfassen (DGPPN 2013): Wenn eine medikamentöse Therapie indiziert ist, sollen SSRI (Selektive Serotonin-Wiederaufnahmehemmer) angeboten werden. Clomipramin ist gleich wirksam, sollte jedoch aufgrund des Nebenwirkungsprofils nicht als erste Wahl zum Einsatz kommen. Trizyklische Antidepressiva und Anxiolytika sind nicht wirksam. Serotonin- und Noradrenalin-Wiederaufnahmehemmer, insbesondere Venlafaxin sollte nicht als erste Wahl eingesetzt werden. Strategien bei ungenügender Besserung auf Psychopharmakotherapie werden in ▶ Kap. 19 beschrieben.

15.5 Kombinationstherapie

Aktuelle systematische Reviews und metanalytische Arbeiten weisen bei Zwangsstörungen darauf hin, dass Psychotherapie alleine höhere Effekte erzielt als Pharmakotherapie alleine, dass eine Kombinationstherapie aus Medikamenten und Psychotherapie nicht grundsätzlich signifikant höhere Effekte erzielt als leitlinienkonforme Psychotherapie alleine, jedoch scheint es, dass gerade bei schweren Zwangsstörungen die Kombinationstherapie überlegen ist und daher die Alternative der Wahl sein sollte (Öst et al. 2015; Skapinakis et al. 2016). *Empfohlen wird somit, Betroffenen eine Kombinationstherapie anzubieten.* Darauf verweisen auch die S3-Leitlinien, die unterstreichen, dass eine pharmakologische Therapie einer Zwangsstörung mit SSRI/Clomipramin mit einer KVT mit Expositionen mit Reaktionsmanagement kombiniert werden sollen (DGPPN 2013). Zudem wird in der Leitlinie unterstrichen, dass bei einer komorbiden, mindestens mittelgradigen depressiven Episode die KVT mit der ausgeführten Pharmakotherapie zu ergänzen ist. Zudem kann die Pharmakotherapie mit dem Ziel eines schnelleren Wirkungseintritts der KVT ergänzt werden.

15.6 Weitere Behandlungsverfahren

Neben der klassischen Behandlung mittels Psychotherapie und Psychopharmakotherapie werden seit einigen Jahren auch *neue medizinische Verfahren auf neurophysiologischer Basis* erforscht. Diese wurden bereits in ▶ Kap. 6 beschrieben. Hier wird zwischen den chirurgischen und den nichtinvasiven Stimulationsverfahren unterschieden (an dieser Stelle werden nur diejenigen Verfahren erwähnt, für die bereits einige publizierte Untersuchungen an Patienten und Patientinnen mit der Hauptdiagnose Zwangsstörung durchgeführt werden).

Unter den chirurgischen Verfahren sind die ablativen Verfahren und die tiefe Hirnstimulation zu erwähnen. Ablative Verfahren sollen aufgrund schwerer (und teilweise irreversibler) Nebenwirkungen nicht durchgeführt werden, die beidseitige tiefe Hirnstimulation sollte nur bei schwerstbetroffenen und therapierefraktären Patienten und Patientinnen unter einer kritischen Nutzen-/Risikoabwägung und im Rahmen kontrollierter Studien durchgeführt werden, so die Vorgaben der aktuellen Leitlinien (DGPPN 2013). In neueren systematischen Literaturaufarbeitungen (die nach der Fertigstellung der aktuell geltenden Leitlinien publiziert wurden) wird zwar auf positive Effekte der tiefen Hirnstimulation hingewiesen, gleichzeitig wird aber ebenfalls darauf aufmerksam gemacht, dass etwa ein Drittel der Patienten und Patientinnen bedeutende Nebeneffekte erleben (Kisely et al. 2014). Die Autoren des Reviews weisen daher, ähnlich wie das Expertengremium der Leitlinien, darauf hin, dass die tiefe Hirnstimulation aktuell noch experimentell ist, noch weiter untersucht werden sollte, und nur bei schweren und therapierefraktären Patienten und Patientinnen eine Alternative darstellen sollte.

Unter den nichtinvasiven Stimulationsverfahren sind für die Zwangsstörung die Transkranielle Magnetstimulation (TMS) und die Elektrokonvulsionstherapie (EKT) zu erwähnen. Ähnlich wie bei den chirurgischen Verfahren geben die aktuellen S3-Leitlinien vor, dass beide Verfahren aktuell bei Patienten und Patientinnen mit Zwangsstörungen nicht angewendet werden sollten. Seit der Publikation der Leitlinien sind jedoch einige neuere Untersuchungen publiziert worden. So weist eine neuere aktualisierte Metaanalyse darauf hin, dass die TMS in über 20 Studien signifikante kurzfristige positive Effekte über Placebo-Bedingungen aufweist (Zhou et al. 2017).

Wenngleich bei aktueller Studienlage wohl noch nicht zu erwarten ist, dass in den überarbeiteten Leitlinien eine Empfehlung hinsichtlich der erwähnten neurophysiologischen Behandlungsverfahren ausgesprochen wird, so sollten diese neuen Behandlungsansätze weiter beforscht werden, um vor allem für den (nicht unbeträchtlichen) Anteil an therapieresistenten Patientinnen und Patienten in Zukunft alternative Behandlungsmethoden anbieten zu können.

> Chirurgische (tiefe Hirnstimulation, ablative Verfahren) und nichtinvasive Stimulationsverfahren (transkranielle Magnetstimulation, Elektrokonvulsionstherapie) sind nach aktuellem Stand der Forschung nicht als alternative Behandlungsmethode empfohlen und sollten weiter untersucht werden.

15.7 Zusammenfassung

Entgegen der verbreiteten Annahme sind Zwangsstörungen in vielen Fällen gut behandelbar. Die von großen Expertengremien verfassten deutschsprachigen und schweizerischen Behandlungsempfehlungen zur Behandlung von Zwangsstörungen weisen auf gute und bewährte Behandlungsmethoden hin. So ist die *kognitive Verhaltenstherapie, und insbesondere Expositionen mit Reaktionsmanagement, als effektive Behandlungsmethode der ersten Wahl etabliert.* Vielmals wird sie zusammen mit Medikamenten in einer Kombinationstherapie angeboten, was sich in Forschung und Praxis bewährt hat. Ergänzt werden kann sie durch verhaltenstherapeutische (insbesondere die ACT), achtsamkeitsbasierte oder kognitive Weiterentwicklungen.

Eine kürzlich publizierte Studie, die deutschsprachiges psychiatrisches und psychotherapeutisches Fachpersonal anonym befragte, zeigte jedoch auf, dass viele Therapeutinnen und Therapeuten, trotz Kenntnis der Behandlungsleitlinien oder KVT-Ausbildung, oftmals keine Expositionsübungen mit Reaktionsverhinderung bei Zwangserkrankten durchführen (Moritz et al. 2019). Dieses Ergebnis bestätigt vorherige Untersuchungsergebnisse, nach denen etwa zwei Fünftel aller Betroffenen während ihrer Behandlungsversuche keine KVT mit Expositionsübungen mit Reaktionsverhinderung erhalten hatten, wenngleich international ein unbestrittener Konsens darüber besteht, dass sie die Behandlungsmethode der ersten Wahl ist (Voderholzer et al. 2015). Nebst wahrgenommener fehlender Motivation seitens der Betroffenen scheint dies ebenfalls auf empfundene strukturelle Hürden, sowie die Annahme, Expositionen können gleichermaßen eigenständig durchgeführt werden, zurückgeführt werden zu können (Moritz et al. 2019). Die falsche Annahme, nach der Zwänge nur schwer oder gar nicht behandelt werden könnten, ist also wohl auch teilweise fehlender Aufklärung und einem ungenügenden Transfer der Forschungserkenntnisse in die Praxis geschuldet und ein bedeutsamer Anteil an Betroffenen erhält wohl keine leitlinienkonforme Behandlung. Das Maß an klinischer Forschung über die Zwangsstörung steht zudem aktuell noch in keinem Verhältnis zu der Anzahl an Betroffenen und dem Ausmaß an Beeinträchtigungen und Belastungen, die mit diesem Krankheitsbild einhergehen. So wird schon länger darauf hingewiesen, dass »erheblich gesteigerte Forschungsaktivitäten« sowie »die Bemühungen, die etablierten Forschungsergebnisse in der Praxis bekannt zu machen« im Zusammenhang mit Zwangsstörungen erforderlich sind (Kathmann 2015, S. 226).

Literatur

Benoy C, Meyer AH, Knitter B et al. (2019) Akzeptanz- und Commitment-Therapie mit Therapieresistenten Störungen im Stationären Setting: Eine Beobachtungsstudie. Zeitschrift Für Klinische Psychologie Und Psychotherapie 48(2): 90–100.

Benoy C, Schumann I (2015) Behandlung von Zwangserkrankungen: Zur Indikation eines stationären Settings. Psychiatrie & Neurologie 4: 2–4.

Deutsche Gesellschaft für Psychiatrie und Psychotherapie, Psychosomatik und Nervenheilkunde e. V. (DGPPN) (2013) S3-Leitlinie Zwangsstörungen. AWMF Register-Nummer: 038/017. (Verfügbar unter: https://www.awmf.org/leitlinien/detail/ll/038-017.html, Zugriff am 13.09.2020).

Hale L, Strauss C, Taylor BL (2013) The Effectiveness and Acceptability of Mindfulness-Based Therapy for Obsessive Compulsive Disorder: A Review of the Literature. Mindfulness 4: 375–382.

Herbst N, Voderholzer U, Thiel N et al. (2014) No talking, just writing! efficacy of an internet-based cognitive behavioral therapy with exposure and response prevention in obsessive compulsive disorder. Psychotherapy and Psychosomatics 83: 165–175.

Hirschtritt ME, Bloch MH, Mathews CA (2017) Obsessive-compulsive disorder advances in diagnosis and treatment. JAMA – Journal of the American Medical Association 317(13): 1358–1367.

Kathmann N (2015) Evidenzbasierte Psychotherapie bei Zwangsstörungen. Zeitschrift Für Klinische Psychologie Und Psychotherapie 44(4): 219–227.

Keck ME, Ropohl A, Bondolfi G et al. (2013) Die Behandlung der Angsterkrankungen. Teil 2. Swiss Medical Forum – Schweizerisches Medizin-Forum 13(17): 337–344.

Kisely S, Hall K, Siskind D et al. (2014) Deep brain stimulation for obsessive-compulsive disorder: A systematic review and meta-analysis. Psychological Medicine 44: 3533–3542.

Külz AK, Barton B, Voderholzer U (2016) Therapieformen der Dritten Welle der Verhaltenstherapie bei Zwangsstörungen: Sinnvolle Ergänzung zu KVT? Aktueller Wissensstand. = Third wave therapies of cognitive behavioral therapy for obsessive compulsive disorder: A reasonable add-on therapy for CBT? PPmP: Psychotherapie Psychosomatik Medizinische Psychologie 66: 1–6.

Kvale G, Hansen B, Björgvinsson T et al. (2018) Successfully treating 90 patients with obsessive compulsive disorder in eight days: The Bergen 4-day treatment. BMC Psychiatry 18 (323): 1–9.

Moritz S, Külz AK, Voderholzer U et al. (2019) »Phobie à deux« and other reasons why clinicians do not apply exposure with response prevention in patients with obsessive–compulsive disorder. Cognitive Behaviour Therapy 48(2): 162–176.

National Institute for Health and Care excellence (NICE) (2005) Obsessive-compulsive Disorder: Core Interventions in the Treatment of Obsessive-compulsive Disorder and Body Dysmorphic Disorder. NICE clinical guidelines, 31. (Verfügbar unter: https://www.nice.org.uk/guidance/cg31, Zugriff am 13.09.2020).

Öst LG, Havnen A, Hansen B et al. (2015) Cognitive behavioral treatments of obsessive-compulsive disorder. A systematic review and meta-analysis of studies published 1993–2014. Clinical Psychology Review 40: 156–169.

Pearcy CP, Anderson RA, Egan SJ et al. (2016) A systematic review and meta-analysis of self-help therapeutic interventions for obsessive-compulsive disorder: Is therapeutic contact key to overall improvement? Journal of Behavior Therapy and Experimental Psychiatry 51: 74–83.

Skapinakis P, Caldwell DM, Hollingworth W et al. (2016) Pharmacological and psychotherapeutic interventions for management of obsessive-compulsive disorder in adults: a systematic review and network meta-analysis. The Lancet Psychiatry 3: 730–739.

Twohig MP, Abramowitz JS, Smith BM et al. (2018) Adding acceptance and commitment therapy to exposure and response prevention for obsessive-compulsive disorder: A randomized controlled trial. Behaviour Research and Therapy 108: 1–9.

Twohig MP, Hayes SC, Plumb JC et al. (2010) A randomized clinical trial of acceptance and commitment therapy versus progressive relaxation training for obsessive-compulsive disorder. Journal of Consulting and Clinical Psychology 78(5): 705–716.

Van der Heiden C, van Rossen K, Dekker A et al. (2016) Metacognitive therapy for obsessive-compulsive disorder: A pilot study. Journal of Obsessive-Compulsive and Related Disorders 9: 24–29.

Veale D, Naismith I, Miles S et al. (2016) Outcomes for residential or inpatient intensive treatment of obsessive-compulsive disorder: A systematic review and meta-analysis. Journal of Obsessive-Compulsive and Related Disorders 8: 38–49.

Voderholzer U, Schlegl S, Diedrich A et al. (2015) Supply with cognitive behaviour therapy as first-line therapy in patients with obsessive-compulsive disorder. Verhaltenstherapie 25: 183–190.

World Health Organization (WHO) (1999) The »newly defined« burden of mental problems. Fact Sheets n8 217. Geneva: WHO.

Zhou DD, Wang W, Wang GM et al. (2017) An updated meta-analysis: Short-term therapeutic effects of repeated transcranial magnetic stimulation in treating obsessive-compulsive disorder. Journal of Affective Disorders 215: 187–196.

16 Kognitive Verhaltenstherapie der Zwangsstörung

Michael Rufer und Christine Poppe

16.1 Einleitung

Aufgrund der wissenschaftlichen Datenlage zur Psychotherapie der Zwangsstörung ist die kognitive Verhaltenstherapie einschließlich Expositions-Reaktionsmanagement die Behandlung der ersten Wahl, sowohl was die Kurzzeit- als auch die Langzeiteffekte betrifft (▶ Kap. 15). Ihre Wirksamkeit besteht nicht nur in einer Reduktion der Zwangssymptome sondern auch in der Verbesserung komorbider depressiver Symptome und einem Gewinn an Lebensqualität (Moritz et al. 2005; Rufer et al. 2005). Ein ambulantes Setting ist für die kognitiv-verhaltenstherapeutische Behandlung grundsätzlich vorzuziehen. Eine teilstationäre oder stationäre Aufnahme kann aber notwendig sein, wenn beispielsweise eine sehr ausgeprägte Zwangssymptomatik oder eine zusätzliche schwere Depression eine ambulante Therapie verunmöglichen oder deutlich behindern (Rufer und Schnyder 2017). Weitere Gründe für eine teilstationäre oder stationäre kognitive Verhaltenstherapie können eine dekompensierende familiäre Situation, die eine Herausnahme der Patientin oder des Patienten aus dem häuslichen Konfliktfeld notwendig macht, oder eine trotz ambulanter kognitiver Verhaltenstherapie mit Exposition weiterbestehende behandlungsbedürftige Zwangssymptomatik sein. Die weitaus größte Zahl von kognitiv-verhaltenstherapeutischen Behandlungen kann jedoch im ambulanten Bereich stattfinden.

Ein zentraler Teil der kognitiven Verhaltenstherapie bei Zwangsstörungen ist die Exposition in vivo. Diese sollte in ein kognitiv-verhaltenstherapeutisches Gesamtkonzept eingebettet sein, basierend auf individuellen Verhaltens- und Funktionsanalysen. Aus diesen kann, unter Einbezug der Sicht der Patientin bzw. des Patienten, nachvollziehbar abgeleitet werden, welche therapeutischen Interventionen wann im Therapieverlauf im Fokus der Behandlung stehen. Da sich dies durch neue Erkenntnisse während der Behandlung verändern kann, sollte das therapeutische Vorgehen regelmäßig überprüft werden.

16.2 Therapiebeginn

16.2.1 Therapeutische Beziehung

Von Beginn an ist auf eine offene, vertrauensvolle und stabile therapeutische Beziehung zu achten. Eine solche ist entscheidend für den Erfolg der Therapie, gerade auch was die Motivation zu und Durchführung von Expositionen betrifft. Dies wird auch durch Daten unterstrichen, die auf einen Zusammenhang von frühen interpersonellen Traumatisierungen (soziale Isolation, emotionaler Missbrauch, Vernachlässigung, physische und sexuelle Misshandlung), Bindungsunsicherheit und die Entwicklung von Zwangsstörungen hinweisen (Grisham et al. 2011; van Leeuwen et al. 2020). Eine daraus resultierende Bindungsangst mit großen Sorgen, verlassen zu werden und nicht die notwendige Unterstützung zu erhalten, ist für die therapeutische Beziehung ebenso relevant wie eine Bindungsvermeidung aufgrund der vorherrschenden Angst vor Nähe und dem Bedürfnis nach Kontrolle. Das Bedürfnis nach Kontrolle kann sich in Form von Feindseligkeit und Aggression gegenüber anderen äußern. Es ist in den meisten Fällen empfehlenswert, dass sich der Therapeut oder die Therapeutin mithilfe eines strukturierten und transparenten Vorgehens komplementär zu einem solchen Beziehungsziel von Patientinnen oder Patienten verhält.

Viele Patienten und Patientinnen zeigen eine ausgeprägte Tendenz, ihre Zwänge aufgrund ausgeprägter Schamgefühle und Vorerfahrungen von Kritik und Ablehnung zu verheimlichen. Der Therapeut oder die Therapeutin kann sein oder ihr Verständnis gegenüber dem Patienten oder der Patientin zeigen, indem er oder sie ihm oder ihr mit Wertschätzung begegnet und vermittelt, dass er oder sie um die Erkrankung weiß.

Einige Patientinnen und Patienten mit Zwangsstörungen zeigen in der Therapie eine große Ambivalenz gegenüber Veränderungen trotz massiver Einschränkungen im Lebensalltag. Es gilt dann, dies als verständlich anzuerkennen und die Patientin oder den Patienten einerseits zu schrittweisen Veränderungen zu ermutigen und sie oder ihn andererseits immer selbstständig entscheiden zu lassen. Manche Patienten und Patientinnen entwickeln eine Tendenz, den Therapeuten oder die Therapeutin in ihr Zwangssystem einzubinden und die Verantwortung an ihn oder sie zu delegieren. Die Therapeutin bzw. der Therapeut können dies auf einer Metaebene verdeutlichen und mit dem Patienten oder der Patientin Alternativen entwickeln.

16.2.2 Psychoedukation

In den ersten Gesprächen hat die Psychoedukation sowohl für die Bewältigung der aktuellen Situation als auch zur Motivation für die weitere Therapie einen hohen Stellenwert. Therapeutinnen und Therapeuten sollten die Symptome als Teil einer Zwangserkrankung nachvollziehbar erläutern und die Patientinnen und Patienten darüber informieren, dass diese bekannt und gut behandelbar ist.

Wenn die Zwangsgedanken mit der Sorge des Patienten oder der Patientin verbunden sind, sich selbst oder anderen Schaden zuzufügen, gesellschaftliche Tabus zu brechen oder sonst etwas Verwerfliches zu tun, ist es wichtig, mitzuteilen, dass diese Gedanken nicht vermeintlich unbewussten Absichten entsprechen und auch nicht bedeuten, dass sie ausgeführt werden. Dies würde die ohnehin schon in diese Richtung denkende Patientinnen und Patienten (»Bin ich ein schlechter Mensch?«, »Werde ich es wirklich tun?«) noch stärker verunsichern (Rufer 2012).

Fallbeispiel

Eine 26 Jahre junge Mutter einer neun Monate alten Tochter geht erstmals zu einem ambulanten Psychotherapeuten, da sie in den letzten zwölf Wochen den ihr bis dahin unbekannten und sie sehr erschreckenden Zwangsgedanken entwickelt hat, dass sie ihr Kind absichtlich fallen lassen und dadurch schwer verletzen oder töten würde. Im Erstgespräch fragte der Therapeut mehrfach nach, ob ihre Tochter ein Wunschkind von ihr sei, ob sie eventuell Gründe hätte, ihr Kind abzulehnen und ob sie selbst von ihren Eltern nicht gemocht, geschlagen oder vernachlässigt worden sei. Die Patientin bewertete diese Fragen als Bestätigung für ihre Befürchtung, dass sie ihr Kind, obwohl sie es sehr liebt, unbewusst ablehnt und daher den Gedanken hat, es zu verletzen oder zu töten. Am Ende der Sitzung bittet sie dringend darum, direkt auf eine geschlossene Psychiatrie-Station aufgenommen zu werden, damit sie ihrer Tochter zu Hause nichts antun kann.

Im Rahmen der Psychoedukation sollte auch das Modell von Salkovskis zur Aufrechterhaltung von Zwangssymptomen erläutert werden (Salkovskis 1985). Mithilfe von diesem kann besonders gut vermittelt werden, dass in der Therapie zwei Ansatzpunkte Erfolg versprechend sind:

- Zum einen die kognitive Arbeit an den Bewertungen und sich aufdrängenden (Zwangs-) Gedanken und
- zum anderen die Unterlassung von neutralisierenden Handlungen, die zwar negative Gefühle kurzfristig vermindern, diese aber mittel- bis langfristig aufrechterhalten und verstärken.

Auch für Angehörige sind solche Informationen bei Therapiebeginn wichtig, soweit diese involviert sind und der Patient oder die Patientin einverstanden ist. Diese stehen, wie auch die Patientinnen und Patienten, häufig unter hohem Leidensdruck. Ihre gezielte Beratung über Zwangserkrankungen und den Umgang mit zwangskranken Menschen kann ihnen helfen, die eigenen Belastungen zu reduzieren und damit eigenen psychischen Problemen vorzubeugen (▶ Kap. 22). Dies kommt auch den Patientinnen und Patienten zugute, da gut informierte und psychisch stabile Angehörige viel zur Bewältigung von Zwangserkrankungen beitragen können (Rufer und Fricke 2016).

Es kann darüber hinaus hilfreich sein, den Patientinnen und Patienten zu erläutern, dass funktionelle Veränderungen im Gehirn bei vielen Zwangserkrankten nachgewiesen werden konnten (▶ Kap. 6). Diese Information kann eine emotionale Distanzierung und Entlastung des Patienten oder der Patientin bewirken: »Diese schrecklichen Gedanken entsprechen Fehlsteuerungen im Gehirn, sie sind Ausdruck einer Zwangsstörung und nicht meines bösen Willens oder meiner unbewussten Wünsche« (Schwartz und Beyette 1999, S. 57, 62). Es sollte den Patienten und Patientinnen gegenüber betont werden, dass sich diese Funktionsstörungen im Rahmen einer erfolgreichen Therapie normalisieren. Auf diese Weise kann die Motivation für eine Behandlung unterstützt werden.

In der Regel ist es sinnvoll, Patienten und Patientinnen und Angehörigen darüber hinaus geeignete Selbsthilfeliteratur zu empfehlen (z. B. Fricke und Hand 2018; Rufer und Fricke 2016), die

- eine aktive Haltung der Patientinnen und Patienten gegenüber der Erkrankung fördern,
- das Gefühl, dieser ausgeliefert zu sein, vermindern,
- eine Stärkung der Selbstwirksamkeit bewirken und
- zur Veränderungsmotivation beitragen können.

16.2.3 Verhaltens- und Funktionsanalysen

Gerade bei der oft durch komplexe Zusammenhänge gekennzeichneten Zwangsstörung sollte das individuelle therapeutische Vorgehen immer auf der Basis einer genauen Verhaltensanalyse der Symptomatik festgelegt werden. Entscheidend ist hierbei eine biografische und systemische Analyse zur Identifizierung ursächlicher, auslösender und aufrechterhaltender Bedingungen für die Zwangssymptomatik und allenfalls die Komorbiditäten (Hand 2006). Beim einzelnen Patienten finden sich im Allgemeinen mehrere ursächliche, auslösende und aufrechterhaltende Bedingungen, die bei der Therapieplanung berücksichtigt werden sollten. In Frage kommen unter anderem lebensgeschichtliche Belastungen bzw. Traumatisierungen, Persönlichkeitseigenschaften (z. B. Perfektionismus), dauerhafte Stressoren oder ungelöste familiäre bzw. partnerschaftliche Probleme. Ein weiteres Beispiel sind alexithyme Persönlichkeitsmerkmale, die mit unterschiedlichen psychischen und körperlichen Störungen assoziiert sind, einschließlich den Zwangsstörungen (Rufer et al. 2006b).

Eine wichtige Rolle spielen oft intrapsychische und/oder interpersonelle Funktionalitäten der Symptomatik, wobei diese zum Teil erst im Verlauf der Therapie genauer erkennbar bzw. bestätigt oder verworfen werden können (Külz et al. 2010). Zwänge können z. B. die intrapsychische Funktion haben, Selbstzweifel des Patienten oder Patientin zu kompensieren oder sie überdecken ein Gefühl innerer Leere bei fehlenden sinngebenden Aktivitäten. Die interpersonelle Funktionalität von Zwängen betrifft häufig die Beziehungsregulation zu nahen Bezugspersonen. Ein Beispiel ist der Rückzug aus familiären Konfliktsituationen, die der Patient oder die Patientin aufgrund von sozialen Ängsten und Defiziten nicht lösen oder aushalten kann. Diese Konfliktthemen stehen nicht mehr im Mittelpunkt, wenn die Zwänge die familiäre Kommunikation beherrschen.

> Werden biografische und funktionale Zusammenhänge vom Therapeuten oder von der Therapeutin nicht erkannt und nicht in die Therapieplanung einbezogen, kann dies unter anderem
>
> - zu Problemen hinsichtlich der Therapiemotivation,
> - zu Misserfolgen bei der Exposition und/oder
> - zu Rückfällen nach Therapieende führen.

Darüber hinaus müssen bei der Therapieplanung weitere Variablen berücksichtigt werden, die den Therapieprozess moderieren. Dies betrifft unter anderem die Ressourcen und Veränderungsmotivation des Patienten oder Patientin sowie seine oder ihre Beziehungsgestaltung mit anderen Menschen, aber auch die Kompetenzen des Therapeuten oder der Therapeutin und dessen bzw. deren Motivation und Möglichkeit, mehrstündige therapeutenbegleitete Expositionen durchzuführen.

16.3 Multimodale Therapiekonzepte

Um der Komplexität des Störungsbildes gerecht zu werden, werden zumindest bei den mittel- und schwergradigen Zwangserkrankungen in der Regel multimodale kognitiv-verhaltenstherapeutische Konzepte angewandt. Diese enthalten, in Ergänzung zur Symptomtherapie mittels Expositions-Reaktionsmanagement und kognitiver Therapie, weitere kognitiv-verhaltenstherapeutische Methoden im Einzel- oder Gruppensetting und auch systemische, psychodynamische und/oder achtsamkeitsbasierte Elemente.

Die Auswahl der Bausteine erfolgt individuell auf der Basis einer sorgfältigen Verhaltensanalyse. Die Integration individuell abgestimmter Therapiebausteine darf aber in der Praxis nicht dazu führen, dass der Kernbestandteil der kognitiven Verhaltenstherapie, die therapeutenbegleitete Exposition mit Reaktionsmanagement, vernachlässigt wird.

16.4 Expositionstherapie

Die Exposition mit Reaktionsmanagement (»Expositionstherapie«) ist der Kernbestandteil der kognitiven Verhaltenstherapie bei Zwangsstörungen (Förstner et al. 2011; Lakatos und Reinecker 2016). Kurz gesagt, geht es hierbei um die Konfrontation mit den im Rahmen der Zwangssymptomatik bestehenden Stimuli und Situationen, die Angst (oder andere unangenehme Gefühle wie diffuse Anspannung, Ekel, Verzweiflung) auslösen. Die einzelnen Expositionsübungen werden erst beendet, wenn die unangenehmen emotionalen Reaktionen nachgelassen haben.

Eine erfolgreiche Expositionstherapie führt zu weit mehr als zur Habituation:

- Die Patientinnen und Patienten erfahren, dass das Emotionsmanagement eine hilfreiche, aktive Bewältigungsstrategie ist,
- verändern ihre Zwangsbefürchtungen und damit zusammenhängende Fehlinterpretationen und
- entwickeln eine aktive Haltung auch gegenüber anderen Problembereichen.

Darüber hinaus stärkt sie die therapeutische Beziehung. Alle diese Effekte haben auch eine hohe Relevanz für nachfolgende Therapiephasen, in denen es um die Bearbeitung von Hintergrundproblemen geht. Leider wird die Expositionstherapie aber häufig nicht oder nur suboptimal durchgeführt, obwohl auch Patientinnen und Patienten sie als wichtigen Bestandteil der Therapie bewerten (Voderholzer et al. 2015) und es sich, bei sorgfältiger Diagnostik, transparenter Planung und korrekter Durchführung, um ein sehr sicheres Verfahren mit äußerst selten auftretenden unerwünschten Wirkungen handelt (Schneider et al. 2020).

In der Praxis stellt die Expositionstherapie hohe Ansprüche an das Können der Therapeuten und Therapeutinnen und die Risikobereitschaft der Patientinnen und Patienten. Um das Potenzial dieser hochwirksamen Methode voll auszuschöpfen, ist ein transparentes, systematisches Vorgehen notwendig, mit einer sorgfältigen Vorbereitung, Durchführung und Nachbereitung der Expositionsübungen. Dies ist im Allgemeinen ein entscheidender Unterschied zu bisher erfolglosen Versuchen der Patienten und Patientinnen selbst, ihre neutralisierenden Zwangshandlungen zu unterlassen (nahezu alle Patienten und Patientinnen haben dies vielfach versucht, bevor sie in Therapie kommen).

Im Rahmen der Planung der Expositionstherapie zusammen mit dem Patienten oder der Patientin muss auch explizit besprochen werden, dass in dieser Therapiephase der Schwerpunkt auf der Symptomreduktion mittels Exposition liegt. Auf weitere Themen, die für die Behandlung wichtig sind, wird erst (wieder) im Anschluss an diese Therapiephase fokussiert.

16.4.1 Vorbereitung der Exposition

Zur Vorbereitung gehört immer, mit den Patienten und Patientinnen das Therapierational für die Exposition zu besprechen und ihre Fragen dazu zu klären.

Hierfür eignet sich die Individualisierung des oben erwähnten Modells von Salkovskis (Salkovskis 1985), indem die Patientinnen und Patienten auf der Basis dieses Modells die Abläufe ihrer eigenen Zwänge beobachten und dadurch Beispiele für die in dem Modell beschriebenen Kategorien der (a) aufdringlichen Gedanken, (b) Bewertungen, (c) Gefühle und (d) neutralisierenden Handlungen oder Gedanken herausfinden. Es kann auf diese Weise gut erläutert werden, weshalb ein Unterlasen der neutralisierenden Handlungen oder Gedanken im Rahmen von Expositionsübungen zwar kurzfristig unangenehme Gefühle verstärkt, aber nach mehrfachen Wiederholungen zu

- einer objektiveren Bewertung der aufdringlichen Zwangsgedanken,
- einer Abnahme der unangenehmen Gefühle,
- einer Reduktion des Drangs zur Neutralisierung sowie mit der Zeit auch zu einer Reduktion von aufdringlichen Zwangsgedanken führt.

Darüber hinaus wird eine Zwangshierarchie erstellt, indem Stimuli und Situationen entsprechend der Schwere der unangenehmen Gefühle (Angst, aber auch z. B. Anspannung oder Ekel) geordnet werden, die bei einer Exposition mit Unterlassung der neutralisierenden Verhaltensweisen auftreten würden. Bei der Planung der Durchführung der Exposition sollte genügend Zeit eingeplant werden, damit diese nicht aus Zeitgründen vorzeitig beendet werden muss. Häufig sind 2–3 Stunden für eine Sitzung notwendig.

16.4.2 Durchführung der Exposition

Für die meisten Patientinnen und Patienten ist die folgende Art Durchführung zu empfehlen:

- Graduierte, schrittweise Konfrontation, beginnend mit einem mittleren Schweregrad (leichtere Zwänge können häufig, bei konkreter Anleitung, in Eigenregie reduziert werden)
- Exposition in vivo in dem Umfeld, in dem die Zwänge vor allem auftreten (z. B. in öffentlichen Verkehrsmitteln oder im häuslichen Umfeld, also außerhalb des Therapeutenzimmers
- Initial therapeutenbegleitete Expositionsübungen, zwischen den therapeutenbegleiteten Übungen werden weitere Expositionsübungen in Eigenregie durchgeführt

Der Therapeut oder die Therapeutin

- leitet das Reaktionsmanagement an,
- motiviert und verstärkt,
- unterstützt die emotionale Präsenz des Patienten oder der Patientin, indem er oder sie verschiedene Sinnesmodalitäten anspricht,
- fungiert als Modell,

- achtet auf (eventuell versteckte) Vermeidungsstrategien und
- fördert die kognitive Neubewertungen (z. B. durch das Herausarbeiten der Diskrepanz zwischen der ursprünglichen Befürchtung und dem tatsächlichen Ergebnis).

Darüber hinaus kann eine kurze, gezielte Exploration während der Exposition (z. B. »Kennen Sie solche Gefühle von früheren Lebenssituationen?«) stattfinden, die allerdings nicht von der eigentlichen Exposition ablenken darf. Mögliche Erkenntnisse hieraus, z. B. in Bezug auf biografische Zusammenhänge, werden dann in einer späteren Therapiephase wieder aufgegriffen, um diese Zusammenhänge zu verstehen und mögliche Hintergrundprobleme zu bearbeiten.

16.4.3 Nachbereitung der Exposition

Es ist wichtig, direkt im Anschluss an die Exposition zusammen mit der Patientin bzw. dem Patienten Resümee zu ziehen, Erfolge hervorheben (und zu überlegen, wie der Patient oder die Patientin dies symbolisch wertschätzen kann, beispielsweise mittels einer Selbst-Belohnung) und Erkenntnisse zusammenzufassen. Ebenso sollte eine Planung der nächsten Stunden und Tage in Bezug auf mögliches nachträgliches Neutralisieren abgesprochen werden. Die Planung von weiteren Expositionsübungen in Eigenregie bis zur nächsten Sitzung gehört ebenfalls dazu. Dabei bewährt es sich, wenn die therapeutenbegleiteten Übungen mehrfach in Eigenregie wiederholt werden.

16.4.4 Exposition bei Zwangsgedanken

Grundsätzlich sollte die Exposition auf die Unterlassung von neutralisierenden Zwangshandlungen oder neutralisierender Zwangsgedanken fokussieren. Eine darüberhinausgehende Exposition hinsichtlich aufdringlicher Zwangsgedanken ist nicht immer notwendig, da sich diese bei erfolgreicher Reduktion der neutralisierenden Verhaltensweisen im Rahmen der Expositionstherapie oft ebenfalls reduzieren. Wenn aber relevante Zwangsgedanken bestehen bleiben oder wenn überwiegende Zwangsgedanken von Anfang an das klinische Bild bestimmen, sollten auch in Bezug auf diese Expositionsübungen durchgeführt werden. Beispielsweise können sich die Patientinnen und Patienten mit auslösenden Situationen für Zwangsgedanken konfrontieren und diese dann gezielt verstärken oder es erfolgt eine Konfrontation mittels des Aussprechens, Aufschreibens und/oder Tonbandaufnahmen der aufdringlichen Zwangsgedanken, die dann ohne die Ausführung neutralisierender Verhaltensweisen wiederholt angehört werden.

16.4.5 Umgang mit Schwierigkeiten bei der Exposition

Schwierigkeiten bei der Exposition können sich in Form von ausbleibender, nicht nachlassender oder zu starker Anspannung zeigen.

- Wenn die Anspannung/Angst oder andere Gefühle wie Ekel in der Situation ausbleiben, kann dies daran liegen, dass der Patient oder die Patientin die Verantwortung für seine bzw. ihre Handlungen an den Therapeuten oder die Therapeutin abgibt. Nach einer entsprechenden Analyse verdeutlicht dann der Therapeut oder die Therapeutin, dass er oder sie den Patienten oder die Patientin begleitet, aber nicht die Verantwortung für seine bzw. ihre Entscheidungen übernimmt. Gegebenenfalls muss die zu exponierende Situation angepasst werden, so dass die Verantwortungsabgabe verhindert wird.
- Lässt die Anspannung in der Situation nicht nach und/oder tritt auch nach mehreren Übungen keine Habituation ein, lässt sich der Patient oder die Patientin möglicherweise nicht klar auf die Exposition und das Zulassen der Gefühle ein und neutralisiert deshalb auf kognitiver Ebene und/oder benutzt andere Vermeidungsstrategien. Eine genaue Verhaltens- und Motivationsanalyse kann dann weiterhelfen.
- Patienten und Patientinnen mit traumatischen Vorerfahrungen und Schwierigkeiten in der Emotionsregulation entwickeln in der Exposition manchmal starke innere Anspannung bis hin zu dissoziativem Erleben. In solchen Fällen empfiehlt es sich, den Schwierigkeitsgrad der Exposition zu Beginn niedrig zu wählen und dann nur langsam zu steigern sowie antidissoziative Techniken einzusetzen (Rufer et al. 2006a).

Patienten und Patientinnen reagieren häufig verunsichert auf eine verbleibende Restspannung nach einer Exposition bzw. deren Schwankungen. Der Therapeut oder die Therapeutin erklärt ihnen dann, dass das Nachlassen der vegetativen Anspannung langsamer verläuft als die kognitive Neubewertung, weswegen die Restspannung als ein normaler Bestandteil des Prozesses anzusehen ist.

Die erwünschte Generalisierung von Erfolgen in der Exposition auf weitere Situationen sollte systematisch und schrittweise angegangen werden, da sie ansonsten für viele Patientinnen und Patienten mit Zwangsstörungen schwer zu erreichen ist.

16.4.6 Einbezug von Angehörigen in die Expositionstherapie

Ein Einbezug der Angehörigen nicht nur in die kognitive Verhaltenstherapie generell sondern auch gezielt in die Expositionstherapie kann sinnvoll sein, muss aber mit allen Beteiligten gut abgesprochen und geplant werden (▶ Kap. 22). Unter anderem sollte abgeschätzt werden, ob eine Mitarbeit von Angehörigen eine negative Auswirkung auf ihre Beziehung zum Betroffenen haben könnte. Prinzipiell können Angehörige durch Anerkennung und Ermutigung, insbesondere in Phasen, in denen die Exposition nicht so erfolgreich wie erhofft verläuft, einen wichtigen Beitrag zu einer erfolgreichen Expositionstherapie leisten (siehe dazu Rufer und Fricke 2016).

16.5 Kognitive Ansätze

Kognitive Techniken werden in der Behandlung von Zwangsstörungen in der Vor- und Nachbereitung der Exposition wie auch isoliert angewandt (Poppe und Voderholzer 2017). Strategien auf der Symptomebene fördern die emotionale Distanzierung von den Zwangsinhalten. Indem der Patient oder die Patientin lernt, seine oder ihre Zwangsbefürchtungen zu Ende zu denken (für den Fall, dass er oder sie die Zwangshandlung unterlassen würde), kann er oder sie sich mit der Irrationalität seiner bzw. ihrer Befürchtungen auseinandersetzen und die Gefahr wieder realistischer einschätzen. Es erfolgt eine Verschiebung der Problemdefinition vom Inhalt der befürchteten Konsequenzen zu der Einsicht, dass das Problem darin besteht, wie aufdringliche Gedanken bewertet und darauf reagiert wird. Das Ziel ist, dass die Patientin oder der Patient erkennt, dass die bisherigen Bewältigungsversuche durch Vermeidung den Zwang letztlich aufrechterhalten.

Die Effektivität kognitiver Techniken ist bei einem Teil der Zwangserkrankten durch das Streben, 100 %ige Sicherheit erreichen zu wollen, und andere dysfunktionale Grundannahmen eingeschränkt. Deshalb empfiehlt es sich, auch an einer Modifikation auf der Ebene solcher und weiterer Grundannahmen anzusetzen (Moritz et al. 2010). Eine häufige dysfunktionale Grundannahme ist die Überschätzung der persönlichen Verantwortung (Coles et al. 2015; Salkovskis 1999; Salkovskis et al. 1999) auf den Ausgang von Ereignissen. Durch die gezielte Auseinandersetzung mit weiteren möglichen Einflussfaktoren kann der Patient oder die Patientin feststellen, dass er oder sie nicht alleine verantwortlich ist. Hierbei ist zu überprüfen, ob er oder sie über die notwendigen Fertigkeiten im Umgang mit der jeweiligen Situation verfügt, andernfalls müssen diese entwickelt werden. Eine weitere problematische Grundannahme ist die Intoleranz von Unsicherheit (Reuther et al., 2013). Hier ist es hilfreich, die positive Bedeutung des Zwangs anzuerkennen und die Situation mit der Frage umzudeuten, inwieweit vielfache Neutralisationen tatsächlich mehr Sicherheit verschaffen und dies anhand von Verhaltensexperimenten zu überprüfen.

Ein Streben nach Perfektionismus kann bei Patientinnen und Patienten mit Zwangsstörungen in vielen Lebensbereichen sichtbar werden. Bevor an einer Lockerung perfektionistischer Ansprüche gearbeitet werden kann, ist es wichtig zu verstehen, welchen übergeordneten Zielen sie dienen. Es kann dabei im zwischenmenschlichen Bereich um den Schutz vor Kritik und Ablehnung gehen oder auch um die Vermeidung von Schuldgefühlen, falls ein Fehler geschieht. Im Gespräch mit der Therapeutin oder dem Therapeuten können Betroffene erkennen, dass es unmöglich ist, von allen gleichermaßen geschätzt zu werden und dass jegliches Handeln das Risiko von Fehlern mit sich bringt. Perfektionistische Verhaltensweisen können auch in Bezug auf ihre Kosten und Nutzen analysiert werden. Anhand von Verhaltensexperimenten können neue Erfahrungen gemacht und alternative Standards entwickelt werden, die Zwischentöne zulassen. Dies wird unterstützt durch die Motivation zu neuen Beziehungserfahrungen und den Aufbau von selbstwertfördernden Aktivitäten. Die Zielsetzung wird so von der Vermeidung von Fehlern zur Verwirklichung eigener Wünsche und Ziele verschoben. Selbstinstruktionen, die eine neugierige Probierhaltung erzeugen, können Selbstabwertungen eine freundliche, mitfühlende und verständnisvolle Haltung entgegensetzen.

Weitere Aspekte der kognitiven Ansätze finden sich in ▶ Kap. 17.

16.6 Rückfallprophylaxe

Rückfallprophylaktische Maßnahmen nach Therapieende sind immer wichtig, da es, trotz einer im Mittel bestehenden Stabilität der Ergebnisse kognitiver Verhaltenstherapien bei Zwangsstörungen, bei einem nicht unerheblichen Teil der Patientinnen und Patienten im Langzeitverlauf zu Rückfällen kommt (Rufer et al. 2005). Diese Maßnahmen beinhalten unter anderem, dass die Patientinnen und Patienten Expositionsübungen in Eigenregie weiterführen und noch ungelöste oder im Verlauf neu auftretende Hintergrund-Problembereiche aktiv angehen. Auch der Besuch einer Selbsthilfegruppe kommt in Frage. Bei Bedarf sollten von der Therapeutin oder dem Therapeuten kurzfristig Auffrischungssitzungen (»booster sessions«) angeboten werden.

16.7 Kombination mit Pharmakotherapie

Es besteht keine generelle Überlegenheit der Kombination von kognitiver Verhaltenstherapie mit Selektiven Serotonin-Wiederaufnahmehemmern (SSRI) oder Clomipramin im Vergleich zur alleinigen kognitiven Verhaltenstherapie. Die zusätzliche Gabe eines SSRI oder von Clomipramin ist aber dann vorteilhaft, wenn mittelgradige bis schwere komorbide Depressionen bestehen. Eine solche Kombinationstherapie ist darüber hinaus bei vordergründigen Zwangsgedanken wirksamer als eine Behandlung mit kognitiver Verhaltenstherapie alleine (Hohagen et al. 1998). Bei Langzeituntersuchungen zum naturalistischen Verlauf konnte allerdings kein überdauernder Zusatzeffekt einer zusätzlichen Medikation gezeigt werden (Rufer et al. 2005).

Eine zusätzliche medikamentöse Behandlung ist auch dann zu empfehlen, wenn eine alleinige, korrekt durchgeführte kognitive Verhaltenstherapie keine ausreichende Besserung bewirkt hat oder wenn sehr ausgeprägte Zwänge eine aktive Mitarbeit in der Therapie bzw. die regelmäßige Teilnahme verunmöglichen. Auch andere komorbide Störungen können eine Begründung für eine zusätzliche Pharmakotherapie sein. Bei ausbleibendem oder unzureichendem Ansprechen auf eine Therapie mit SSRI oder Clomipramin können als Augmentation bestimmte Neuroleptika gegeben werden. Bei Nicht-Ansprechen auf die Augmentation sollte das Neuroleptikum nach spätestens sechs Wochen wieder abgesetzt werden. Für weitere Informationen zur medikamentösen Behandlung ▶ Kap. 19.

16.8 Neue Entwicklungen der kognitiven Verhaltenstherapie

In der kognitiven Verhaltenstherapie wurden in den letzten Jahren verschiedene neue Ansätze zur Behandlung von Patientinnen und Patienten mit Zwangsstörungen entwickelt. Entsprechend dem heutigen Stand des Wissens bewähren sich vor allem akzeptanz- und achtsamkeitsbasierte Interventionen, die auch gut in »klassische« kognitiv-verhaltenstherapeutische Therapiekonzepte integriert werden können (▶ Kap. 18). Gemäß der S3-Leitlinie Zwangsstörung, die aktuell überarbeitet und im Jahr 2022 in revidierter Fassung veröffentlicht werden wird, kann die Anwendung der Acceptance and Commitment Therapy (ACT) in Erwägung gezogen werden (siehe AWMF S3-Leitlinie Zwangsstörungen). Achtsamkeitsbasierte Intervention fokussiert bei Zwängen vor allem auf eine veränderte Einstellung gegenüber Zwangsgedanken: Diese werden nur als solche wahrgenommen, ohne sie zu bewerten oder ihre Veränderung zu versuchen. Dies ermöglicht es, den oft langjährigen Automatismus zu unterbrechen, indem die zwangsbedingten inneren Handlungsimpulse als solche wahrgenommen werden, bevor die Zwangshandlung durchgeführt wird (Bratschi et al. 2019).

Darüber hinaus wurden vielfältige Weiterentwicklungen der kognitiven Verhaltenstherapie für Zwangsstörungen entwickelt und in ersten empirischen Untersuchungen geprüft: Schematherapeutische Konzepte, metakognitive Therapieansätze, Danger Ideation Reduction Therapy (DIRT), internetbasierte kognitive Verhaltenstherapie, ein Inference-Based Approach (IBA), metakognitive Therapie und die Assoziationsspaltung als Zusatzintervention (Rufer 2012). Angesichts einer Rate von 30–50 % Therapie-Nonrespondern bei schweren Zwangsstörungen ist die Vielfältigkeit dieser neuen Entwicklungen zu begrüßen. Die Wirksamkeit von diesen sowie weiteren Ansätzen sollte empirisch weiter überprüft werden.

16.9 Zusammenfassung

Die kognitive Verhaltenstherapie ist die Behandlung der ersten Wahl bei Zwangsstörungen. Eingebettet in ein kognitiv-verhaltenstherapeutisches Gesamtkonzept, basierend auf individuellen Verhaltens- und Funktionsanalysen, ist die Exposition in vivo mit Reaktionsmanagement in den meisten Fällen der zentrale Teil der Therapie. Eine erfolgreiche Expositionstherapie führt nicht nur zu einer deutlichen Symptomreduktion – sie hat auch eine hohe Relevanz für nachfolgende Therapiephasen, in denen es um die Bearbeitung von Hintergrundproblemen geht. Kognitive Techniken werden in der Behandlung in der Vor- und Nachbereitung der Exposition sowie auch unabhängig von dieser angewandt. Um der Komplexität des Störungsbildes gerecht zu werden, können weitere psychotherapeutische Elemente, kognitiv-verhaltenstherapeutische Methoden und auch systemische und/oder psychodynamische Elemente integriert werden. Darüber hinaus sollten nach Möglichkeit Angehörige einbezogen werden. Von den neueren psychotherapeutischen Ansätzen zur Behandlung von Zwangsstörungen bewähren sich vor allem akzeptanz- und achtsamkeitsbasierte Interventionen, die gut in klassische kognitiv-verhaltenstherapeutische Therapiekonzepte integriert werden können.

Literatur

Arbeitsgemeinschaft der Wissenschaftlichen Medizinischen Fachgesellschaften e. V. (AWMF) (2013) S3-Leitlinie Zwangsstörungen, im Auftrag der Deutschen Gesellschaft für Psychiatrie und Psychotherapie, Psychosomatik und Nervenheilkunde. (https://www.awmf.org/leitlinien/detail/ll/038-017.html, Zugriff am 15.08.2020).

Bratschi C, Gocheva V, Benoy C, Rufer M (2019) Depressionen, Ängste, Zwänge: Achtsamkeit verbessert Emotionsregulation. InFo Neurologie & Psychiatrie 17: 2–4.

Coles ME, Schofield CA, Nota JA (2015) Initial data on recollections of pathways to inflated responsibility beliefs in patients with obsessive-compulsive disorder. Behav Cogn Psychother 43: 385–395.

Fricke S, Hand I (2018) Zwangsstörungen verstehen und bewältigen: Hilfe zur Selbsthilfe. 8. Aufl. Köln: Balance.

Förstner U, Külz AK, Voderholzer U (2011) Störungsspezifische Behandlung der Zwangsstörungen. Stuttgart: Kohlhammer.

Hand I (2006) Das Spektrum der Verhaltenstherapie bei Zwangsstörungen. In: Fricke S, Rufer M, Hand I (Hrsg.) Verhaltenstherapie bei Zwangsstörungen: Fallbasierte Therapiekonzepte. München: Elsevier. S. 1–22.

Hohagen F, Winkelmann G, Rasche-Räuchle H et al. (1998) Combination of behaviour therapy with fluvoxamine in comparison with behaviour therapy and placebo – Results of a multicentre study. Br J Psychiatry 173: 71–78.

Külz AK, Lumpp A, Herbst N et al. (2010) Welche Funktionen erfüllen Zwangssymptome? Ergebnisse einer Analyse im stationären Setting. Verhaltenstherapie 20: 101–108.

Lakatos A, Reinecker H (2016) Kognitive Verhaltenstherapie bei Zwangsstörungen: Ein Therapiemanual. 4. Aufl. Göttingen: Hogrefe.

Lochner C, du Toit PL, Zungu-Dirwayi N et al. (2002) Childhood trauma in obsessive-compulsive disorder, trichotillomania and controls. Depress Anxiety 15: 66–68.

Moritz S, Peters MV, Larøi F, Lincoln TM (2010) Metacognitive beliefs in obsessive-compulsive patients: a comparison with healthy and schizophrenia participants. Cogn Neuropsychiatry 15: 531–548.

Moritz S, Rufer M, Fricke S et al. (2005) Quality of life in obsessive-compulsive disorder before and after treatment. Compr Psychiatry 46: 453–459.

Poppe C, Voderholzer U (2016) Zwangsstörungen. In: Herpertz S, Caspar F, Lieb K (Hrsg.) Psychotherapie: Funktions- und störungsorientiertes Vorgehen. München: Elsevier. S. 283–301.

Reuther ET, Davis TE, Rudy BM et al. (2013) Intolerance of uncertainty as a mediator of the relationship between perfectionism and obsessive-compulsive symptom severity. Depress Anxiety 30: 773–777.

Rufer M (2012) Aufklärung, Psychotherapie und Medikamente: State of the Art der Therapie von Zwangsstörungen. InFo Neurologie & Psychiatrie 10: 6–9.

Rufer M, Fricke S (2016) Der Zwang in meiner Nähe: Rat und Hilfe für Angehörige von zwangskranken Menschen. 2. Aufl. Bern: Huber.

Rufer M, Hand I, Alsleben H et al. (2005) Long-term course and outcome of obsessive-compulsive patients after cognitive-behavioral therapy in combination with either fluvoxamine or placebo: a 7-year follow-up of a randomized double-blind trial. Eur Arch Psychiatry Clin Neurosci 255: 121–128.

Rufer M, Held D, Cremer J et al. (2006a) Dissociation as a predictor of cognitive behavior therapy outcome in patients with obsessive-compulsive disorder. Psychother Psychosom 75: 40–46.

Rufer M, Schnyder U (2017) Zwangsstörungen. In: Hewer W, Rössler W, Messer T (Hrsg.) Die psychiatrische Notfallmedizin: Management und Therapie. 3. Aufl. München: Elsevier. S. 335–341.

Rufer M, Ziegler A, Alsleben H et al. (2006b) A prospective long-term follow-up study of alexithymia in obsessive-compulsive disorder. Compr Psychiatry 47: 394–398.

Salkovskis PM (1999) Understanding and treating obsessive-compulsive disorder. Behav Res Ther 37: 29–52.

Salkovskis PM (1985) Obsessional-compulsive problems: a cognitive-behavioural analysis. Behav Res Ther 25: 571–583.

Salkovskis P, Shafran R, Rachman S, Freeston MH (1999) Multiple pathways to inflated responsibility beliefs in obsessional problems: possible origins and implications for therapy and research. Behav Res Ther 37: 1055–1072.

Schneider SC, Knott L, Cepeda SL et al. (2020) Serious negative consequences associated with exposure and response prevention for obsessive-compulsive disorder: A survey of therapist attitudes and experiences. Depress Anxiety 37: 418–428.

Schwartz JM, Beyette B (1999) Zwangshandlungen und wie man sich davon befreit. Frankfurt am Main: Fischer. Aus dem Amerikanischen übersetzt von Rolf Lahusen.

Schwartz J, Gladding R (2012) Du bist mehr als dein Gehirn: Die Vier-Schritt-Lösung, um Gewohnheitsmuster zu durchbrechen, ungesunde Denkweisen abzulegen und Kontrolle über das Leben zu gewinnen. Freiburg im Breisgau: Arbor.

Van Leeuwen WA, van Wingen GA, Luyten P et al. (2020) Attachment in OCD: A meta-analysis. J Anxiety Disord 70: 102187.

Voderholzer U, Schlegl S, Diedrich A et al. (2015) Versorgung Zwangserkrankter mit kognitiver Verhaltenstherapie als Behandlungsmethode erster Wahl. Verhaltenstherapie 25: 183–190.

17 Kognitive Ansätze in der Behandlung der Zwangsstörung

Jakob Fink-Lamotte und Cornelia Exner

17.1 Einleitung

> **Fallbeispiel**
>
> Frau K. ist auf ihr Auto angewiesen. Allerdings wird sie beim Fahren ständig durch den intrusiven Gedanken »Ich habe jemanden überfahren« gequält. Alleine Autofahren geht nicht mehr, weswegen immer eine Freundin mitfahren muss, die ihr ständig rückversichert, dass sie niemanden überfahren hat. Wenn sie doch kurze Strecken alleine fährt, muss sie die Strecke nach dem Parken des Autos nochmal ablaufen, um sicher zu gehen, dass sie niemand überfahren hat.

In diesem Kapitel werden kognitive Ansätze zur Behandlung der Zwangsstörung, der intrusiven Zwangsgedanken und der neutralisierenden Zwangshandlungen vorgestellt.

17.2 Kognitive Theorie der Zwangsstörung

Wie bei Frau K. sind bei fast allen Zwangssymptomen Gedanken Auslöser von dysfunktionalen Bewertungsprozessen, aversiven Affekten, Ritualen und Vermeidungsverhalten. Die Obsessive-Compulsive Cognitions Working Group (1997) erarbeitete drei Ebenen der auslösenden und aufrechterhaltenden Kognitionen bei Zwangsstörungen: Intrusionen, Bewertungen und Überzeugungen. Intrusionen (bei Frau K. der Gedanke »*Du hast jemanden überfahren*«) sind ein normales Phänomen des menschlichen Erlebens (Abramowitz und Jacoby 2015). Intrusionen sind aufdringliche innere Erfahrungen, wie Gefühle, Gedanken und innere Bilder, die außerhalb der eigenen Kontrolle liegen. Diese Intrusionen werden erst klinisch relevant, wenn sie als gefährlich und persönlich bedeutsam bewertet werden (Salkovskis 1999). Die Bewertungen gehen mit einem starken, aversiven Emotionserleben einher, was die Person zu Neutralisierungs- und Vermeidungsverhalten sowie zum Versuch, die Gedanken zu unterdrücken, motiviert (bei Frau K.: Rückversicherungsverhalten). Diese Reaktion ist kurzfristig sehr wirkungsvoll, führt nach dem kognitiv-behavioralen Modell von Salkovskis (1999) paradoxerweise aber langfristig zu einem häufigeren Auftreten der intrusiven Gedanken (*Rebound-Effect*, Purdon 1999). Nach dem kognitiven Modell der Zwangsstörungen von Wilhelm und Steketee (2006) werden die Intrusionen durch acht maladaptive kognitive Überzeugungen bedingt, die auf Basis der Arbeit der Obsessive-Compulsive Cognitions Working Group (1997) identifiziert wurden. Die maladaptiven kognitiven Überzeugungen sind in ▶ Tab. 17.1 im Detail beschrieben.

17.3 Allgemeine kognitive Therapie für Zwangsstörungen

17.3.1 Indikation für kognitive Techniken

Beim Vorliegen alleiniger Zwangsgedanken bieten sich die kognitiven Techniken direkt als therapeutisches Mittel der Wahl an. Kognitive Techniken sind in besonderer Weise indiziert für unakzeptable aggressive, blasphemische und sexuelle Zwangsgedanken, sowie für die Zwangsgedanken über Ordnung, Symmetrie und Genauigkeit (Abramowitz und Jacoby 2015; Reinecker 2009). Daneben sind kognitive Techniken bei Problemen mit der Therapiemotivation, bei drohendem Therapieabbruch und im Rahmen der Rückfallprophylaxe indiziert (Wilhelm und Steketee 2006). Menschen mit Waschzwängen scheinen weniger von kognitiven Techniken zu profitieren (Reinecker 2009). Allerdings sind hier die Ergebnisse nicht eindeutig: Neuere Forschung zeigt, dass kognitive Techniken zu deutlicheren Symptomreduktionen führen können als konfrontativere, imaginative Techniken (Fink et al. 2018).

17.3.2 Entwicklung und Auswahl eines plausiblen Erklärungsmodells

Natürlich sind psychoedukative Techniken auch kognitive Techniken, weswegen die Vermittlung von störungsspezifischer Information ein wichtiger Bestandteil der kognitiven Behandlung von Zwangsstörungen darstellt. Insbesondere, weil Menschen mit Zwangsstörungen stark verunsichert sein können, ist es wichtig, gezielte und individualisierte Information über das Störungsbild zu vermitteln. Bei der Entwicklung und Vermittlung eines plausiblen Erklärungsmodells sollten auslösende, ursächliche und aufrechterhaltende Prozesse deutlich gemacht werden. So sollte vor dem Hintergrund der Biografie (Genetik, Familie, Lebensgeschichte, Belastungen) die Vermittlung der Zusammenhänge von maladapti-

Tab. 17.1: Darstellung der maladaptiven Überzeugungen und therapeutischer Ansätze nach Wilhelm und Steketee (2006)

Maladaptive Überzeugungen	Therapeutische Ansätze
(1) *Gedanken eine übertriebene Wichtigkeit* zuschreiben *(Over-importance of thoughts)* (a) Weil ich den Gedanken habe, ist es wichtig, (b) Gedanken können Handlungen auslösen (»Fusionsgedanken«), und (c) an etwas zu denken, ist genauso (schlimm) wie etwas zu tun.	• Das emotionale Denken dem rationalen Denken gegenüberstellen, um dann beide Denkformen zu integrieren. • Auf Expertenwissen Bezug nehmen, in dem Literatur eingeführt (z. B. Aufklärungsbücher bei sexuellen Zwangsgedanken) oder Gespräche geführt werden (z. B. ein Gespräch mit einem moderaten Pastor bei religiösen Zwangsgedanken).
(2) *Gedankenkontrolle (Control of thoughts)* Das Unterdrücken von Gedanken führt paradoxerweise zu einem noch häufigeren Auftreten der Gedanken.	• Gedankenexperimente (beispielsweise das Gedanken-Unterdrückungsexperiment zum »Rosa Elefant«): Einige Minuten soll an alles gedacht werden, außer an einen rosa Elefanten. Die meisten Menschen machen die Rebound-Effekt-Erfahrung: Je mehr sie den Gedanken unterdrücken wollen, desto häufiger tritt dieser auf.
(3) *Überschätzung der allgemeinen Gefahr (Overestimation of Danger)* in eigentlich ungefährlichen Situationen, bis das Gegenteil bewiesen ist. Aus diesem Grund müssen Rituale sehr häufig wiederholt werden, da auch die kleinste Unachtsamkeit eine potenzielle Gefahr darstellt.	• Die a priori eingeschätzte Wahrscheinlichkeit der Gefahr sollte höher ausfallen, als eine errechnete (multiplizierte) Wahrscheinlichkeit aller Zwischenschritte, die für den katastrophalen Ausgang notwendig sind. • Den Patienten oder die Patientin fragen, ob er/sie eine große Summe an Geld (z. B. 17.000 Euro) auf die eigene Prognose setzen würde.
(4) *Geringe Toleranz gegenüber Unsicherheit (Intolerance of Uncertainty)* und eine verringerte Fähigkeit, Mehrdeutigkeiten auszuhalten. Vermeidungsverhalten, Rituale und Rückversicherungen zielen häufig darauf ab, Gewissheit über Zweifel und Angst zu erlangen. Menschen ohne Zwangsstörung haben im Vergleich zu Menschen mit Zwangsstörungen die adaptive Fähigkeit, sich über Dinge sicher zu sein, obwohl es faktisch keine absolute Gewissheit geben kann (»Meiner Mutter geht es gut, auch wenn ich sie das letzte Mal heute Morgen gesehen habe«).	• Anleitung dazu, die Zwangsgedanken als einen allgemeinen Zwangsgedanken zu sehen, der einem bestimmten Muster folgt und bei dem die Leerstellen variabel ausgetauscht werden können: »Ich glaube, ich habe *[etwas pinkes Kleines]* gesehen, was *[ein verletztes Kind]* ist und ich könnte dafür verantwortlich sein, dass ich *[das verletzte Kind]* nicht gerettet habe. Ich werde mich für immer schuldig fühlen.« • Zur Entwicklung einer Ungewissheitstoleranz kann das Leitmotiv »Zweifle nie, ohne zu hoffen« hilfreich eingesetzt werden.

Tab. 17.1: Darstellung der maladaptiven Überzeugungen und therapeutischer Ansätze nach Wilhelm und Steketee (2006) – Fortsetzung

Maladaptive Überzeugungen	Therapeutische Ansätze
(5) **Besonderes Verantwortungsgefühl** *(Responsibility)*, Gefahren von sich selbst, von ihren nahen Verwandten oder von der Welt abzuwenden. Diese Verantwortlichkeit geht auch bei Unterlassung von »Gegenmaßnahmen« zur Abwendung potenzieller Gefahren mit starken Schuldgefühlen einher, während sich gesunde Menschen i. d. R. nur für aktives Handeln verantwortlich fühlen.	• Erarbeitung eines Kuchendiagramms: Die Verantwortlichkeiten für ein schlimmes Ereignis werden bestimmt. Dabei ist es wichtig, zunächst alle anderen Faktoren einzutragen und den Anteil an Verantwortung der Patientin oder des Patienten erst am Ende dazuzuschreiben. • Anwendung der Doppelstandardtechnik: Disputieren, ob derselbe strikte Standard auch anderen (z. B. Familienmitgliedern) auferlegt wird, wobei unterschiedliche Standards diskutiert werden sollten.
(6) **Perfektionistische Denkweise** *(Perfectionism)* Die Überzeugung, dass eine exakte Lösung für jedes Problem möglich und wünschenswert ist. Aus diesem Grund werden kleinere Fehlleistungen mit schwerwiegenden, negativen Konsequenzen assoziiert.	• Rollenspiele durchführen, um eine moderatere, weniger perfektionistische Denkweise einzunehmen. Hierbei können die Rollen getauscht bzw. andere Rollen übernommen werden. Bei der »Court-room«-Technik bringt die Patientenseite anklagend alle Argumente gegen sich selbst (als Täterin oder Täter) vor, die therapeutische Seite übernimmt die Verteidigung. Hiernach werden die Rollen getauscht und am Ende alle Argumente der Jury präsentiert. • Wenn Perfektionismus mit den Therapiezielen interferiert, sollte in der Therapie bewusst Unvollkommenheit geübt und angeleitet werden.
(7) Annahmen über die **Konsequenzen der Angst** *(Consequences of Anxiety)* machen Sich nicht in der Lage fühlen, die eigenen Angstgefühle bzw. unangenehme Gefühle auszuhalten. Dies führt zu der Überzeugung, dass man bei zu starkem Angsterleben »verrückt« wird, und deswegen rechtzeitig Gegenmaßnahmen (Rituale) eingeleitet werden müssen.	• Extreme Aussagen testen (»Wie sieht jemand aus, der die Kontrolle total verloren hat?«, »Ist Ihnen das schonmal passiert, als Sie starke Angst hatten?«).
(8) Im Verlauf der Therapie, insbesondere bei guten Verläufen, **Angst vor positiven Erfahrungen** *(Fear of Positive Experiences)* Schuldgefühle und starker Zweifel, ob die positiven Erfahrungen verdient sind und Vermeidungsverhalten bezüglich positiver Erfahrungen.	• Umfrage unter Freunden durchführen, um herauszufinden, ob Patientin oder Patient positive Erfahrungen verdient hat. Bei Menschen mit einer starken Tendenz zur Rückversicherung sollten Umfragen gut nachbesprochen werden.

ven kognitiven Überzeugungen, auslösenden Intrusionen, Bewertungsprozessen, Gefühlen und Verhaltensweisen im Vordergrund stehen. Das Modell sollte sich an der geplanten Therapie orientieren: z. B. metakognitives Modell bei der metakognitiven Therapie.

17.3.3 Normalisierung des Zwangsdenkens

In der Therapie sollte grundsätzlich darauf geachtet werden, dass das Offenlegen von Zwangsgedanken nicht als bedrohlich und beschämend empfunden wird. Deswegen ist es wichtig, Störungsbild, Intrusionen und Gefühle frühzeitig zu entkatastrophisieren und entpathologisieren. Menschen mit Zwangsstörungen haben oft die Vorstellung, dass nur sie allein ungewollte Intrusionen haben, dabei geben 80–90 % der Bevölkerung an, ungewollte Intrusionen zu erleben (Rachman und de Silva 1978). Im Rahmen der Zwangsstörung scheinen diese Gedanken signifikant häufiger als gefährlich bewertet zu werden, während Menschen ohne Zwangsstörungen diese Gedanken einfach als »Störgeräusche« wahrnehmen. Zur Normalisierung des Zwangsdenkens kann es hilfreich sein, das menschliche Gehirn im Sinne einer »Gedankenmaschine« zu erklären. Diese produziert den ganzen Tag Gedanken, nützliche sowie unnütze Gedanken, die mit positivem (wie Freude oder Glück), aber auch mit aversivem (wie Angst oder Ekel) oder neutralem Erleben assoziiert sind. Es ist wichtig, herauszuarbeiten, dass aversive Gefühle wie Angst für das Überleben des Menschen notwendig sind. Angst motiviert den Menschen, tatsächliche Gefahren wahrzunehmen sowie auf diese zu reagieren und schützt somit den Menschen. Patientinnen und Patienten sollten demnach lernen, dass Angst im Grunde kein Gegner ist, den es »zu besiegen« gilt, sondern eigentlich ein hilfreicher Partner.

17.3.4 Therapieziel: Balance von Kontrolle und Vertrauen

Menschen mit Zwangsstörungen sehen häufig ihr Problem darin, dass die Zwangshandlung die Unsicherheit nicht vollständig beseitigt (Frau K.: »*Habe ich beim Zurücklaufen nicht doch jemanden übersehen?*«). Aus diesem Grund wollen sie häufig Rückversicherungen bei anderen Menschen einholen. Hierbei ist es nicht sinnvoll, Rückversicherungen zu geben, da dies die Symptomatik nur negativ verstärken würde. Es ist nachhaltiger, Patientinnen und Patienten einen anderen Umgang mit ihren Gedanken und Gefühlen zu vermitteln: Zwei Möglichkeiten auf Angst und Unsicherheit zu reagieren, sind Kontrolle und Vertrauen. Diese beiden Reaktionen können gegenübergestellt werden, um zu erarbeiten, welches Verhalten mit den Dimensionen assoziiert ist. Kontrollverhalten als Reaktion auf Angst zeigt sich beispielsweise durch Rituale, Vermeidungsverhalten, Grübel- und Zwangsgedanken sowie Gedankenkontrollen. Verhalten basierend auf Vertrauen ist beispielsweise gekennzeichnet durch Selbstvertrauen, Akzeptanz und einer aufmerksamen, aber abwartenden Haltung. Es ist wichtig, herauszuarbeiten, dass absolutes Vertrauen in Gefahren-assoziierten Situationen auch nicht hilfreich ist (es ist wenig sinnvoll, einfach in einem Gewitter auf dem Feld stehen zu bleiben). Das Ziel der Therapie ist es, eine Balance zwischen Kontrolle und Vertrauen zu erreichen, ganz entgegen dem schönen deutschen Sprichwort »Vertrauen ist gut, Kontrolle ist besser«.

17.4 Spezifische kognitive Therapieansätze für Zwangsstörungen

Das Problem der Zwangsstörung ist weniger das Auftreten von Intrusionen, aversiver Gefühle und Ungewissheit, sondern vielmehr, dass Patientinnen und Patienten diese mit Gefahr und Kontrollverlust verbinden. Hier kann die kognitive Therapie ansetzen, da sie nicht das Ziel hat, Intrusionen, Gefühle und Ungewissheit aufzulösen, sondern einen alternativen Weg im Umgang aufzuzeigen. Wilhelm und Steketee (2006) fokussieren in ihrem Manual für die kognitive Therapie der Zwangsstörungen insbesondere auf die Veränderung der acht maladaptiven Überzeugungen, die nach der Obsessive-Compulsive Cognitions Working Group (1997) den ungünstigen Umgang mit Intrusionen im Wesentlichen beeinflussen. Die nachfolgend vorgestellten allgemeinen kognitiven Techniken können bei fast allen acht maladaptiven Überzeugungen angewendet werden.

Erstens kann durch eine sokratische Gesprächsführung die vorgebrachte Meinung des Diskussionspartners immer wieder in Frage gestellt werden. Die Patientin oder der Patient wird hierbei durch offene Fragen angeregt, selbstständig, reflexiv und kritisch zu denken. Zweitens sollte vermittelt werden, detektivisch nach alternativer Evidenz zu suchen oder als Wissenschaftlerin oder Wissenschaftler Hypothesen zu testen. Drittens ist es immer wieder wichtig, die eigenen Gedanken zu protokollieren und zu hinterfragen (z. B. mithilfe der 5- oder 7-Spalten-Technik nach Beck 1995), um so kognitive Fehler (z. B. Alles-oder-nichts Denken, Labelling, Übergeneralisieren, Jumping-to-conclusion etc., Beck 1995) offenzulegen und zu verändern. Viertens können Metaphern, Geschichten und Analogien verwendet werden, um störungsrelevante Zusammenhänge besser greifbar machen zu können (z. B. die Zug-Metapher, ▶ Kap. 17.5.2). Fünftens sollten die zugrundeliegenden Überzeugungen über die katastrophalen Konsequenzen hinterfragt (z. B. mithilfe der Pfeil-nach-unten-Technik) und extremes, polarisierendes Denken eingeordnet werden (z. B. mithilfe der Kontinuum-Technik). Sechstens sollten Techniken vermittelt werden, um Entscheidungsschwierigkeiten aufzulösen (z. B. können Vor- und Nachteile der Entscheidung im Rahmen einer Zwei-Spalten-Technik diskutiert werden). Wilhelm und Steketee (2006) stellen weiterhin eine Reihe von spezifischen kognitiven Techniken zur Veränderung der acht maladaptiven Überzeugungen vor. Diese sind in ▶ Tab. 17.1 in der rechten Spalte aufgelistet.

17.5 Metakognitive Therapie

Im Zentrum der metakognitiven Therapie nach Wells (2011) steht sowohl im Störungsmodell wie auch in der Therapie die Bewertung der Wichtigkeit von Gedanken und der Umgang mit ihnen (z. B. Frau K.: »*Weil ich denke, dass ich jemanden überfahren habe, habe ich jemand überfahren.*«). Für den deutschsprachigen Raum haben Moritz und Hauschildt (2016) strukturierte Materialien für Übungen zur Selbsthilfe oder zur Anleitung in Gruppen erarbeitet.

17.5.1 Das metakognitive Modell der Zwangsstörungen

Das individuelle Fallkonzept wird situationsspezifisch zu einer vor kurzem erlebten Intrusion gemeinsam erarbeitet und besprochen. Hiernach werden damit einhergehende Gefühle und Bewertungen erfragt. Hieraus werden die metakognitiven Überzeugungen bestimmt und darauf aufbauend Rituale und Neutralisationsverhalten exploriert. Danach folgt die Exploration der Überzeugungen und Stoppsignale in Bezug auf die Rituale. Dabei wird ein Verständnis vermittelt, warum »durch das gegenwärtige Verhalten und die intuitiven Annahmen über die Zwangsgedanken die Angst aufrechterhalten wird« (Wells 2011). Durch verschiedene Übungen kann herausgearbeitet werden, warum die Rituale sowie Gedankenkontrolle und -monitoring symptomaufrechterhaltend sind (z. B. mithilfe der Übung des rosa Elefanten, ▶ Tab. 17.1). Die metakognitive Behandlung basiert dann auf zwei Elementen: (a) dem Erlernen der losgelösten Achtsamkeit und (b) dem Auflösen der metakognitiven Fusionsgedanken.

17.5.2 Metakognitive Modifikation durch losgelöste Achtsamkeit

Im Vordergrund der metakognitiven Modifikation stehen die Übungen zur losgelösten Achtsamkeit (*Detached Mindfulness*). Bei allen Übungen zur losgelösten Achtsamkeit werden die Patientinnen und Patienten gebeten, innerlich einen Schritt von dem Gedanken zurückzutreten, den Gedanken zu betrachten, sich nicht anzuheften oder in ihn einzugreifen. Eine erste Übung kann sein, dass neutrale Worte vorgelesen werden (z. B. Baum, blau, Fahrrad usw.) und diese Worte aus der losgelösten Distanz betrachtet werden sollen. Bei der Durchführung (insbesondere in einem zweiten Schritt mit Zwangsgedanken) sollte das Nichteingreifen konkret instruiert werden (»Sie sind der Beobachter Ihrer Gedanken, Ihre Gedanken sind unabhängig von Ihnen, ein Gedanke ist nur ein Ereignis Ihrer Psyche«). Hierdurch soll die Patientin oder der Patient lernen, dass das Selbst und der intrusive Gedanke keine Einheit bilden. Wells (2011) schlägt zehn Basisfertigkeiten der losgelösten Achtsamkeit vor. Beispielhaft sollen die Patientinnen und Patienten sich bei der Zug-Metapher vorstellen, dass sie an einem Bahnhof (z. B. dem Hamburger Hauptbahnhof) stehen, bei dem sie einen guten Blick über die Schienen haben. Auf einem Gleis steht ein Zug, der dorthin fährt, wo sie nicht hinwollen. Der Patient oder die Patientin soll sich vorstellen, dass er oder sie den Zug weiterbeobachtet, bis der Zug den Bahnhof verlassen hat (»Es macht keinen Sinn, in einen Zug zu steigen, der an einen Ort fährt, an den man nicht hinmöchte«).

17.5.3 Fusionsgedanken und Verhaltensexperimente

Es gibt verschiedene Arten von Fusionsgedanken (Tallis 1996), die in ▶ Tab. 17.2 dargestellt sind. Um die Fusionsgedanken zu verändern, werden im Rahmen der metakognitiven Therapie vor allem Verhaltensexperimente durchgeführt. Hierbei stehen, anders als bei der klassischen Exposition, nicht das Aushalten und die Habituation an die aversiven Gefühle im Vordergrund, sondern die Überprüfung von erwarteten Annahmen. Zunächst wird ein genauer Plan für die Durchführung erarbeitet und die vorhergesagten Annahmen und Überzeugungen werden protokolliert. Daneben soll die Patientin oder der Patient einschätzen, wie wahrscheinlich es ist, dass die Vorhersage eintritt. Das Verhaltensexperiment kann dann in Begleitung oder allein durchgeführt werden (beispielhafte Verhaltensexperimente in ▶ Tab. 17.2). Danach soll eingeschätzt werden, wie sehr sich die Vorhersage bewahrheitet hat und wie überraschend dies ist. Ziel ist es, dass die Menschen mit Zwangsstörungen hierüber ihre dysfunktionalen Überzeugungen direkt überprüfen und hinterfragen können, um somit die Fusionsgedanken auflösen zu können. Zum Ende der Therapie sollen neue kognitive Pläne für die Aufmerksamkeitsverarbeitung, das Verhalten und die Verarbeitung von Intrusionen und Zweifel zusammen erstellt und eingeübt werden.

17.6 Evidenz für die kognitive Therapie bei Zwangsstörungen

In die neueste Metaanalyse von Öst et al. (2015) wurden 37 RCT-Studien eingeschlossen, die zwischen 1993 und 2014 die Behandlungen von Zwangsstörungen untersucht haben. In der Metaanalyse werden große Effekte für die Behandlungen der Zwangsstörung mit der kognitiven Verhaltenstherapie berichtet, dabei finden sich keine signifikanten Unterschiede in der Behandlung mit Expositionstherapie oder kognitiver Therapie. Die Autorin und der Autor fanden keinen additiven Effekt von kognitiver Therapie in Kombination mit Expositionstherapie, da beide Therapieformen gute Effekte zeigen. Die kognitive Therapie zeigte im Vergleich zu den anderen Behandlungsformen allerdings die geringsten Drop-Out-Raten (11,4 %). Die Studie von Steketee et al. (2011) zeigt, dass die kognitive Therapie nicht nur positive Effekte auf die Zwangssymptome, sondern auch auf komorbide depressive oder Angstsymptome hat. Erste Pilotstudien finden signifi-

Tab. 17.2: Ungünstige metakognitive Überzeugungen und mögliche Verhaltensexperimente nach Tallis (1996)

Ungünstige metakognitive Überzeugung (Fusionsgedanke)	Mögliches Verhaltensexperiment
Gedanken-Handlungs-Fusion: Gedanken führen zu ungewollten Handlungen: »Wenn ich einen aggressiven Gedanken habe, verliere ich die Kontrolle und werde andere verletzen.«	Bei der nächsten Begegnung mit dem Therapeuten oder der Therapeutin den aggressiven Gedanken immer wieder im Laufe der Sitzung sich selbst aufsagen. Am Ende der Sitzung wird überprüft ob der Patient oder die Patientin die Kontrolle verloren hat.
Gedanken-Ereignis-Fusion: Gedanken führen zu oder sind verantwortlich für ungewollte Ereignisse: »Wenn ich daran denke, dass meiner Mutter etwas Schreckliches passieren könnte, wird dies auch geschehen.«	Morgens ein schreckliches Ereignis, dass der Mutter widerfahren könnte, aufschreiben und am Abend bei der Mutter anfragen, ob dies eingetreten ist.
Gedanken-Objekt-Fusion: Gedanken werden auf Objekte übertragen: »Immer wenn ich meinen Herd benutze, werde ich innerlich unruhig.«	Den Herd 10-mal am Tag benutzen und die Hypothese überprüfen, dass die innere Unruhe immer gleich stark auftritt.

kante Verbesserungen der Zwangssymptome bei der Anwendung der metakognitiven Therapie mit ähnlichen Remissionsraten wie bei Expositionstherapie (van der Heiden et al. 2016).

17.7 Zusammenfassung

Mit dem großen Repertoire an kognitiven Techniken werden die Inhalte und die Bewertungen der Zwangsgedanken zum Thema der Therapie. Diese Strategien können spezifisch auf bestimmte kognitive Überzeugungen und Annahmen angewendet oder allgemein im Therapieprozess (z. B. zur Veränderung der Therapiemotivation) eingesetzt werden. Die Studienlage bescheinigt den kognitiven Techniken zur Behandlung der Zwangsstörungen eine gute Evidenzbasis. Eine besondere Bedeutung für die Veränderung der Annahmen über das eigene Denken hat die metakognitive Therapie, deren Evidenzlage allerdings noch zu gering für eine abschließende Bewertung ist.

Literatur

Abramowitz JS, Jacoby RJ (2015) Obsessive-Compulsive Disorder in Adults. Boston, MA: Hogrefe Publishing.
Beck J (1995) Cognitive therapy: Basics and beyond. New York: Guilford Press.
Fink J, Pflugradt E, Stierle C, Exner C (2018) Changing disgust through imagery rescripting and cognitive reappraisal in contamination-based obsessive-compulsive disorder. Journal of Anxiety Disorders 54: 36–48. doi:10.1016/j.janxdis.2018.01.002
Moritz S, Hauschildt M (2016) Erfolgreich gegen Zwangsstörungen. Metakognitives Training – Denkfallen erkennen und entschärfen. Heidelberg: Springer.
Obsessive-Compulsive Cognitions Working Group (1997) Cognitive assessment of obsessive-compulsive disorder. Behaviour Research and Therapy 35: 667–681.
Öst L-G, Havnen A, Hansen B, Kvale G (2015) Cognitive behavioral treatments of obsessive-compulsive disorder. A systematic review and meta-analysis of studies published 1993–2014. Clinical Psychology Review 40: 156–169. doi:10.1016/j.cpr.2015.06.003
Purdon C (1999) Thought suppression and psychopathology. Behaviour Research and Therapy 37: 1029–1054.
Rachman SJ, de Silva P (1978) Abnormal and normal obsessions. Behaviour Research and Therapy 16: 233–248.
Reinecker H (2009) Zwangshandlungen und Zwangsgedanken. Göttingen: Hogrefe.
Salkovskis PM (1999) Understanding and treating obsessive–compulsive disorder. Behaviour Research and Therapy 37: 29–52.
Steketee GS, Siev J, Fama JM, Keshaviah A, Chosak A, Wilhelm S (2011) Predictors of treatment outcome in modular cognitive therapy for obsessive-compulsive disorder. Depression and Anxiety 28: 333–341. doi:10.1002/da.20785
Tallis F (1996) Compulsive washing in the absence of phobic and illness anxiety. Behaviour Research and Therapy 33: 361–362.
van der Heiden C, van Rossen K, Dekker A, Damstra M, Deen M (2016) Metacognitive therapy for obsessive–compulsive disorder: A pilot study. Journal of Obsessive-Compulsive and Related Disorders 9: 24–29. doi:10.1016/j.jocrd.2016.02.002
Wells A (2011) Metakognitive Therapie bei Angststörungen und Depression. Weinheim: Beltz.
Wilhelm S, Steketee GS (2006) Cognitive Therapy for Obsessive-Compulsive Disorder. A Guide for Professionals. Oakland, CA: New Harbinger Publications.

18 Die dritte Welle der KVT: neue psychotherapeutische Behandlungsansätze der Zwangsstörung am Beispiel der Akzeptanz- und Commitment-Therapie (ACT)

Nina Romanczuk-Seiferth

18.1 Einleitung

Ohne jeden Zweifel ist die kognitive Verhaltenstherapie (KVT) das Verfahren der Wahl in der Behandlung von Zwangsstörungen. Verhaltenstherapeutische und kognitive Methoden sind in verschiedenen Settings anwendbar, sie sind umfassend erforscht und ihre Wirksamkeit gut wissenschaftlich belegt (▶ Kap. 15–17). Neuere evidenzbasierte Methoden der so genannten dritten Welle der Verhaltenstherapie, wozu z. B. die achtsamkeitsbasierte kognitive Therapie (Segal et al. 2001) oder die Schematherapie (Young et al. 2003) gehören, betonen die Bedeutung weiterer psychologischer Mechanismen für die Entstehung und Aufrechterhaltung von psychischen Erkrankungen. Für Zwangsstörungen besonders relevant sind dabei Ansätze, die den Fokus der Therapie auf die Fähigkeiten der Betroffenen im Umgang mit zwangsassoziierten Gedanken und Gefühlen, auf die Fähigkeit zur Ent-Automatisierung und bewussten Verhaltenssteuerung und die Bedeutsamkeit werteorientierten Handelns richten. Hierzu zählt insbesondere die so genannte Akzeptanz- und Commitment-Therapie (ACT), auf die bereits seit einigen Jahren u. a. in den deutschsprachigen Leitlinien zur Behandlung von Zwangsstörungen (vgl. AWMF 2013) hingewiesen wird und die im Folgenden näher vorgestellt werden soll.

18.2 Die Akzeptanz- und Commitment-Therapie – kurz und bündig

Es ist an dieser Stelle schwerlich möglich, einen ganzen Therapieansatz und dessen Anwendung in aller Tiefe zu beschreiben. Ziel ist es hier daher, die ACT in ihren Grundhaltungen und -prinzipien einzuführen und die Besonderheiten dieses Ansatzes für die Behandlung von Zwangsstörungen anhand von praktischen Beispielen darzustellen. Für eine vertiefende Einarbeitung in die ACT seien interessierten Leserinnen und Lesern entsprechende Lehrbücher zur ACT allgemein (z. B. Harris 2020; Hayes et al. 2014; Hayes 2009; Luoma et al. 2009; Wengenroth

2016) bzw. zu ACT in der Behandlung von Zwangserkrankungen (z. B. Mazza 2020; Ona 2019; 2020) empfohlen.

Der psychotherapeutische Ansatz der ACT basiert auf besonderen Grundhaltungen gegenüber Menschen, menschlichem Leiden und psychischen Erkrankungen bzw. deren Behandlung. Hierzu zählt (1) die Feststellung, dass Menschen Leid empfinden, und zwar alle Menschen und immer wieder, d. h. dass dies Teil des Menschseins ist. Diese Haltung steht in Kontrast zu der insbesondere in westlichen Gesellschaften verbreiteten Perspektive, die Abwesenheit von Leid sei normal, gesund, richtig o. ä. und damit für jeden Menschen anzustreben. Die ACT geht (2) davon aus, dass (psychische) Krankheit nicht bedeutet, dass mit einer Person etwas nicht stimmt. Denn die Gründe, die dazu führen, dass jemand in seinem Leben »feststeckt«, haben viel damit zu tun, wie wir alle psychisch »funktionieren«. Aus einer ACT-Perspektive dient (3) Psychotherapie dazu, Menschen bei einem werteorientierten Leben zu unterstützen. Das oberste Ziel einer Behandlung ist also hier nicht – wie vielfach in klassisch medizinischer Perspektive – Leiden per se zu eliminieren, um Menschen zu »heilen«. Vielmehr geht es darum, die psychische Flexibilität, d. h. die Anpassungsfähigkeit der Person und die Kompetenzen im Umgang mit den unterschiedlichsten Situationen im Leben, so zu stärken, dass der Person eine bewusste und zufriedene Lebensführung im Sinne der persönlichen Wichtigkeiten möglich ist.

Insbesondere bei Menschen mit schweren und chronischen Zwangserkrankungen können diese Grundhaltungen der ACT sehr förderlich für die Behandlung sein. Diese Patientinnen und Patienten kämpfen häufig schon sehr lange gegen ihre Symptome an und die Zwänge nehmen vielfach großen Raum im Leben der Betroffenen ein. Auch haben sie im Hilfesystem eine eher defizit- bzw. symptomfokussierte Sicht kennengelernt und diese unter Umständen auch für sich selber übernommen. Die ACT setzt hier also einen grundlegend anderen Akzent und kann damit häufig Raum für Veränderung schaffen, wo bisherige Behandlungsversuche nicht oder nicht ausreichend fruchtbar waren. Zudem bezieht ACT als Therapieform eine gewisse Symptompersistenz ins Therapierational mit ein, so dass Therapeutinnen und Therapeuten mit Betroffenen von Beginn an eine akzeptierende Haltung gegenüber den Symptomen üben – wie auch allem anderen Erleben gegenüber. Angestrebt wird ein Fokuswechsel von der Symptombekämpfung hin zum Verfolgen persönlicher Lebensziele und individueller Werte unabhängig von der Persistenz von Krankheitssymptomen bzw. unangenehmen Empfindungen aller Art (vgl. Benoy et al. 2015).

Wie zuvor erwähnt, ist es eine wichtige Grundhaltung in der Arbeit mit der ACT, dass Menschen sich nicht grundsätzlich im Denken, Fühlen und Handeln unterscheiden, unabhängig davon, ob sie an einer psychischen Störung leiden oder nicht. Menschen können an ähnlichen Punkten »steckenbleiben« oder ähnliche Schwierigkeiten entwickeln, mit Erfahrungen und Erlebnissen in ihrem Leben umzugehen. Die ACT strebt daher eine Therapie auf Augenhöhe an, was sich beispielsweise anhand der so genannten »Kletterfelsen«-Metapher (vgl. »two mountains metaphor«, übersetzt und modifiziert nach Hayes et al. 2003, S. 12) verdeutlichen lässt.

> **»Kletterfelsen«-Metapher**
>
> Therapeutin/Therapeut: Stellen Sie sich vor, dass Leben so etwas bedeutet, wie einen Felsen zu erklettern. Jeder Mensch, auch wir beide, hat seinen eigenen Felsen, an dem er sich einen Weg durchs Leben sucht. Nehmen wir an, unsere beiden Felsen liegen in Sichtweite und treffen sich am Grunde eines Tals. Ich kann von meinem Felsen aus sehen, wie Sie Ihren Felsen erklettern. Aus meiner ganz eigenen Perspektive. Die kann ich Ihnen in der Therapie anbieten. Eine andere Perspektive auf Ihr Leben aus einem Blickwinkel von außerhalb Ihrer eigenen Erfahrungen. Es geht nicht darum, dass Sie *nicht gut oder richtig* klettern. Es geht auch nicht darum, dass ich bei meinen eigenen Hindernissen beim Klettern durchs Leben immer genau weiß, wie damit umzugehen ist. Wir sind beide zwei Menschen, die ihren Lebensfelsen erklettern. Aber dadurch, dass ich auf einem anderen Felsen klettere als Sie, habe ich einen Blick auf Ihren Weg, den Sie vielleicht in dem Moment nicht haben. Und damit kann ich Ihnen ein Stück weit helfen, dort hinzuklettern, wo Sie wirklich hinwollen.

Damit dieses Prinzip einer Therapie auf Augenhöhe spürbar gelebt wird und die Therapeutin oder der Therapeut als ein Rollenmodell im Erlernen der relevanten Kompetenzen dienen kann (vgl. Radkovsky und Berking 2012), bezieht die Therapeutin oder der Therapeut in der ACT sich selbst gezielt in Übungen ein und/oder teilt eigene Erfahrungen zu den relevanten psychischen Prozessen mit, so es denn an der Stelle im Sinne des Therapieprozesses ist.

Die ACT ist insbesondere auch für die Behandlung von Zwangserkrankungen hervorragend geeignet, da es in dieser Art der Therapie unter anderem darum geht, Patientinnen und Patienten zu vermitteln, wie sie Distanz zu ihren zwanghaft auftretenden Gedanken und assoziierten Gefühlen bekommen können, um wieder mehr Handlungsfreiheit zu erlangen. Patientinnen und Patienten werden dabei unterstützt, sich aus Verstrickungen mit den eigenen Gedanken oder auch Gefühlen und Körperempfindungen zu lösen, d. h. die Fähigkeit zur so genannten *Defusion* aufzubauen. Es geht dabei weniger darum, eine Veränderung der Inhalte der Gedanken herbeizuführen, wie es etwa bei der kognitiven Umstrukturierung der Fall ist. Vielmehr ist es das Ziel, mehr Flexibilität in der Reaktion auf alle inneren Ereignisse zu erwerben, indem der Umgang mit schwierigen Gedanken, Gefühlen und Empfindungen adressiert wird, statt ihrem Inhalt. Dies bedeutet beispielsweise, im Rahmen der Therapie gezielt zu üben, Gedanken als Gedanken zu sehen, und weniger als Fakten oder Belege zu behandeln.

Diese Arbeit an der Fähigkeit zur *Defusion* geht in der ACT Hand in Hand mit der Unterstützung psychischer Flexibilität in verschiedenen weiteren Aspekten. In der Therapie von Menschen mit Zwangsstörungen gehört dazu unbedingt der Fokus auf die Fähigkeit zur Wahrnehmung des gegenwärtigen Moments mit Offenheit und Bereitschaft, die Förderung der Akzeptanz unliebsamer Zustände und nicht zuletzt die aktive Gestaltung eines wertebasierten Lebens.

Insbesondere die Arbeit an den individuellen Wichtigkeiten und deren Umsetzung im Leben der Person stellt einen zentralen Fokus der ACT dar, der bei anderen Ansätzen vergleichsweise wenig Berücksichtigung findet. Hierzu gehört auch, sehr konkret die Bedingungen für so genanntes »weg von ...«-Verhalten zu identifizieren, d. h. Verhalten, welches der Beendigung oder Vermeidung unangenehmer Zustände dient. Und gleichermaßen die Bedingungen genauer zu charakterisieren, die für die Person »hin zu ...«-Verhalten ermöglichen, d. h. Handeln im Sinne der eigenen Werte darstellen. Im Falle von Zwangserkrankungen heißt dies insbesondere, die grundlegenden Motive, Werte und Wichtigkeiten einer Person herauszuarbeiten, d. h. solche Dinge im Leben, die so bedeutsam sind, dass eine Person dafür auch Mühen und große Hürden in Kauf nimmt. Verhaltenstherapeutisch gesprochen ermöglichen diese Verstärker nachhaltige Verhaltensänderungen dadurch, dass sie einen stärkeren individuellen Anreiz für die Person bieten, als das Zwangsverhalten Entlastung im Sinne negativer Verstärkung bietet.

Ein Grundmodell des ACT-Ansatzes, das für die Arbeit an mehr psychischer Flexibilität gemeinsam mit den Patientinnen und Patienten gut zur Orientierung dienen kann, stellt das so genannte »Hexaflex« dar (vgl. Hayes et al. 2014). Sechs Kernprozesse oder -kompetenzen, die psychische Flexibilität im Umgang mit verschiedensten Situationen befördern, sind in einem Hexagon dargestellt und wechselseitig miteinander verbunden (▶ Abb. 18.1; ▶ Tab. 18.1). Anhand dieses Modells lässt sich beispielsweise genauer in Augenschein nehmen, an welchen Stellen eine Person besonders häufig »feststeckt«, d. h. psychische Flexibilität fehlt. Und im Hexaflex lassen sich Ansatzpunkte für psychotherapeutisch begleitete Veränderungen definieren.

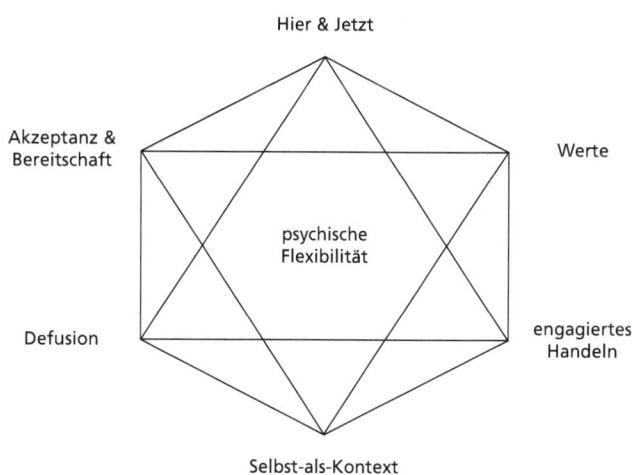

Abb. 18.1: Das Hexaflex-Modell (modifiziert nach Hayes et al. 2014)

Tab. 18.1: Die sechs Kernprozesse der ACT im Hexaflex-Modell

Hier & Jetzt	Menschen verfangen sich häufig im Nachdenken über die Vergangenheit oder die Zukunft. Der Kernprozess des *Hier & Jetzt* bezieht sich daher auf die Fähigkeit zur bewussten Wahrnehmung des gegenwärtigen Moments in allen Facetten.
Akzeptanz & Bereitschaft	Alle Menschen neigen dazu, unangenehme Gedanken, Gefühle und Empfindungen zu vermeiden (so genannte Erlebnisvermeidung), auch wenn sie dies daran hindert, etwas zu tun, was ihnen im Leben wichtig ist. Die Fähigkeit zur *Akzeptanz & Bereitschaft* meint daher, sich darin zu üben, alle sensorischen und inneren Ereignisse (Gedanken, Gefühle, Empfindungen, Erinnerungen, Impulse etc.) bereitwillig anzunehmen und nicht verändern zu wollen.
Defusion	Menschen erscheinen Gedanken oder auch andere innere Ereignisse manchmal so, als seien sie gleichbedeutend mit der Realität. Die Fähigkeit zur *Defusion* ermöglicht es, den Umgang mit inneren Ereignissen zu verändern, bspw. einen gewissen Abstand dazu zu gewinnen.
Selbst-als-Kontext	Menschen erleben Belastungen auch dadurch, dass sie sich durch eine bestimmte Sicht auf sich selbst definieren. Der Kernprozess *Selbst-als-Kontext* meint daher, die Perspektiven auf das eigene Selbst zu erweitern bzw. flexibel wechseln zu können, bspw. ein beobachtendes Selbst zu kultivieren.
Werte & Sinn	Manchmal geht uns die Orientierung im Leben verloren. Oder wir verfolgen Ziele, ohne genau zu wissen, wofür. Die Arbeit am Kernprozess *Werte & Sinn* fördert daher den Kontakt zu dem, was uns im Leben wirklich und ganz persönlich etwas bedeutet, und dient als Basis für wertegeleitetes Handeln.
Engagiertes Handeln	Menschen erleben ihr Verhalten manchmal als nicht hilfreich oder sie stecken in Passivität fest. *Engagiertes Handeln* meint, konkrete Verhaltensweisen umzusetzen, die uns in Richtung unserer persönlichen Werte weiterbringen.

18.3 Wissenschaftliche Fundierung der Akzeptanz- und Commitment-Therapie

Da die ACT neben der Modifikation von Verhalten und Kognitionen auch die gezielte Arbeit an emotionalen und motivationalen Prozessen in die Behandlung einbezieht, wird die ACT zumeist der so genannten »dritten Welle« der Verhaltenstherapie zugerechnet. Entsprechend baut die ACT auf Entwicklungen der KVT auf und ist trotz einiger Unterschiede (▶ Kap. 18.1) mit ihren Methoden integrierbar. Auch besteht eine gewisse Nähe zu anderen Verfahren der dritten Welle, die auf ähnliche Konzepte, wie z. B. das der Achtsamkeit, zurückgreifen (z. B. Dialektisch-Behaviorale Therapie; Linehan 1993).

Die ACT wurde auf Basis von jahrzehntelanger Forschung in den Verhaltenswissenschaften von Steven Hayes und anderen Kolleginnen und Kollegen (Hayes et al. 1999) entwickelt. Sie gilt als eine der am stärksten evidenzbasierten Therapieformen der dritten Welle (Hayes et al. 2005). Seit 1986 sind mehr als 800 randomisiert kontrollierte Studien zu ACT bei verschiedenen Populationen und in verschiedenen Anwendungsformen durchgeführt worden (vgl. Association for Contextual Behavioral Science 2020a). Zahlreiche systematische Reviews und Metaanalysen unterstreichen die gute, wissenschaftlich belegte Wirksamkeit in einem breiten Anwendungsgebiet (z. B. Gloster et al. 2020). Auch für die Behandlung von Angst- und Zwangserkrankungen liegen qualitativ hochwertige Studien vor (z. B. Twohig et al. 2010; 2018). Bluett et al. (2014) konnten zudem in einem Review zeigen, dass die Therapieeffekte von ACT bei der Behandlung von Betroffenen mit Angsterkrankungen vergleichbar mit den Effekten einer manualisierten KVT sind. Aufgrund der Unterschiede im Ansatz (vgl. Twohig et al. 2015) und des transdiagnostischen Charakters der ACT stellt sie insbesondere für Patientinnen und Patienten eine valide Therapieoption dar, die auf eine KVT-Behandlung unzureichend ansprechen bzw. bei denen komorbide Störungen vorliegen.

Über diese Evidenz zu ACT als angewandtem Therapieansatz und dessen Wirksamkeit hinaus steht die ACT auf den starken Schultern solider Grundlagenwissenschaften. Zu nennen sind hier vorallem die kontextuellen Verhaltenswissenschaften mit der so genannte Bezugsrahmentheorie (siehe z. B. Association for Contextual Behavioral Science 2020b; Zettle et al. 2016) und der so genannte funktionale Kontextualismus als philosophische Basis (siehe z. B. Gifford und Hayes 1999).

18.4 Praktische Umsetzung der Akzeptanz- und Commitment-Therapie bei Menschen mit Zwangsstörungen

18.4.1 Unterschiede im Vorgehen in der ACT im Vergleich zur KVT

Während ein Großteil der Methoden aus der KVT gut mit dem Vorgehen in der ACT vereinbar sind, finden sich auch einige wesentliche Unterschiede. Die klassische KVT fokussiert bei Zwangsstörungen vor allem auf die Angstreduktion durch Habituation in Expositionen. Zudem strebt sie die Überprüfung und Modifikation von »dysfunktionalen Kognitionen« an (Benito und Walther 2015). Demgegenüber betont die ACT die Wichtigkeit psychischer Flexibilität im Umgang mit innerem Erleben (Änderung des Umgangs mit statt Disputation des Inhalts; vgl. *Defusion* und *Selbst-als-Kontext*) und fördert die Bereitschaft und Akzeptanz für das Erleben von Angst und anderen aversiven Zuständen (Akzeptanz statt Habituation; vgl. *Akzeptanz & Bereitschaft, Hier & Jetzt*), letztlich um engagiertes Handeln für die individuellen Wichtigkeiten im Leben zu ermöglichen (werteorientiertes Leben statt Angstabbau; vgl. *Werte & Sinn, Engagiertes Handeln*) (Arch et al. 2015; Twohig et al. 2015; 2018).

18.4.2 Grundhaltungen und -fertigkeiten der Therapeutin oder des Therapeuten in der Arbeit nach der ACT

Wie bereits ausgeführt, ist die ACT ein erfahrungs- und handlungsorientiertes Verfahren. Der Ansatz der ACT betont zudem, dass die relevanten psychologischen Mechanismen für alle Menschen grundsätzlich gleichermaßen gültig sind (▶ Kap. 18.2). Daher ist für die Arbeit mit der ACT auch besonders bedeutsam, dass die Therapeutin oder der Therapeut die zugehörigen Haltungen und Fähigkeiten auch auf sich selbst und den therapeutischen Kontext anwendet. Hierzu zählt es auch, in der Behandlungsplanung weniger einem strikten Therapiemanual zu folgen, sondern auf der Basis einer ACT-orientierten Grundhaltung die Förderung der ACT-Kompetenzen im therapeutischen Prozess und die zugehörigen Interventionen flexibel an die individuellen Erfordernisse anzupassen. Gleichsam bietet dies die Chance, die Therapiesituation gemeinsam als Erfahrungsraum zu nutzen und Lernen am Modell zu fördern. Zur Unterstützung der nötigen Flexibilität der Therapeutin bzw. des Therapeuten, d. h. um zunächst selbst präsent, offen und engagiert in der jeweiligen Therapiesituation zu sein, können Leitfragen als innere Orientierung für die Therapeutin oder den Therapeuten dienen, z. B. »Welche Gedanken, welche Gefühle, welche Körperempfindungen tauchen bei mir auf?« (vgl. *Hier & Jetzt*) oder »Was ist mir wichtig daran, Therapeutin oder Therapeut für diese Patientin oder diesen Patienten zu sein?« (vgl. *Werte & Sinn*) (vgl. Romanczuk-Seiferth 2021)

18.4.3 Grundlegendes Therapierational nach der ACT vermitteln

Betroffene von Zwangsstörungen möchten das Auftreten von Zwangsgedanken, -impulsen oder -handlungen und die damit verbundenen unangenehmen Gefühle, wenn irgendwie möglich, vermeiden. Sie richten daher ihr Verhalten darauf aus, aversives inneres Erleben zu bekämpfen – z. B. durch den Versuch, Gedanken zu unterdrücken – oder unangenehme Zustände zu vermeiden – z. B. durch das Nichtaufsuchen bestimmter Situationen. Diese Art Kontrollversuche sind in der Regel kurzfristig im Sinne einer Entlastung erfolgreich (vgl. negative Verstärkung), mittel- und langfristig aber sehr kräftezehrend, sie schränken die Lebensführung der Person zunehmend ein und befördern eine Ausweitung der Problematik in alle Lebensbereiche. So können die verzweifelten Versuche, das eigene Erleben zu kontrollieren, zum eigentlichen Problem werden und (zusätzliches) psychisches Leiden hervorrufen, aufrechterhalten und sogar intensivieren. Eine starke Tendenz zur Erlebnisvermeidung und damit verbundene, wenig hilfreiche Kontrollversuche lassen Menschen mit einer Zwangsstörung daher in ihrer Situation längerfristig feststecken. Hierzu eine kleine Metapher, die sich auch gut in der Erarbeitung des Therapierationals mit Patientinnen und Patienten nutzen lässt (vgl. »Löwenbaby«-Metapher, modifiziert nach Wengenroth 2017, S. 30).

> **»Monsterbaby«-Metapher**
>
> Therapeutin/Therapeut: »Stellen Sie sich vor, Sie finden irgendwann durch Zufall ein kleines, niedliches Monsterbaby. Anfangs tut Ihnen das kleine Monsterchen vielleicht leid. Aber es bereitet Ihnen auch ein wenig Sorge, wie es reagiert, wenn Sie ihm nichts von dem Brot abgeben, dass Sie dabeihaben. Also lassen Sie es mitessen und sie beide sind zufrieden. Nun kommt das Monsterlein seitdem immer wieder bei Ihnen vorbei und Sie füttern es aus Ihren Vorräten, denn das Monsterlein ist inzwischen schon ganz schön groß und stark geworden und Sie haben Angst, was passiert, wenn Sie das nicht mehr tun. Inzwischen haben Sie sich im Alltag auf den Hunger des Monsters eingestellt und haben lieber immer etwas zu essen für das hungrige und furchteinflößende MONSTER dabei. ... Kommt Ihnen diese Geschichte bekannt vor? Gibt es einen Gedanken oder ein Gefühl, einen Impuls oder eine körperliche Empfindung, die Sie ›füttern‹, damit sie Sie in Ruhe lässt? Und die immer wiederkommt, möglicherweise stärker und aufdringlicher als zuvor?«

Aus Perspektive der ACT geht es daher in der Therapie darum, mit dem bisherigen Umgang mit unangenehmen Zuständen (»*das Monster füttern*«) zu brechen und einen neuen Weg hin zu mehr psychischer Flexibilität aufzubauen (vgl. Hexaflex; ▶ Abb. 18.1; ▶ Tab. 18.1.).

18.4.4 Psychische Flexibilität in der Therapie von Menschen mit Zwangsstörungen fördern

Die Gestaltung der psychotherapeutischen Arbeit nach den Prinzipien der ACT passt sich idealerweise an die Erfordernisse des jeweiligen Settings und die Bedürfnisse der Patientin, des Patienten oder der jeweiligen Gruppe an. Die hier dargestellten Methoden sind daher nur beispielhaft und als Anregungen zu sehen, die entsprechend für den jeweiligen Kontext auszuwählen und ggf. zu modifizieren sind.

Präsenz im Hier & Jetzt und Perspektivwechsel unterstützen

Es ist wohlbekannt, dass Mechanismen der klassischen Konditionierung bei Zwangsstörungen dazu beitragen, dass bestimmte Schlüsselreize oder -zustände, Intrusionen, Zwangsgedanken und zwanghaftes Verhalten im Sinne einer konditionierten Reaktion miteinander verbunden sind. Beim Vollbild der Erkrankung treten Zwänge daher als automatisierte Kettenreaktion auf. Dies erklärt auch, warum die Betroffenen sich der Irrationalität des Verhaltens durchaus bewusst sein können und es ihnen dennoch schwerfällt, diese Automatismen zu durchbrechen. Oft sind Betroffene auch nach einem gewissen Grad an Psychoedukation hin- und hergerissen zwischen einem kognitiven Verständnis und dem starken emotionalen Druck, Zustände voller Angst und Verunsicherung durch die Ausführung der Zwänge zu beenden. Ein wichtiges Ziel in einer Behandlung nach der ACT ist es daher, den Betroffenen Kompetenzen an die Hand zu geben, die die bewusste Wahrnehmung innerer Vorgänge fördern und so zur Ent-Automatisierung beitragen. In der ACT sind dies vorallem die Kernprozesse, die die Fähigkeit zur Gegenwärtigkeit (*Hier & Jetzt*) erhöhen und die eine Beobachter-Perspektive auf das eigene Erleben und das Selbst (*Selbst-als-Kontext*) erlauben.

Die Fähigkeit zur Gegenwärtigkeit lässt sich mit formellen wie informellen Übungen zur bewussten achtsamen Wahrnehmung des *Hier & Jetzt* anleiten, die ACT bietet hierzu viele Anregungen, ebenso wie andere achtsamkeitsorientierte Literatur (z. B. Schug 2016; Wengenroth 2017). In der Behandlung von Zwangsstörungen können diese Kompetenzen insbesondere dann nützlich sein, wenn die Betroffenen häufig z. B. durch das gedankliche Rekapitulieren vergangener Situationen den Kontakt zum Erleben im gegenwärtigen Moment verlieren.

Um zudem die Fähigkeit zu stärken, das eigene Erleben nicht nur aus diesem Erleben heraus, sondern auch aus einer Art Beobachter-Perspektive zu betrachten, dienen in der ACT Übungen zum Kernprozess *Selbst-als-Kontext*. Geübt wird ein flexibler Wechsel der Perspektive auf das eigene Selbst, beispielsweise anhand der »Theater«-Metapher (vgl. Harris 2011, S. 286).

»Theater«-Metapher

Therapeutin/Therapeut: »Stellen Sie sich ein Theater vor. Dort ist eine Bühne und auf dieser Bühne läuft ein Theaterstück. Es treten unterschiedliche Charaktere auf, sie kommen und gehen, manchmal ist viel los, manchmal wird es ruhiger, manchmal wechselt das Bühnenbild. Das Theaterstück läuft ununterbrochen weiter. Das Theaterstück auf der Bühne handelt auch von Ihren Zwängen. Manchmal treten Zwangsgedanken auf die Bühne, manchmal Ängste, manchmal Sorgen, manchmal Anspannung. All das, was in Ihnen passiert, passiert auf der Bühne in diesem Theater und ein Teil Ihres Selbst ist mittendrin mit auf der Bühne im Theaterstück und erlebt das alles hautnah. Ein anderer Teil Ihres Selbst kann sich auch in den Zuschauerraum setzen und von dort das Theaterstück betrachten. Sehen wie manche Charaktere immer wieder auftreten – bekannte Gesichter, oder auch andere Akteure in dem Theaterstück neugierig entdecken. Dieser Teil kann den Blickwinkel wechseln, mal aus der ersten Reihe genau hinschauen, mal den Überblick von weiter hinten im Theater genießen. Oder vielleicht bedient dieser Teil auch manchmal das Beleuchtungspult und wirft einen Scheinwerfer auf diese oder jene Ecke auf der Bühne. Dieser Teil Ihres Selbst ist immer dort im Zuschauerraum, egal welche Szene gerade gespielt wird, kennt das gesamte Stück und alle Charaktere darin und kann alles auf der Bühne fortwährend beobachten. Und dann ist da noch das Theater, indem all dieses stattfindet. Der Raum, der die Geschehnisse umgibt, der den Rahmen bildet. Und auch dies ist ein Teil Ihres Selbst.

Aber wofür ist das wichtig? Manchmal vergessen wir vor lauter Aufregung auf der Bühne, dass wir uns auch entspannt in den Zuschauerraum setzen können, unser Erleben im Inneren mehr wie ein Theaterstück beobachten können. Wir können aber mit etwas Übung lernen, verschiedene Perspektiven auf uns Selbst einzunehmen, und mehr und mehr Zugang zu dem Teil in uns finden, der beständig beobachtend ist und von dem aus wir auch schwierigen Gedanken und Gefühlen – wie die Ängste, die Ihre Zwangsgedanken auslösen – auf der inneren Bühne Raum geben können« (vgl. Harris 2011, S. 286).

Offenheit und Bereitschaft fördern

Ziel einer Behandlung nach der ACT ist es, mehr Bereitschaft und Offenheit für das Erleben unterschiedlichster innerer Ereignisse (Gedanken, Gefühle, Körperempfindungen usw.) zu bewirken und Menschen einen flexibleren Umgang damit zu ermöglichen, damit sie ihr Leben nach ihren Vorstellungen gestalten können. Es ist hier also nicht vorrangig das Ziel, Leiden dadurch zu reduzieren, dass versucht wird, unangenehmes Erleben zu beseitigen (vgl. ▶ Kap. 18.2). Und auch nicht, Zwänge und ihre Inhalte wie in der KVT kritisch zu disputieren (vgl. ▶ Kap. 18.4.1). Aus einer ACT-Haltung heraus ist es hilfreich, den Fokus mehr darauf zu lenken, ob der zwanghafte Gedanke oder das Verhalten eine Person zu den eigenen Zielen in einem werteorientierten Leben hinführt oder dem im Weg steht (vgl. ▶ Abschnitt: Engagiert nach eigenen Werten handeln). Hierzu ist es oftmals nötig, zunächst die Beziehung zu den zwanghaften Gedanken und assoziierten Gefühlen und Empfindungen zu verändern. Es wird geübt, sich von eigenen Gedanken und Gefühlen zu »entschmelzen« und in eine gewisse Distanz zu kommen, d. h. zu *defusionieren*. Defusionstechniken dienen also einer Veränderung im Verhältnis zu den Zwängen bzw. im Umgang damit, nicht, um die sich aufdrängenden Inhalte zu beenden, sondern um neuen Entscheidungs- und Handlungsspielraum für die Person zu schaffen.

> **»Monster-Mixtape«**
>
> Lassen Sie Ihre Patientin oder Ihren Patienten gemeinsam mit Ihnen alle typischen Gedanken benennen oder aufschreiben, die sie oder er der Zwangsstörung zuordnet. Sie oder er soll sich dann eine Hitliste für ein »Monster-Mixtape«, also eine persönlich zusammengestellte Audiokassette oder CD mit den Lieblingstiteln des Zwangsmonsters, zusammenstellen (… *ja, früher machte man so etwas, Lieblingstitel auf Kassette oder CD zusammenstellen und verschenken oder selber hören* …). Vielleicht lassen Sie die Patientin oder den Patienten auch das Cover für das Monster-Mixtape gestalten? Vielleicht nehmen Sie das Monster-Mixtape auch gemeinsam auf, also sprechen die Hits ein (… *das geht übrigens heute ganz bequem mit dem Smartphone* …) und probieren dabei verschiedene Lautstärken, Tonhöhen, Stimmen, Geschwindigkeiten aus.

In der ACT geht es auch immer wieder darum, erlebnisorientiert zu neuen Herangehensweisen an das Problem einzuladen. Ziel ist es, die bisherigen erfolglosen Versuche, das innere Erleben zu kontrollieren, aufzugeben. Und mehr Offenheit und Bereitschaft dafür zu erwirken, wieder mehr und mehr zu erleben, was die Patientin oder der Patient zuletzt mit viel Mühe vermieden hat. Dafür kann es notwendig sein, zunächst den bisherigen Kampf und die Anstrengung im Leben mit der Zwangsstörung zu veranschaulichen, zu würdigen und gemeinsam mit neuen Herangehensweisen zu experimentieren. Metaphorisch lässt sich hier schön an das Bild des Zwangsmonsters anknüpfen (vgl. »Monsterbaby«-Metapher, ▶ Kap. 18.4.2).

> **»Tauziehen mit dem Monster«**
>
> Stellen Sie sich mit Ihrer Patientin oder Ihrem Patienten im Raum auf, jeder hält ein Ende von einem Seil/Tau in der Hand. Sagen Sie etwas wie: »Stellen Sie sich vor, ich bin Ihr Zwang. Ich bin das Monster, dass Sie nicht mehr loswerden. Und zwischen uns ist eine tiefe Schlucht, in die ich Sie zu ziehen versuche.« Beginnen Sie am Tau zu ziehen wie bei einem Tauziehen zwischen zwei Personen. Explorieren Sie die körperlichen Empfindungen der Patientin oder des Patienten dabei (Atmung, Hände, Arme und Beine o. ä.) ebenso wie aufkommende Gedanken und Gefühle. Lassen Sie die Patientin oder den Patienten in der Situation experimentieren und fokussieren Sie gemeinsam auf unterschiedliche Beobachtungen. Was kann ich tun? Was will ich ausprobieren? Welche Impulse habe ich? Was passiert, wenn ich dies oder jenes tue? Wie fühlt sich ein Ziehen an? Wie ein Loslassen? Was kann ich während des Tauziehens tun, was nicht? Usw.
>
> Explorieren Sie im Nachgang die Parallelen zum eigenen »Tauziehen mit dem Monster« im Kampf mit der Zwangsstörung. Wofür steht was bei mir? Was habe ich bisher ausprobiert? Mit welchem Ergebnis? Usw.

Engagiert nach den eigenen Werten handeln

Ein wichtiger Mechanismus in der Entstehung und Aufrechterhaltung von Zwangsstörungen ist die negative Verstärkung des zwanghaften Verhaltens durch die Vermeidung aversiver Gefühlszustände. Das bedeutet auch, solange der Effekt der Entlastung durch das Neutralisierungsverhalten größer ist als der Verlust, der dadurch empfunden wird, wird dieses Verhalten weiter fortgeführt werden. In der Arbeit mit Menschen mit Zwangserkrankungen nach der ACT stellt daher die Erarbeitung individueller Werte (»Was ist mir wichtig im Leben?«; *Werte & Sinn*), die Ableitung von Zielen und die Umsetzung in konkrete Handlungen (*Engagiertes Handeln*) einen wichtigen Baustein dar. Hier können ACT-eigene Interventionen durch Anregungen aus anderen Quellen zur Wertearbeit (z. B. Kirschenbaum 2014) bzw. durch handlungsorientierte KVT-Techniken ergänzt werden.

18.4.5 Die besonderen Herausforderungen und Stolperfallen in der Behandlung von Menschen mit Zwangsstörungen

Es gibt Menschen mit Zwangsstörungen, die in Behandlung kommen und beschreiben, dass sie schon alle möglichen Formen der Expositionen mit Reaktionsverhinderung durchgeführt haben und diese womöglich auch immer erst einmal gut geholfen haben. Bis die Zwänge dann in einem anderen Bereich des Lebens wiederaufgetaucht sind und die Betroffene oder der Betroffene von vorne begonnen haben, sich den entsprechenden Trigger-Situationen in Expositionen auszusetzen. Was wenn Betroffene geradezu zwanghaft Expositionstrainings durchführen und es ihnen dennoch dauerhaft nicht hilft? Häufig ist in diesen Situationen ein Problem, dass die Betroffenen sich zwar einer relevanten Situation aussetzen, jedoch nicht wirklich bei dem inneren Erleben in der Situation bleiben und dieses offen und bereit erfahren. Die Expositionen selbst werden zu einer Art Kontrollstrategie. In diesem Fall ist es lohnenswert, danach Ausschau zu halten, was die Patientin oder der Patient an Erwartungen an die Expositionen hat und ob sich dahinter eine vermeidende, nicht-akzeptierende, gegen das Erleben ankämpfende Haltung verbirgt. Spielt es eine Rolle, dass die Zwänge weggehen sollen? Soll die Angst, Furcht, Panik oder ein anderes Gefühl runtergehen? Soll irgendeine quälende Frage gelöst werden? Gilt das Motto »Augen zu und durch«? Patientinnen und Patienten lassen sich dann z. B. dadurch unterstützen, dass die Therapeutin oder der Therapeut sie oder ihn genau nach der Haltung gegenüber den Expositionen befragt und das Expositionsrational im Sinn der ACT nochmal aufgreift. Finden sich Anteile davon, die Expositionen »hinter sich bringen zu wollen«, sollten sie pausiert werden. Auch ist es wichtig, die Expositionen immer wieder als Handlungen in den Diensten der persönlichen Wichtigkeiten (Werte und Ziele) im Leben einzuordnen (»Was soll wieder möglich werden, was mir wichtig ist?«) und ggf. den Ort, Zeitpunkt o. ä. zu variieren. Es kann auch sehr hilfreich sein, einzuführen, bei Expositionen immer auch das Maß an Bereitschaft und Offenheit gegenüber allem inneren Erleben einzuschätzen als einen Marker, der den momentanen Grad an Einlassung auf die Situation monitort.

18.5 Zusammenfassung

Die ACT stellt einen transdiagnostischen, erfahrungs- und handlungsorientierten Therapieansatz der dritten Welle der Verhaltenstherapie dar. Die ACT verfolgt den Ansatz, die Patientinnen und Patienten dabei zu unterstützen, ihre psychische Flexibilität zu erweitern und ihre Handlungsfähigkeit mit Blick auf ihre persönlichen Werte im Leben zu stärken. Auch wenn sie – wie alle Menschen – immer wieder mit belastenden Gedanken, Gefühlen oder Körperempfindungen konfrontiert sind. Daher steht die Förderung von Akzeptanz- und Achtsamkeitsprozessen, Werteorientierung sowie Verhaltensänderungsprozessen im Zentrum der ACT. Das sog. »Hexaflex« mit den sechs Kernprozessen *Hier & Jetzt, Akzeptanz & Bereitschaft, Defusion, Selbst-als-Kontext, Werte & Sinn* und *Engagiertes Handeln* ist dabei ein zentrales Modell psychischer Flexibilität in der ACT. Wissenschaftliche Studien belegen die gute Wirksamkeit der ACT für eine Bandbreite an Zielgruppen und Settings einschließlich der Anwendung der ACT bei Menschen mit Zwangsstörungen. Sie lässt sich sehr hilfreich in der psychotherapeutischen Behandlung von Zwangsstörungen einsetzen und bietet eine mögliche Alternative bzw. Ergänzung zu klassischen Behandlungsansätzen.

Literatur

Arbeitsgemeinschaft der Wissenschaftlichen Medizinischen Fachgesellschaften e. V. (AWMF) (2013) S3-Leitlinie Zwangsstörungen (https://www.awmf.org/leitlinien/detail/ll/038-017.html, Zugriff am 20.10.2021).

Arch JJ, Twohig MP, Deacon BJ, Landy LN, Bluett EJ (2015) The credibility of exposure therapy: Does the theoretical rationale matter? Behav Res Ther 72: 81–92.

Association for Contextual Behavioral Science (2020a) ACT Randomized Controlled Trials since 1986 (https://contextualscience.org/ACT_Randomized_Controlled_Trials, Zugriff am 20.10.2021).

Association for Contextual Behavioral Science (2020b) What is RFT? (https://contextualscience.org/what_is_rft, Zugriff am 20.10.2021).

Benito KG, Walther M (2015) Therapeutic process during exposure: Habituation model. J Obsessive Compuls Relat Disord 6: 147–157.

Benoy C, Bader K, Schumann I (2015) Akzeptanz- und Commitment-Therapie: Ein transdiagnostischer Ansatz. PSYCH up2date 9: 237–255.

Bluett EJ, Homan KJ, Morrison KL, Levin ME, Twohig MP (2014) Acceptance and commitment therapy for anxiety and OCD spectrum disorders: An empirical review. J Anxiety Disord 28: 612–624.

Gifford EV, Hayes SC (1999) Functional contextualism: A pragmatic philosophy for behavioral science. In: O'Donohue W, Kitchener R (Eds.) Handbook of behaviorism. San Diego: Academic Press. S. 285–327.

Gloster AT, Walder N, Levin M, Twohig M, Karekla M (2020) The empirical status of Acceptance and Commitment Therapy: A review of meta-analyses. J Contextual Behav Sci 18: 181–192.

Harris R (2011) ACT leicht gemacht. Ein grundlegender Leitfaden für die Praxis der Akzeptanz- und Commitment-Therapie. 2. Aufl. Freiburg: Arbor.

Harris R (2020) ACT leicht gemacht: Der Leitfaden für die Praxis der Akzeptanz- und Commitment-Therapie. Erweiterte und überarbeitete Neuausgabe. Freiburg: Arbor.

Hayes SC, Masuda A, Bissett R et al. (2005) DBT, FAP, and ACT: How empirically oriented are the new behavior therapy technologies? Behav Ther 35(1): 35–54.

Hayes SC, Masuda A, De Mey H (2003) Acceptance and Commitment Therapy and the third wave of behavior therapy. Gedragstherapie (Dutch J Behav Ther) 2: 69–96.

Hayes SC, Strosahl K, Wilson KG (1999) Acceptance and Commitment Therapy: An experiential approach to behavior change. New York: Guilford Press.

Hayes SC (mit Smith S) (2009) In Abstand zur inneren Wortmaschine. Tübingen: dgvt.

Hayes SC, Strosahl KD, Wilson KG (2014) Akzeptanz und Commitmenttherapie. Paderborn: Junfermann.

Kirschenbaum H (2014) Werte klären in Psychotherapie und Beratung. Weinheim, Basel: Beltz.

Linehan MM (1993) Cognitive-behavioral treatment of borderline personality disorder. New York: Guilford Press.

Luoma J, Hayes SC, Walser RD (2009) ACT-Training. Paderborn: Junfermann.

Mazza MT (2020) The ACT Workbook for OCD: Mindfulness, Acceptance, and Exposure Skills to Live Well with Obsessive-Compulsive Disorder. Okaland: New Harbinger Publications.

Ona (2019) The ACT Workbook for Teens with OCD: Unhook Yourself and Live Life to the Full. London: Jessica Kingsley Publishers.

Ona (2020). Living Beyond Ocd Using Acceptance and Commitment Therapy: A Workbook for Adults. London: Routledge.

Radkovsky A, Berking M (2012) Kognitive Verhaltenstherapie. In: Berking M, Rief W (Hrsg.) Klinische Psychologie und Psychotherapie für Bachelor. Springer-Lehrbuch, Vol 5024. Berlin, Heidelberg: Springer.

Romanczuk-Seiferth N (2021) Die Arbeit mit ACT in der Supervision von klinischen Teams. In: Romanczuk-Seiferth N, Burian R, Diefenbacher A (Hrsg.) ACT in Klinik und Tagesklinik – Arbeiten mit der Akzeptanz- und Commitment-Therapie in multiprofessionellen Teams. Stuttgart: Kohlhammer. S. 205–232.

Schug S (2016) Therapie-Tools Achtsamkeit: Materialien für Gruppen- und Einzelsetting. Weinheim: Beltz.

Segal ZV, Williams JMG, Teasdale JD (2001) Mindfulness-Based Cognitive Therapy for Depression: A New Approach to Preventing Relapse. New York: Guilford Press.

Twohig MP, Abramowitz JS, Bluett EJ, Fabricant LE, Jacoby RJ, Morrison KL, Reuman L, Smith BM (2015) Exposure therapy for OCD from an acceptance and commitment therapy (ACT) framework. J Obsessive Compuls Relat Disord 6: 167–173.

Twohig MP, Abramowitz JS, Smith BM, Fabricant LE, Jacoby RJ, Morrison KL, Bluett EJ, Reuman L, Blakey SM, Ledermann T (2018) Adding acceptance and commitment therapy to exposure and response prevention for obsessive-compulsive disorder: A randomized controlled trial. Behav Res Ther 108: 1–9.

Twohig MP, Hayes SC, Plumb JC, Pruitt LD, Collins AB, Hazlett-Stevens H, Woidneck MR (2010) A randomized clinical trial of acceptance and commitment therapy versus progressive relaxation training for obsessive-compulsive disorder. J Consult Clin Psychol 78: 705–716.

Wengenroth M (2016) Das Leben annehmen. Göttingen: Hogrefe.

Wengenroth M (2017) Therapie-Tools Akzeptanz- und Commitmenttherapie. Weinheim: Beltz.

Young JE, Klosko JS, Weishaar ME (2003) Schema therapy: a practitioner's guide. New York: Guilford Press.

Zettle RD, Hayes SC, Barnes-Holmes D, Biglan T (2016) The Wiley Handbook of Contextual Behavioral Science. Chichester: Wiley-Blackwell.

19 Pharmakotherapie der Zwangsstörung

Stephan T. Egger und Steffi Weidt

19.1 Einleitung

Zwangsstörungen zählen zu den am häufigsten diagnostizierten psychiatrischen Erkrankungen und gehören weltweit zu den zehn häufigsten Ursachen für eine Behinderung (Kassebaum et al. 2016). Die Ausübung der Zwänge ist für die Betroffenen sehr zeitraubend und führt zu einem großen Leidensdruck, sowie zu sozialen und beruflichen Einschränkungen. Klinisch kann zwischen Zwangsgedanken und Zwangshandlungen unterschieden werden. Es kommt häufig vor, dass Familienmitglieder sich den Zwängen und veränderten Bedürfnisse der Betroffen anpassen müssen (APA 2013).

Der Schweregrad einer Zwangsstörung wird meist mit der »Yale-Brown Obsessive Compulsive Scale« (Y-BOCS) ermittelt (Goodman et al. 1989). Die Y-BOCS wird praktisch in allen Studien angewendet. Eine Reduktion von über 35 % wird als »Full-Response« gewertet, eine Reduktion von 25–35 % als »Partial-Response« und eine Reduktion unter 25 % als »Non-Response«. Remission wird bei einem Punktewert in der Y-BOCS unter sieben definiert. Ein Rezidiv hingegen wird als ein Anstieg um fünf Punkte definiert (Goodman et al. 1989; Pallanti und Quercioli 2006). Ähnliche Kriterien können auch in der Praxis zur Überprüfung der Response angewendet werden.

Die Behandlung der Zwangsstörung kann im Groben in psychotherapeutische und psychopharmakologische Ansätze unterteilt werden. Beide sind wirksame Behandlungsmethoden, wobei eine hohe Anzahl an Patienten und Patientinnen eine nicht ausreichende Besserung trotz einer adäquaten Behandlung zeigen (Skapinakis et al. 2016a). Insgesamt zeigen psychotherapeutische Behandlungsansätze eine höhere Wirkung als die medikamentöse Behandlung. Allerdings muss dabei bemerkt werden, dass die meisten Studien zur psychotherapeutischen Behandlung die Weiterführung der Medikation erlaubt, was einen direkten Vergleich erschwert (Skapinakis et al. 2016a, b).

19.2 Auswahl der Medikation

Bei der medikamentösen Behandlung von Zwangsstörungen haben sich bisher ausschließlich serotonerge Medikamente als wirksam erwiesen. Das erste Medikament, das für die Behandlung zugelassen wurde, ist das Clomipramin, das ein trizyklisches Antidepressivum mit einer hohen Wirkung auf die Serotonin-Wiederaufnahme ist. Andere Trizyklika hingegen haben sich als nicht wirksam erwiesen. Selektive Serotonin-Wiederaufnahmehemmer (SSRI) haben sich als wirksame Medikamente für die Behandlung von Zwangsstörungen etabliert (Soomro et al. 2008; Fineberg et al. 2012; Katzman et al. 2014; Skapinakis et al. 2016a). Medikamente mit anderen Wirkmechanismen haben kaum eine Wirkung auf Zwangsstörungen gezeigt. Einige dieser Medikamente spielen allerdings eine Rolle als Augmentation im Falle einer Therapieresistenz.

Die zur Auswahl stehenden Medikamente gehören allesamt zur Gruppe der SSRIs (Citalopram, Escitalopram, Fluoxetin, Fluvoxamin, Paroxetin und Sertralin), sowie Trizyklika (Clomipramin). Bezüglich der Wirkung bestehen zwischen den verschiedenen SSRIs keine nennenswerten Unterschiede, weswegen diese insgesamt als gleichwertig gelten (Skapinakis et al. 2016a), dennoch ist deren Zulassung zur Behandlung von Zwangsstörung nicht in allen Ländern gleich (▶ Tab. 19.1 und ▶ Tab. 19.2). Für das Clomipramin wird hingegen eine stärkere Wirkung postuliert, obwohl sie nicht eindeutig nachgewiesen ist (Skapinakis et al. 2016). Die Nebenwirkungsrate hingegen ist bei Clomipramin höher als bei den SSRIs, weswegen es nicht als ein Medikament der ersten Behandlungslinie gesehen wird (Skapinakis et al. 2016).

Citalopram

Auch wenn die Datenlage limitiert ist, zeigen Placebo kontrollierte Studien eine signifikante Besserung der von der Y-BOCS erfassten Zwangssymptomatik unter Citalopram (Montgomery et al. 2001). Bei Studien mit einer aktiven Kontrollsubstanz (Fluvoxamin, Paroxetin) zeigte Citalopram eine vergleichbare Wirkung, bei einem tendenziell besseren Nebenwirkungsprofil. Citalopram ist in Dosierungen zwischen 20 bis 60 mg/d wirksam. In einzelnen Beobachtungs- und Fallstudien wurde die Dosis bis auf 80 mg/d erhöht (Pampaloni et al. 2010). Dabei kam es einer verbesserten Response bzw. Remission der Zwangssymptome ohne Zunahme der Nebenwirkungen.

Escitalopram

In Vergleichsstudien gegenüber einer aktiven Kontrollsubstanz (Paroxetin) und Placebo zeigte Escitalopram insgesamt eine ausreichende Wirkung. Sowohl Escitalopram als auch Paroxetin waren der Placebogruppe überlegen. Dabei konnte bei Escitalopram eine Dosis-Wirkungsbeziehung festgestellt werden, wobei höhere Dosierungen einen schnelleren Wirkeintritt und stärkere Effekte als niedrigere

Tab. 19.1: Rezeptoren-Profile der zugelassenen Medikamente zur Behandlung von Zwangsstörungen (modifiziert nach Benkert und Hippius 2020); a) Zulassung USA (FDA), b) Zulassung EU, c) Zulassung CH

	5-HAT-1	NA-1	DA-1	MAOH	mACh	H1	5-HT2	DA	Alpha 1	Alpha 2
Citalopram[c]	+++	+/-	0	0	0	+	0	0	+/-	0
Escitalopram[b, c]	+++	+/-	0	0	0	+/-	0	0	+/-	0
Fluoxetin[a, b]	+++	+/-	+/-	0	+/-	+/-	+	+/-	+/-	0
Fluvoxamin[a, b, c]	+++	+/-	0	0	0	0	0	+/-	+/-	0
Paroxetin[a, b, c]	+++	+/-	+/-	0	+	0	0	+	+/-	0
Sertralin[a, b, c]	+++	+/-	+	0	+/-	0	0	+	0	0
Clomipramin[a, b, c]	+++	++	+/-	0	++	+	+	+/-	++	0

Tab. 19.2: Dosierungen, Plasmaspiegel und metabolische Eigenschaften der zur Behandlung von Zwangsstörungen zugelassenen Medikamente (modifiziert nach Hiemke et al. 2018)* = inkl. Metabolit. a) Zulassung USA (FDA), b) Zulassung EU, c) Zulassung CH
* Bei Zwangserkrankungen ist die höchstzugelassene Dosis anzustreben. Die leitliniengerechte Behandlung bewegt sich oft außerhalb der Zulassungsbereiche der Medikamente (»off-label« Dosis)

	zugelassene Dosis*	»off-label« Dosis	Halbwertszeit	Plasmaspiegel	Labor Warnwert	Wechselwirkungen
Citalopram[c]	20–40 mg/d	bis 80 mg/d	38–48 Std.	50–110 ng/ml	220 ng/ml	**CYP2C19**, CYP2D6, CYP3A4, P-gp (ABCB1)
Escitalopram[b, c]	10–20 mg/d	bis 40 mg/d	27–32 Std.	15–80 ng/ml	160 ng/ml	**CYP2C19**, CYP2D6, CYP3A4, P-gp (ABCB1)
Fluoxetin[a, b]	20–60 mg/d	bis 80 mg/d	4–16 Tage*	120–500 ng/ml*	1.000 ng/ml	CYP2B6, **CYP2C9, CYP2C19, CYP2D6**, P-gp (ABCB1)
Fluvoxamin[a, b, c]	50–150 mg/d	bis 300 mg/d	21–43 Std.	60–230 ng/ml	500 ng/ml	**CYP2D6, CYP1A2**, P-gp (ABCB1)
Paroxetin[a, b, c]	20–50 mg/d	bis 60 mg/d	12–44 Std.	20–65 ng/ml	120 ng/ml	**CYP2D6**, CYP3A4, P-gp (ABCB1)
Sertralin[a, b, c]	50–200 mg/d	bis 400 mg/d	22–36 Std.	10–150 ng/ml	300 ng/ml	**CYP2B6, CYP2C19**, CYP2C9, CYP2D6, CYP3A4, UGT1A1, P-gp (ABCB1)
Clomipramin[a, b, c]	75–150 mg/d	bis 300 mg/d	16–60 Std. *	230–450 ng/ml*	450 ng/ml	CYP1A2, **CYP2C19, CYP2D6**, CYP3A4, UGT2B10

Dosierungen zeigten. In der Erhaltungsphase zeigte sich Escitalopram gegenüber Paroxetin überlegen (Stein et al. 2007). In Langzeitwirkungsstudien konnte ebenfalls die Überlegenheit von Escitalopram gegenüber Placebo festgestellt werden; mit einer deutlich geringeren Quote an Rezidiven und einem stabileren Anteil an Response- und Remissionsraten (Fineberg et al. 2007).

Fluoxetin

Fluoxetin ist wirksam bei Zwangsstörungen unabhängig von der Präsenz einer affektiven Symptomatik; die übliche Behandlungsdosis von Fluoxetin betrug 40–60 mg/d (Jenike et al. 1989). Die Wirkung von Fluoxetin zeigte gegenüber Placebo eine robuste Wirkung auf Zwangssymptome. Im Vergleich zu Clomipramin und Sertralin zeigte es eine vergleichbare Wirkung. Es finden sich anekdotische Berichte, in denen eine höhere Dosis verschrieben wurde, wobei die Nebenwirkungsrate nicht zugenommen habe (Skapinakis et al. 2016).

Fluvoxamin

Das Fluvoxamin ist nach Clomipramin das meist untersuchte Medikament zur Behandlung von Zwangsstörungen (Skapinakis et al. 2016). Im Vergleich zu Placebo zeigten Fluvoxamin Dosen zwischen 100–300 mg/d sehr früh in der Behandlung eine Wirkung (Price et al. 1987). Die Patienten und Patientinnen erreichten zudem teilweise eine Remission (Freeman et al. 1994). Das Fluvoxamin zeigt eine ähnliche Wirkstärke wie Clomipramin und Paroxetin, Fluoxetin und Citalopram (Mundo et al. 1997). Die Langzeitbehandlung mit Fluvoxamin ist in der Lage, Rückfälle zu verhindern, sowie die Genesung zu erhalten (Ravizza et al. 1996; Skapinakis et al. 2016).

Paroxetin

In verschiedenen direkten und Placebo kontrollierten Vergleichsstudien wurde die Wirksamkeit von Paroxetin mehrfach festgestellt und nachgewiesen. Im Vergleich zu Clomipramin zeigte es sich gleich wirksam und besser verträglich (Zohar und Judge 1996). In Langzeitstudien kam es bei Patienten und Patientinnen in der Placebogruppe viel häufiger zu einem Rezidiv. Bei Paroxetin zeigte sich eine Dosis-Wirkungs-Korrelation, wobei die Wirkung von 40–60 mg/d der von 20 mg/d deutlich überlegen war. Bei Erwachsenen mussten Dosierungen über 60 mg/d wiederholt verwendet werden, um eine ausreichende Wirkung zu erzielen (Greist et al. 1995b). Patienten und Patientinnen haben in der Regel nach drei bis vier Wochen auf die Therapie angesprochen. In Einzelfällen war eine Wirkung allerdings erst nach zehn bis zwölf Wochen erkennbar (Rasmussen et al. 1993).

Sertralin

Die Wirksamkeit von Sertralin bei Zwangsstörungen wurde in mehreren kontrollierten Akut- und Langzeitstudien nachgewiesen. Im Vergleich zu Placebo zeigte es eine robuste Wirkung auf die Zwangssymptomatik (Greist et al. 1995a; Kronig et al. 1999). Bei Studien mit einer aktiven Kontrollsubstanz zeigte Sertralin eine ähnliche Wirkung (Skapinakis et al. 2016). Es gibt Hinweise auf eine dosisabhängige Wirkung. Bei Non-Respondern wurde eine Dosiserhöhung bis 400 mg/d systematisch untersucht. Dabei konnte eine deutliche Besserung bei höheren Dosen festgestellt werden, wobei die Responsrate identisch war. Die Nebenwirkungsrate für sämtliche Dosierungen blieb identisch (Ninan et al. 2006).

Clomipramin

Clomipramin zeigte als erste Substanz eine Reduktion von Zwangssymptomen (Van Renynghe 1968). In weiteren darauffolgenden Studien zeigte das Clomipramin weiterhin eine größere Effektstärke gegenüber Placebo als die SSRIs. Dieser Unterschied war allerdings nicht signifikant. Es besteht ein Zusammenhang zwischen Dosis und Plasmaspiegel von Clomipramin und dessen Wirkung (Greist et al. 1995b). Es liegen allerdings keine Dosisfindungsstudien vor. Entsprechend kann keine Aussage bezüglich der besten wirksamen Dosierung getroffen werden. Clomipramin steht auch als intravenöses Medikament zur Verfügung. Eine stärkere oder schnellere Wirkung der intravenösen Form konnte bisher in kontrollierten Studien nicht nachgewiesen werden (Skapinakis et al. 2016).

Weitere serotonerge Medikamente

Neben den oben genannten Medikamenten wurden weitere Wirkstoffe bei der Behandlung von Zwangsstörungen in Studien systematisch erprobt. Allen voran die dual wirksamen Serotonin- und Noradrenalin-Wiederaufnahmehemmer, wie Venlafaxin und Duloxetin. In Studien zeigte Venlafaxin eine vergleichbare Wirkung wie Paroxetin und Clomipramin; Duloxetin hingegen eine ähnliche Wirkung wie Sertralin. Allerdings fehlen für beide Wirkstoffe Placebo kontrollierte Studien, weshalb die Verordnung zur Behandlung von Zwangsstörungen derzeit nicht empfohlen wird (Pizarro et al. 2014). Andere Trizyklika außer Clomipramin und Monoaminoxidase-Hemmer (MAO) zeigten bisher keine ausreichende Wirkung bei der Behandlung von Zwangsstörungen. Unter Mirtazapin kam es bisher lediglich zu einer schnelleren Wirkung, wenn es in der Kombination mit Citalopram verordnend wurde, zudem nahmen unter dieser Kombination Nebenwirkungen von Citalopram ab (Pizarro et al. 2014). Auch Agomelatin wurde in kleinen Fallstudien erfolgreich angewendet (Pizarro et al. 2014). Studien zu Vortioxetin bei Zwangsstörungen wurden bisher nicht durchgeführt (Pizarro et al. 2014).

19.3 Besonderheiten der Behandlung und Dosierung

Die medikamentöse Behandlung von Zwangsstörungen zeigt einige Besonderheiten im Vergleich zum Einsatz derselben Medikamente bei andere psychiatrischen Störungsbildern, vor allem Depression und Angststörungen. Um eine ausreichende Wirkung zu erzielen, bedarf es bei der Behandlung von Zwangsstörungen in der Regel mehr Zeit und höherer Dosen (Fineberg et al. 2012; Hohagen et al. 2014; Skapinakis et al. 2016a) (▶ Tab. 19.2).

Die Behandlungsdauer bis zum Erreichen einer ausreichenden Wirkung ist deutlich länger als in anderen Indikationbereichen. Die Behandlung sollte mindestens zwölf Wochen betragen; ab der sechsten, spätestens der achten Behandlungswoche, sollte die maximal zugelassene Dosis erreicht werden. Sollte keine ausreichende Wirkung in den kommenden Wochen erreicht werden, ist die Er-

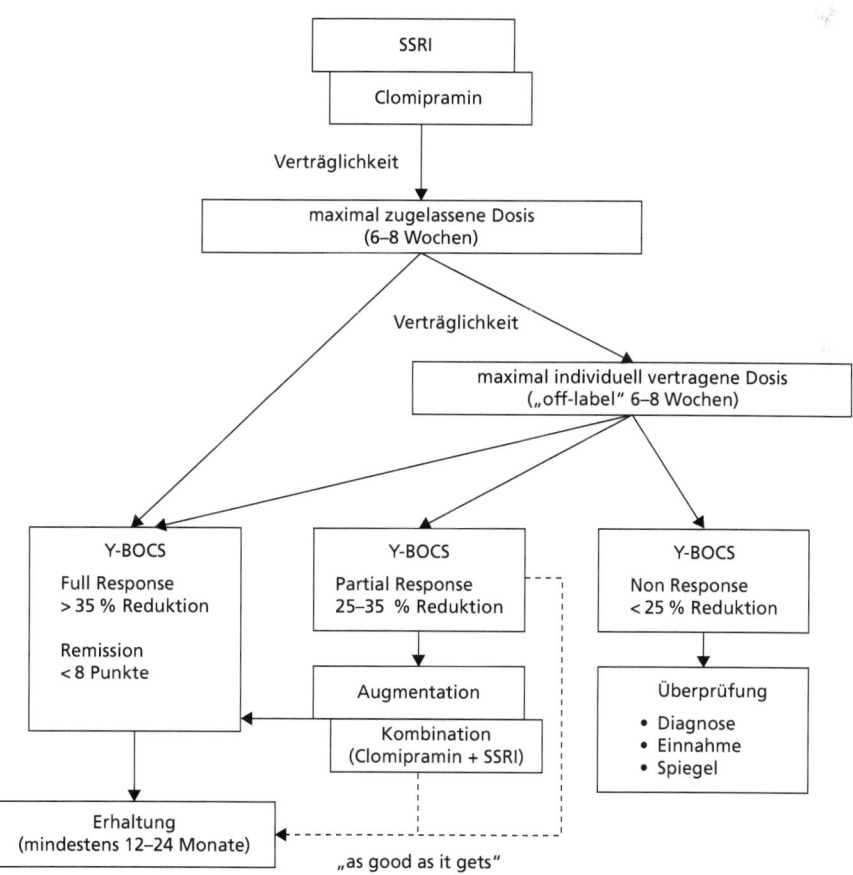

Abb. 19.1: Algorithmus zur Behandlung von Zwangsstörungen (modifiziert nach Hohagen et al. 2014). SSRI: Selektive Serotonin-Wiederaufnahmehemmer; Y-BOCS: Yale-Brown Obsessive Compulsive Scale

höhung der Dosis zu erwägen. Die Eindosierung sollte wie üblich erfolgen, allerdings ist die höchst zugelassene Dosis sobald wie möglich anzustreben (Fineberg et al. 2012). Die Dosierung über den zugelassenen Bereich sollte hingegen langsam erfolgen, um mögliche Nebenwirkungen zu vermeiden, sowie um rechtzeitig eingreifen zu können. Bei einer Dosierung über den zugelassenen Bereich muss vor der Verordnung zwingend eine Aufklärung über den »off-label use« erfolgen (Fineberg et al. 2012; Hohagen et al. 2014) (▶ Abb. 19.1). Je nach Land ist zudem eine vorgängige Kostengutsprache bei der Krankenkasse notwendig.

Die Wirkung von Medikamenten bei Zwangsstörungen zeigt eine Korrelation mit Dosis und Plasmaspiegel; wobei höhere Dosen eine stärkere Wirkung erzielen. Dabei werden gehäuft Dosen über den zugelassenen Dosierungbereich angewendet (Fineberg et al. 2012). Die Dosiserhöhung sollte allerdings besonnen erfolgen und sich immer an der individuell maximal verträgliche Dosierung des jeweiligen Medikaments ausrichten; wobei außer bei Clomipramin eine gute Verträglichkeit auch bei höheren Dosierungen berichtet wird (Hohagen et al. 2014; Skapinakis et al. 2016a).

In Anbetracht der Tatsache, dass es sich bei Zwangsstörungen um chronische Krankheitsbilder handelt, sollte die Behandlung auch nach Remission der Symptome für einen längeren Zeitraum beibehalten werden. Die derzeitigen Leitlinien empfehlen die Medikation für mindestens 12 bis 24 Monate beizubehalten (Fineberg et al. 2012; Hohagen et al. 2014).

19.4 Routineuntersuchungen und »Therapeutic Drug Monitoring«

Die allgemeinen Routineuntersuchungen bei SSRIs und Trizyklika sind auch bei der Verordnung dieser Medikamente im Rahmen einer Behandlung von Zwangsstörungen zu empfehlen. Bei einer Dosissteigerung im »off-label« Bereich ist eine häufigere Kontrolle zu empfehlen, um potenzielle Nebenwirkungen rechtzeitig zu erkennen. Dabei ist aus Sicht des Autors und der Autorin eine Kontrolle mindestens alle vier Wochen anzusetzen bis die Zieldosis erreicht wurde. Ab diesem Zeitpunkt kann das übliche Intervall eingehalten werden (Benkert und Hippius 2020). Die Kontrolle der Plasmaspiegel der verschiedenen Medikamente ist bei fehlender Wirkung zu empfehlen (Hohagen et al. 2014) (▶ Tab. 19.3). Bei Werten über dem angegebenen Referenzbereich gilt es, diese mit Vorsicht zu interpretieren. Die Referenzbereiche beziehen sich meistens auf die üblichen Dosen zur Behandlung von Depression und Angsterkrankungen, die oft einer geringen Dosierung bedürfen (Skapinakis et al. 2016a). Bei der Interpretation der Werte sind umso mehr die klinisch gesicherten Wirkungen und Nebenwirkungen maßgebend (Hiemke et al. 2018).

Tab. 19.3: Empfohlene Routineuntersuchungen bei Psychopharmaka (modifiziert nach Benkert und Hippius 2020)

	vorher	Monate						vierteljährlich	halbjährlich
		1	2	3	4	5	6		
Blutbild	X	X	X	X	X	X	X	X	–
Nierenparameter	X	X	–	X	–	–	X	–	X
Elektrolyte	X	X	X	X	–	–	X	–	X
Leberenzyme	X	X	X	X	–	–	X	X	–
Blutzucker, HbA$_{1c}$	X	–	–	X	–	–	X	–	X
Blutdruck, Puls	X	X	–	X	X	X	X	X	–
Körpergewicht, BMI	X	X	X	X	–	–	X	X	–
EKG	X	X	X	X	–	–	X	–	X

19.5 Strategien bei Therapieresistenz

Bei fehlendem Wirkeintritt eines als wirksam nachgewiesenen Medikaments in ausreichender Dosierung und Therapiedauer sollte in erster Linie die Dosiserhöhung angestrebt werden. In zweiter Linie eine ausreichend lange Behandlungszeit (Fineberg et al. 2012; Hohagen et al. 2014). Ein niedriger Plasmaspiegel kann auf eine unzureichende Verfügbarkeit des Medikaments durch eine unregelmäßige Einnahme oder Besonderheiten bei der Metabolisierung hinweisen (Hiemke et al. 2018). Beidem sollte nachgegangen werden. Bei normalem oder gar hohem Plasmaspiegel kann hingegen von einer fehlenden Wirksamkeit ausgegangen werden (Hohagen et al. 2014).

19.5.1 Wechsel der Medikation

Ein Wechsel der Medikation kann in erster Linie bei einem fehlenden Ansprechen oder beim Ausbleiben eines ausreichend hohen Plasmaspiegels, trotz gesicherter Compliance, erwogen werden. Die bestehenden Möglichkeiten zum Wechsel der Medikation sind beschränkt auf ein Medikament innerhalb derselben Wirkungsklasse oder ein Wechsel auf Clomipramin. In beiden Fällen ist mit dem Eintritt einer ausreichenden Wirkung bei ca. der Hälfte der Patienten und Patientinnen zu rechnen; wobei es bei Clomipramin etwas mehr sein dürften (Skapinakis et al. 2016a). Beim Wechsel der Medikation sollte dringend auf die

Gefahr eines zu hohen Serotoninspiegels mit einhergehendem Serotoninsyndrom geachtet werden. Von einer überlappenden Umstellung ist deswegen abzuraten. Idealerweise sollte das eine Medikament abgesetzt werden, bevor das zweite eindosiert wird. Dabei sollten die metabolischen Eigenschaften und die Halbwertzeiten der jeweiligen Medikamente, insbesondere bei Fluoxetin, berücksichtigt werden (Hiemke et al. 2018). Allerdings fehlen kontrollierte Studien, die den Wechsel von einem Wirkstoff zu einem anderen systematisch untersuchen (Hohagen et al. 2014).

19.5.2 Kombination

Unter Kombination verstehen wir die gleichzeitige Gabe von zwei Medikamenten, die sich bei der Behandlung eines Störungsbildes als wirksam erwiesen haben. In Anbetracht dessen, dass der Wirkmechanismus von allen bei einer Zwangsstörung wirksamen Medikamenten weitgehend identisch ist, bleiben die Möglichkeiten einer Kombination zweier Medikamente eingeschränkt. Es bestehen vor allem Bedenken bzgl. der Sicherheit, insbesondere bezüglich Auslösung eines Serotoninsyndroms. Entsprechend gibt es kaum Studien zur Kombination von Medikamenten zur Behandlung von Zwangsstörungen. Eine Ausnahme stellt die Kombination von Clomipramin mit Fluvoxamin dar. Diese sollte aber aufgrund der geringen Datenlage, sowie der unvorteilhaften Risiko-Nutzen-Abwägungen vermieden werden (Fineberg et al. 2012). Ein Wechsel des Medikaments sollte bei fehlender Wirkung von zwei oder mehr verschiedenen SSRIs oder Clomipramin (als Monotherapie) bei adäquater Dauer und Dosierung angestrebt werden. Bei einer Teilwirkung sollte hingegen eine Augmentation in Erwägung gezogen werden.

Hingegen ist die Kombination von medikamentöser mit psychotherapeutischer Behandlung zu empfehlen. Aus der derzeitigen Datenlage zeigt sich diese als vorteilhaft, mit einer robusten Wirkung und besserer Langzeitprognose. Studien, die die Kombination von beiden Verfahren untersuchten, weisen diese Tendenz auf. Hinzu kommt die Tatsache, dass die meisten Studien, die exklusiv psychotherapeutische Interventionen untersuchten, die Weiterführung der »antidepressiven« Medikation erlaubten. Deshalb können diese Studien als Abwandlungen einer Kombinationsbehandlung gesehen werden (Skapinakis et al. 2016a, b).

19.5.3 Augmentation

Unter Augmentation verstehen wir die zusätzliche Gabe eines Medikaments, das von sich aus keine ausreichende Wirkung auf das Störungsbild zeigt, wohl aber die Wirkung eines anderen Medikaments verstärken kann. Verschiedenste Substanzen wurden mit der Erwartung eines zusätzlichen Nutzens bei einer bestehenden, aber nicht ausreichenden Therapie mit SSRIs oder Clomipramin erprobt. Die Liste der erprobten Substanzen ist lang; vor allem wurden D2-Antagonisten und Glutamaterge Medikamente zur Augmentation untersucht (Fineberg et al. 2012; Zhou et al. 2019a; 2019b) (▶ Tab. 19.4). Dabei handelt es sich jeweils um randomisierte, doppelblind Placebo kontrollierte Studien, allerdings mit einer eher geringen Fallzahl. Da keins der Medikamente eine spezifische Zulassung für die Behandlung von Zwangsstörungen hat, erfolgt die Verordnung dieser Medikamente im »off-label« Bereich; dabei ist die Nutzen-Risiko-Analyse von besonderer Wichtigkeit.

19.6 Zusammenfassung

Die psychopharmakologische Behandlung von Zwangsstörungen zeigt einige Besonderheiten. Bisher haben sich nur Medikamente mit einer ausgeprägten serotonergen Wirkung als wirksam erwiesen. Diese müssen allerdings länger und höher dosiert werden als für andere Störungsbilder. Für die Wahl der Medikation muss auch deren Nebenwirkungsprofil berücksichtigt werden; weshalb in der erste Behandlungslinie die SSRIs stehen. Bei nicht ansprechen auf ein erstes SSRI empfiehlt sich der Wechsel auf ein zweites, bevor Clomipramin zum Einsatz kommt. Sowohl Kombinations- als auch Augmentationsstrategien wurden beim Vorliegen einer Therapieresistenz systematisch untersucht, die Evidenz variiert allerdings stark von Substanz zu Substanz was eine allgemeine Empfehlung erschwert.

Tab. 19.4: Medikamente zur Augmentation einer bestehenden medikamentösen Behandlung einer Zwangsstörung mit entweder einem SSRI oder Clomipramin. Bei Wirkung: – Wirkung auf Placebo Niveau; +/– nicht eindeutiger Hinweis auf eine Wirkung; + Y-BOCS Besserung zwischen 3–6 Punkten; ++ Besserung der Y-BOCS > 6 Punkte zur Baseline. Bei Nebenwirkungen: ↔ Placebo Niveau; ↑ über Placebo Niveau; n. a. nicht verfügbar; DBRPC: Doppelblind randomisiert, Placebo kontrolliert; CO: Cross-Over; n steht für die analysierte Fallzahl im jeweiligen Behandlungsarm (modifiziert nach Zhou et al. 2019a, b)

Wirkungsklasse	Medikament	Wirkung (im Vergleich zu Placebo)	Nebenwirkungen (im Vergleich zu Placebo)	Dosierung	Bemerkungen
D2-Antagonisten	Aripiprazol	++	↑	10–15 mg/d	3 DBRPC; n = 59
	Haloperidol	+/–	↑	bis 2 mg/d	1 DBRPC; n = 17
	Olanzapin	++	↑	5–20 mg/d	2 DBRPC; n = 35
	Paliperidon	+/–	↑	3–9 mg/d	1 DBRPC; n = 17
	Quetiapin	+	↑	25–600 mg/d	6 DBRPC; n = 111
	Risperidon	+/–	↑	0,5–4 mg/g	4 DBRPC; n = 89
glutamaterg wirksame Medikamente	Lamotrigin	+	↔	100 mg/d	2 DBRPC; n = 43
	Mavoglurant	–	↔	200 mg/d	1 DBRPC; n = 26
	Memantin	+/–	↔	5–20 mg/d	1 DBRPC; n = 29
	N-Acetylcistein	+/–	↔	2.000–3.000 mg/d	2 DBRPC; n = 40
	Riluzol	+/–	↔	100 mg/d	1 DBRPC; n = 19
	Topiramat	++	↑	50–400 mg/d	3 DBRPC; n= 46
andere	Buprenorphin	+/–	↔	2–4 mg/d	1 DBRPC; n = 23
	Buspiron	–	↔	15–60 mg/d	1 DBRPC; n = 19
	Desipramin	+/–	n. a.	Plasmaspiegel 125 ng/ml	1 DBRPC; n = 10

Tab. 19.4: Medikamente zur Augmentation einer bestehenden medikamentösen Behandlung einer Zwangsstörung mit entweder einem SSRI oder Clomipramin. Bei Wirkung: – Wirkung auf Placebo Niveau; +/- nicht eindeutiger Hinweis auf eine Wirkung; + Y-BOCS Besserung zwischen 3–6 Punkten; ++ Besserung der Y-BOCS 6 Punkte zur Baseline. Bei Nebenwirkungen: ↔ Placebo Niveau; ↑ über Placebo Niveau; n. a. nicht verfügbar; DBRPC: Doppelblind randomisiert, Placebo kontrolliert; CO: Cross-Over; n steht für die analysierte Fallzahl im jeweiligen Behandlungsarm (modifiziert nach Zhou et al. 2019a, b) – Fortsetzung

Wirkungsklasse	Medikament	Wirkung (im Vergleich zu Placebo)	Nebenwirkungen (im Vergleich zu Placebo)	Dosierung	Bemerkungen
	Lithium	–	↔	Plasmaspiegel 0,4–0,6 ng/ml	1 DBRPC; n = 20
	Pindolol	+/-	↑	7,5 mg/d	1 DBRPC; n = 8
	Inositol	–	n. a.	18 mg/d	1 DBRPC-CO; n = 13

Literatur

APA, A. P. A. (2013) Diagnostic and statistical manual of mental disorders (DSM-5®). Washington: American Psychiatric Pub.

Benkert O, Hippius H (2020) Kompendium der psychiatrischen Pharmakotherapie. Berlin, Heidelberg: Springer.

Fineberg NA, Brown A, Reghunandanan S et al. (2012) Evidence-based pharmacotherapy of obsessive-compulsive disorder. International Journal of Neuropsychopharmacology 15 (8): 1173–1191.

Fineberg NA, Tonnoir B, Lemming O et al. (2007) Escitalopram prevents relapse of obsessive-compulsive disorder. European neuropsychopharmacology 17(6–7): 430–439.

Freeman CP, Trimble MR, Deakin JF et al. (1994) Fluvoxamine versus clomipramine in the treatment of obsessive compulsive disorder: a multicenter, randomized, double-blind, parallel group comparison. J Clin Psychiatry 55(7): 301–305.

Goodman WK, Price LH, Rasmussen SA et al. (1989) The Yale-Brown obsessive compulsive scale: I. Development, use, and reliability. Arch Gen Psychiatry 46(11): 1006–1011.

Greist JH, Jefferson JW, Kobak KA et al. (1995a) A 1 year double-blind placebo-controlled fixed dose study of sertraline in the treatment of obsessive-compulsive disorder. International clinical psychopharmacology 10: 57–65.

Greist JH, Jefferson JW, Kobak KA et al. (1995b). Efficacy and tolerability of serotonin transport inhibitors in obsessive-compulsive disorder: a meta-analysis. Archives of general psychiatry 52(1): 53–60.

Hiemke C, Bergemann N, Clement HW et al. (2018) Consensus Guidelines for Therapeutic Drug Monitoring in Neuropsychopharmacology: Update 2017. Pharmacopsychiatry 51 (1-02): 9–62.

Hohagen F, Wahl-Kordon A, Lotz-Rambaldi W et al. (2014) S3-Leitlinie Zwangsstörungen. Springer.

Jenike MA, Buttolph L, Baer L et al. (1989) Open trial of fluoxetine in obsessive-compulsive disorder. The American Journal of Psychiatry 146(7): 909–911.

Kassebaum NJ, Arora M, Barber RM et al. (2016) Global, regional, and national disability-adjusted life-years (DALYs) for 315 diseases and injuries and healthy life expectancy (HALE), 1990–2015: a systematic analysis for the Global Burden of Disease Study 2015. The Lancet 388(10053): 1603–1658.

Katzman MA, Bleau P, Blier P et al. (2014) Canadian clinical practice guidelines for the management of anxiety, posttraumatic stress and obsessive-compulsive disorders. BMC Psychiatry 14(1): S1.

Kronig MH, Apter J, Asnis G et al. (1999) Placebo-controlled, multicenter study of sertraline treatment for obsessive-compulsive disorder. Journal of Clinical Psychopharmacology 19(2): 172–176.

Montgomery S, Kasper S, Stein D et al. (2001) Citalopram 20 mg, 40 mg and 60 mg are all effective and well tolerated compared with placebo in obsessive-compulsive disorder. International clinical psychopharmacology 16(2): 75–86.

Mundo E, Bianchi L, Bellodi L (1997) Efficacy of fluvoxamine, paroxetine, and citalopram in the treatment of obsessive-compulsive disorder: a single-blind study. J Clin Psychopharmacol 17(4): 267–271.

Ninan PT, Koran LM, Kiev A et al. (2006) High-dose sertraline strategy for nonresponders to acute treatment for obsessive-compulsive disorder: a multicenter double-blind trial. The Journal of clinical psychiatry 67(1): 15–22.

Pallanti S, Quercioli L (2006) Treatment-refractory obsessive-compulsive disorder: methodological issues, operational definitions and therapeutic lines. Prog Neuropsychopharmacol Biol Psychiatry 30(3): 400–412.

Pampaloni I, Sivakumaran T, Hawley CJ et al. (2010) High-dose selective serotonin reuptake inhibitors in OCD: a systematic retrospective case notes survey. Journal of Psychopharmacology 24(10): 1439–1445.

Pizarro M, Fontenelle LF, Paravidino DC et al. (2014) An updated review of antidepressants with marked serotonergic effects in obsessive–compulsive disorder. Expert opinion on pharmacotherapy 15(10): 1391–1401.
Price LH, Goodman WK, Charney DS et al. (1987) Treatment of severe obsessive-compulsive disorder with fluvoxamine. Am J Psychiatry 144(8): 1059–1061.
Rasmussen S, Eisen J, Pato M (1993) Current issues in the pharmacologic management of obsessive compulsive disorder. The Journal of clinical psychiatry 54: 4.
Ravizza L, Barzega G, Bellino S et al. (1996) Drug treatment of obsessive-compulsive disorder (OCD): long-term trial with clomipramine and selective serotonin reuptake inhibitors (SSRIs). Psychopharmacol Bull 32(1): 167–173.
Skapinakis P, Caldwell DM, Hollingworth W et al. (2016a) Pharmacological and psychotherapeutic interventions for management of obsessive-compulsive disorder in adults: a systematic review and network meta-analysis. The Lancet Psychiatry 3(8): 730–739.
Skapinakis P, Caldwell DM, Hollingworth W et al. (2016b) Network meta-analyses and treatment recommendations for obsessive-compulsive disorder – Authors' reply. The Lancet Psychiatry 3(10): 921–922.
Soomro GM, Altman DG, Rajagopal S et al. (2008) Selective serotonin re-uptake inhibitors (SSRIs) versus placebo for obsessive compulsive disorder (OCD). Cochrane database of systematic reviews (1): 1–53.
Stein DJ, Wreford Andersen E, Tonnoir B et al. (2007) Escitalopram in obsessive–compulsive disorder: a randomized, placebo-controlled, paroxetine-referenced, fixed-dose, 24-week study. Current Medical Research and Opinion 23(4): 701–711.
Van Renynghe d V (1968) Use of anafranil (G 34586) in obsessive neuroses. Acta neurologica et psychiatrica Belgica 68(10): 787.
Zhou DD, Zhou XX, Li Y et al. (2019a) Augmentation agents to serotonin reuptake inhibitors for treatment-resistant obsessive-compulsive disorder: A network meta-analysis. Prog Neuropsychopharmacol Biol Psychiatry 90: 277–287.
Zhou DD, Zhou XX, Lv Z et al. (2019b) Comparative efficacy and tolerability of antipsychotics as augmentations in adults with treatment-resistant obsessive-compulsive disorder: A network meta-analysis. J Psychiatr Res 111: 51–58.
Zohar J, Judge R (1996) Paroxetine versus clomipramine in the treatment of obsessive–compulsive disorder. The British Journal of Psychiatry 169(4): 468–474.

20 Psychosoziale Behandlungsinterventionen

Ina Jahn und Katarina Stengler

20.1 Einleitung

Vor dem Hintergrund des kürzlich erschienen Updates der S3-Leitlinie »Psychosoziale Interventionen bei schweren psychischen Erkrankungen« (DGPPN 2019) soll das vorliegende Kapitel den besonderen Stellenwert psychosozialer Interventionen bei Menschen mit schweren Verläufen einer Zwangsstörung herausarbeiten. Insgesamt wird nachfolgend verdeutlicht, welchen Bestandteil psychosoziale Interventionen in einem multimodalen Behandlungskonzept bei schweren Zwangsstörungen einnehmen sollen.

Die Zwangsstörung ist in der Mehrzahl der Fälle als eine schwere psychische Erkrankung anzusehen und entspricht damit der Definition einer »severe mental illness« (SMI) nach der S3-Leitlinie »Psychosoziale Therapien bei schweren psychischen Erkrankungen« (DGPPN 2019, S. 4). Ein Großteil der Patienten und Patientinnen mit Zwangsstörungen weist über mehr als zwei Jahre Krankheitssymptome auf, die deutliche Auswirkungen auf die Aktivitäten des täglichen Lebens als auch das soziale Funktionsniveau haben. Patienten und Patientinnen mit Zwangsstörungen nehmen im Durchschnitt ca. neun Jahre nach Krankheitsbeginn erstmals professionelle Hilfe in Anspruch (Stengler-Wenzke und Angermeyer 2005; Voderholzer et al. 2011; Stengler et al. 2013). Voderholzer et al. (2011) berichten, dass Zwangspatienten und -patientinnen auch häufig vor Spezialisten ihre Symptomatik verschweigen und nur auf konkretes Nachfragen von ihren Zwangssymptomen berichten, so dass es in der Folge zu Fehldiagnosen aber auch Fehlbehandlungen kommt. Im Rahmen der Versorgungsstudie zur Inanspruchnahme von professioneller Hilfe bei Patienten und Patientinnen mit Zwangserkrankungen (Stengler et al. 2013) wurde aufgezeigt, dass vom ersten professionellen Kontakt bis zur Diagnose im Durchschnitt weitere 2,8 Jahre vergehen. Innerhalb der S3-Leitlinie für Zwangsstörungen (DGPPN 2013) wird darauf hingewiesen, dass 40–50 % der Patienten und Patientinnen mit Zwangsstörungen trotz leitliniengerechter Behandlung mit kognitiver Verhaltenstherapie oder Pharmakotherapie mit einem SSRI nicht ausreichend von einer der beiden oder einer kombinierten Therapie profitieren. Bei Therapieresistenz wird entsprechend der S3-Leitlinie Zwangsstörungen (DGPPN 2013) dringend empfohlen, u. a. zu prüfen, inwieweit eine Indikation für ergänzende psychosoziale Behandlungsinterventionen gegeben ist.

Neben psychotherapeutischen als auch medikamentösen Behandlungsoptionen sollen *von Anfang an Themen wie Arbeiten – Wohnen – Leben in der sozialen*

Gemeinschaft als relevante Bestandteile der Behandlung in den Blickpunkt gerückt werden. Für eine optimale Behandlung und Therapie der Patientengruppe mit SMI wird gefordert, dass neben diagnosespezifischen immer auch -übergreifenden Evidenzen der Behandlung berücksichtigt werden (DGPPN 2019). Im vorliegenden Kapitel wird auf umfangreiche psychosoziale Behandlungsschwerpunkte innerhalb der multimodalen Behandlung bei Patienten und Patientinnen mit schweren Zwangsstörungen Bezug genommen.

20.2 Psychosoziales Versorgungssystem für Menschen mit schweren psychischen Erkrankungen

Unter psychosozialen Behandlungsoptionen wird international eine große Vielzahl von Interventionen zusammengefasst, die je nach Versorgungssystem komplexen sozialrechtlichen Rahmenbedingungen unterliegen. Die rechtliche Stellung von Menschen mit Behinderungen wurde dabei insgesamt durch die UN-Behindertenrechtskonvention (UN-BRK) gestärkt (UN 2006), wobei die Forderungen der UN-BRK bisher international mit unterschiedlichen Bestrebungen umgesetzt wurden (Jahn et al. 2017). Eine Implementierung der psychosozialen Interventionen für eine breitere Zielgruppe kann demnach nur aussichtsreich erfolgen, wenn diese im Kontext des jeweiligen landesspezifischen Gesundheits- und Versorgungssystems betrachtet werden.

Das deutsche Versorgungssystem ist seit mehr als vier Jahrzehnten durch eine sozialrechtliche Trennung zwischen dem Bereich der Maßnahmen der psychiatrisch-psychotherapeutischen Behandlung und Pflege als auch dem Bereich der Rehabilitation und Teilhabe geprägt (DGPPN 2019). Diese sozialrechtliche Trennung wird im Hinblick auf die bei psychischen Erkrankungen geforderte personenzentrierte Leistungsgestaltung als eher schwierig angesehen (Stengler et al. 2014). In dieser Hinsicht bietet das im Jahr 2016 verabschiedete und auf der Grundlage der UN-BRK (UN 2006) basierende Bundesteilhabegesetz (BTHG) (BGBL 2016a) für Menschen mit schweren psychischen Erkrankungen eine neue Chance.

Im deutschsprachigen Versorgungssystem können die psychosozialen Therapien entsprechend der Systematik psychosozialer Interventionen (DGPPN 2019, S. 9) in grundlegende Aspekte psychosozialen Handelns, System- sowie Einzelinterventionen unterteilt werden, wobei gleichzeitig auch der Stellenwert von Konzepten der Selbsthilfe betont wird. Wesentliche psychosoziale Interventionen werden nachfolgend entsprechend dieser Systematik gegliedert und für Patienten und Patientinnen mit schweren Zwangserkrankungen diskutiert (▶ Abb. 20.1).

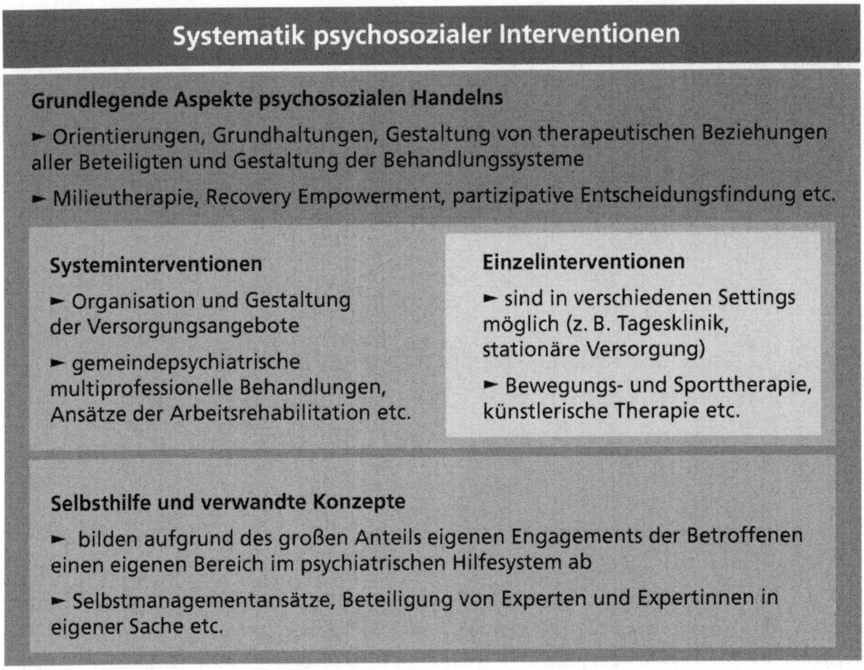

> **Systematik psychosozialer Interventionen**
>
> **Grundlegende Aspekte psychosozialen Handelns**
> - Orientierungen, Grundhaltungen, Gestaltung von therapeutischen Beziehungen aller Beteiligten und Gestaltung der Behandlungssysteme
> - Milieutherapie, Recovery Empowerment, partizipative Entscheidungsfindung etc.
>
> **Systeminterventionen**
> - Organisation und Gestaltung der Versorgungsangebote
> - gemeindepsychiatrische multiprofessionelle Behandlungen, Ansätze der Arbeitsrehabilitation etc.
>
> **Einzelinterventionen**
> - sind in verschiedenen Settings möglich (z. B. Tagesklinik, stationäre Versorgung)
> - Bewegungs- und Sporttherapie, künstlerische Therapie etc.
>
> **Selbsthilfe und verwandte Konzepte**
> - bilden aufgrund des großen Anteils eigenen Engagements der Betroffenen einen eigenen Bereich im psychiatrischen Hilfesystem ab
> - Selbstmanagementansätze, Beteiligung von Experten und Expertinnen in eigener Sache etc.

Abb. 20.1: Einteilung psychosozialer Interventionen für Patienten und Patientinnen mit schweren psychischen Erkrankungen (modifiziert nach DGPPN 2019, S. 9, Abdruck mit freundlicher Genehmigung)

20.3 S3-Leitline »Psychosoziale Therapien bei schweren psychischen Erkrankungen« in Ergänzung zur diagnosespezifischen S3-Leitlinie für Patienten und Patientinnen mit Zwangsstörungen

Die von der Deutschen Gesellschaft für Psychiatrie und Psychotherapie, Psychosomatik und Nervenheilkunde (DGPPN) herausgegebenen S3-Leitlininen fassen den aktuellen Erkenntnisstand im jeweiligen Fachgebiet zusammen. Die Empfehlungen sind evidenz- und konsensbasiert, wobei zwischen verschiedenen Empfehlungsgraden unterschieden werden kann.

Das Besondere an der S3-Leitlinie Psychosoziale Therapien bei schweren psychischen Erkrankungen (DGPPN 2019) ist, dass die Empfehlungen dieser Leitlinie für Menschen mit *jeder* psychiatrischen Diagnose formuliert wurden, die über mindestens zwei Jahre Krankheitssymptome aufweisen, die mit erheblichen

Auswirkungen auf die Aktivitäten des täglichen Lebens als auch des sozialen Funktionsniveaus einhergehen (DGPPN 2019).

Die auf hoher wissenschaftlicher Evidenz basierenden Empfehlungen der S3-Leitlinie »Psychosoziale Therapien bei schweren psychischen Erkrankungen« (DGPPN 2019) stellen somit auch für Menschen mit schweren Zwangsstörungen eine wichtige Behandlungsgrundlage dar und sollten ergänzend zu den S3-Leitlinien Zwangsstörungen (DGPPN 2013) hinzugezogen werden. Eine Zusammenstellung der für Patienten und Patientinnen mit schweren Zwangserkrankungen relevanten Empfehlungen beider S3-Leitlinien (DGPPN 2013; 2019) findet sich in ▶ Abb. 20.2.

20.4 Psychosoziale Interventionen im Kontext der Behandlung von Patienten und Patientinnen mit schweren Zwangsstörungen

Die erste Empfehlung der S3-Leitlinie »Psychosoziale Interventionen bei schweren psychischen Erkrankungen« zählt zu den Grundlagen psychosozialen Handelns und betont das Recht schwer psychisch erkrankter Menschen, in *ihren besonderen Bedürfnissen und ihrem individuell unterschiedlichen Hilfebedarf wahrgenommen zu werden* (DGPPN 2019, S. 36). Dieser Empfehlung liegt der Empowerment-Ansatz zugrunde (DGPPN 2019, S. 51). Mit der Empfehlung wird auch unterstrichen, dass für psychisch kranke Menschen und demnach auch für Patienten und Patientinnen mit Zwangsestörungen Entscheidungsfreiheit hinsichtlich der freien Wahl aller Mittel der Behandlung besteht.

Nachfolgend werden die psychosozialen Interventionen getrennt nach System- und Einzelinterventionen im Kontext der Behandlung von Patienten und Patientinnen mit schweren Zwangserkrankungen näher betrachtet.

20.4.1 Systeminterventionen

Für Patienten und Patientinnen mit schweren Zwangsstörungen nehmen im Hinblick auf die Systeminterventionen, in denen es nach DGPPN (2019) zumeist um *komplexe Interventionen* geht, neben gemeindepsychiatrischen multiprofessionellen Behandlungsansätzen auch Formen des unterstützen Wohnens sowie Ansätze der Arbeitsrehabilitation einen hohen Stellenwert ein.

Gemeindepsychiatrische Behandlungsansätze

Lang et al. (2015) fordern, dass patientenzentrierte Versorgungsangebote für Menschen mit psychischen Erkrankungen *gemeinde- und realitätsnah* sein sollten.

Psychosoziale Interventionen im Kontext der Behandlung von schweren Zwangsstörungen

Systeminterventionen

Gemeindepsychiatrische Behandlungsansätze
- ▶ Menschen mit schweren psychischen Erkrankungen in akuten Krankheitsphasen sollen die Möglichkeit haben, von mobilen multiprofessionellen Teams definierter Versorgungsregion in ihrem gewohnten Lebensumfeld behandelt zu werden. *Empfehlung 11, Empfehlungsgrad A*
- ▶ Menschen mit (...) sollen die Möglichkeit haben, auch über einen längeren Zeitraum (...) nachgehend aufsuchend in ihrem gewohnten Lebensumfeld behandelt zu werden. *Empfehlung 12, Empfehlungsgrad A*
- ▶ (...) Aufgabe der multiprofessionellen gemeindepsychiatrischen Teams soll (...) auch die psychosoziale Versorgung der Betroffenen sein und so die Behandlungskontinuität sichern. *Empfehlung 14, Empfehlungsgrad KKP*

Unterstütztes Wohnen
- ▶ schwer psychisch kranke Menschen sollen selbstbestimmt in der Gemeinde wohnen und entsprechend ihren individuellen Bedarfen und Präferenzen mobil unterstützt werden. *Empfehlung 17, Empfehlungsgrad A*

Arbeitsrehabilitation und Teilhabe am Arbeitsleben
- ▶ Menschen mit (...) und dem Wunsch nach einer Tätigkeit auf dem allgemeinen Arbeitsmarkt sollen im Rahmen der Förderung beruflicher Teilhabe Programme mit dem Ziel einer raschen Platzierung direkt auf einem Arbeitsplatz des allgemeinen Arbeitsmarkts und notwendiger Unterstützung (Supported Employment) angeboten werden *Empfehlung 18, Empfehlungsgrad A*
- ▶ die Förderung beruflicher Teilhabe schwer psychisch kranker Menschen sollte darauf ausgerichtet werden, den Arbeitsplatzverlust zu vermeiden. Dazu bedarf es (...) eines frühzeitigen Einbezugs entsprechender Dienste und Hilfen. *Empfehlung 21, Empfehlungsgrad KKP*

Einzelinterventionen

Psychoedukative Interventionen
- ▶ Menschen mit (...) soll (...) eine strukturiere Psychoedukation (...) angeboten werden. Angehörige sollen in psychoedukative Interventionen einbezogen werden. *Empfehlung 24, Empfehlungsgrad A*

S3-Leitline Zwangsstörungen:
- ▶ Aufklärung und Informationsvermittlung (...) sollen (...) möglichst frühzeitig erfolgen. *Empfehlung 8-1, Empfehlungsgrad KKP*
- ▶ (...) Angehörige sollten (...) in die Psychoedukation mit einbezogen werden. *Empfehlung 8-3, Empfehlungsgrad KKP*

Training von Alltags- und sozialen Fertigkeiten
- ▶ (...) haben Hilfen zur eigenen Lebensgestaltung und die Befähigung zur Teilhabe an sozialen Aktivitäten in verschiedenen Lebensbereichen (Selbstsorge, Familie, Freizeit, Arbeit, gesellschaftliche Teilhabe) einen hohen Stellenwert in der Behandlung. *Empfehlung 26, Empfehlungsgrad KKP*

Künstlerische Therapien
- ▶ Musiktherapie, Kunsttherapie bzw. Dramatherapie sollten im Rahmen eines Gesamtbehandlungsplans (...) zur Verbesserung der (...) Symptomatik angeboten werden. *Empfehlung 29, Empfehlungsgrad B*

Ergotherapie
- ▶ Ergotherapeutische Interventionen sollten (...) im Rahmen eines Gesamtbehandlungsplans (...) angeboten werden. *Empfehlung 30, Empfehlungsgrad B*

S3-Leitline Zwangsstörungen:
- ▶ Ergotherapie kann durch konkretes Einüben von Alltagstätigkeiten und Übungen im häuslichen Umfeld (...) Ergänzung von leitliniengerechter Psychotherapie sein. *Empfehlung 11-4, Empfehlungsgrad KKP*

Bewegungs- und Sporttherapie
- ▶ bei Menschen mit (...) sollten (...) unter Berücksichtigung der körperlichen Leistungsfähigkeit Bewegungsinterventionen (...) zur Anwendung kommen. *Empfehlung 31, Empfehlungsgrad B*

Selbstmanagement und Selbsthilfe

- ▶ Selbstmanagement ist ein bedeutender Teil der Krankheitsbewältigung und sollte im gesamten Behandlungsprozess unterstützt werden. *Empfehlung 5, Empfehlungsgrad KKP*
- ▶ Patienten und Patientinnen sollen über Selbsthilfe- und Angehörigengruppen informiert und, wenn angebracht, zur Teilnahme ermuntert werden. *Empfehlung 8, Empfehlungsgrad KKP*

S3-Leitlinie Zwangsstörungen ▲ Zusätzlich zur Symptomatik sollten stets auch die Auswirkungen auf Handlungsfähigkeit/Aktivitäten, Teilhabe, Lebensqualität und interpersonelle Auswirkungen erfasst werden (...). *Empfehlung 3-5, Empfehlungsgrad KKP*

Abb. 20.2: Psychosoziale Interventionen im Kontext der Behandlung von schweren Zwangsstörungen (modifiziert nach DGPPN 2019, S. 9, Abdruck mit freundlicher Genehmigung)

Sie postulieren, dass die Gemeindepsychiatrie mit dem Leitgedanken des multidisziplinären Teams dieser Idee sehr nahekommt.

Mit Bezug auf den deutschen Versorgungskontext zeigt sich, dass für Menschen mit schweren psychischen Erkrankungen psychiatrische Institutsambulanzen als auch sozialpsychiatrische Dienste *flächendeckend* vorhanden sind und zunehmend auch Anwendungen nach dem Case Management-Ansatz umgesetzt werden (DGPPN 2019). Kroll et al. (2006) halten fest, dass für Patienten und Patientinnen mit schweren Zwangserkrankungen eine Behandlung in psychiatrischen Institutsambulanzen geeignet erscheint, wenn multiprofessionell arbeitende Teams gemeindebasiert und unter Gewährleistung der aufsuchenden Behandlung tätig werden.

Für den Ausbau weiterer, bereits im englischsprachigen Raum fest etablierter teambasierter aufsuchender Behandlungsansätze, wie dem *Home Treatment* wurde in Deutschland mit dem im Jahr 2016 beschlossenen Gesetz zur Weiterentwicklung der Versorgung und der Vergütung für psychiatrische und psychosomatische Leistungen (PsychVVG) eine weitere gesetzliche Grundlage gelegt (BGBL 2016b). So wird im PsychVVG auch die stationsäquivalente psychiatrische Behandlung (StäB) aufgeführt (BGBL 2016b). Diese Form der aufsuchenden Behandlung kann ebenso in der Behandlung von Patienten und Patientinnen mit schweren Zwangsstörungen zum Einsatz kommen (Jahn und Stengler 2020).

Unterstützes Wohnen

Durch unterstütztes Wohnen sollen Dauerinstitutionalisierungen, im Sinne von gemeindefernen und stark institutionalisierten Wohnformen, vermieden werden (DGPPN 2019). Seit der Verabschiedung des BTHG (BGBL 2016a) wird in Deutschland ein Wechsel zu den Prinzipien des *Supported Housing* als die künftige Leistungsform zur Teilhabe am gesellschaftlichen Leben im Bereich Wohnen präferiert. Das bedeutet, dass die Leistungsform die Assistenzleistung sein wird, die unabhängig von der Wohnform erfolgen soll (DGPPN 2019). Unabhängiges Wohnen kann somit als Basis gesehen werden, auf der alle anderen notwendigen, am individuellen Bedarf ausgerichteten Hilfen unabhängig vom Wohn- und Lebensort möglich sind (DGPPN 2019).

Aus klinischer Erfahrung zeigt sich, dass gerade die mobile Unterstützung zu selbstbestimmtem Wohnen ein wichtiger Bestandteil im Versorgungskontext für Patienten und Patientinnen mit schweren Zwangsstörungen sein kann. So lebte beispielsweise eine 36-jährige Patientin mit schwerster Form der Zwangserkrankung monatelang bei Bekannten und zum Teil auf der Straße, war in der Folge von Wohnungslosigkeit bedroht, weil sie aufgrund von ausgeprägten Zwangsgedanken nicht mehr ihre eigene Wohnung betreten konnte. Durch den Einbezug der Intervention *Unterstütztes Wohnen* konnte die Patientin wieder selbstbestimmt Wohnen und für sich ein Stück weit Lebensqualität zurückgewinnen.

Arbeitsrehabilitation und Teilhabe am Arbeitsleben

Riedel-Heller et al. (2010) betonen, dass die berufliche Teilhabe für Menschen mit psychischen Erkrankungen eine besondere Bedeutung einnehmen sollte. Ebenso halten Krasselt et al. (2020) fest, dass der Zugang zu Arbeit für psychisch erkrankte Menschen oberste Priorität haben sollte.

Als zwei wesentliche Ansätze der Arbeitsrehabilitation werden im englischsprachigen Raum das *Pre-Vocational-Training*, das dem *First-Train-Then-Place-Prinzip* entspricht und das *Supported Employment (First-Place-Then-Train-Prinzip)* unterschieden (DGPPN 2019). Dabei liegt für das *Supported Employment*, angewendet in der manualisierten Form *(Individual Placement and Support, IPS)*, für arbeitsbezogene Zielvariablen eine hohe wissenschaftliche Evidenz vor (DGPPN 2019).

Bereits in der S3-Leitlinie Zwangsstörungen (DGPPN 2013) wurden Kriterien für arbeitstherapeutische und berufsbezogene Maßnahmen skizziert, ebenso wurde auf Ansätze des *Supported Employment* verwiesen. Jahn und Stengler (2020) heben hervor, dass bei Patienten mit schweren Zwangsstörungen regelhaft arbeits- und beschäftigungstherapeutische Bedarfe und Patientinnen bereits *frühzeitig* im Therapieprozess erfasst werden und der IPS-Ansatz Anwendung finden sollte.

20.4.2 Einzelinterventionen

Bei Patienten und Patientinnen mit schweren Zwangsstörungen bestehen in den unterschiedlichsten Lebensbereichen erhebliche Beeinträchtigungen, so dass verschiedene psychosoziale Einzelinterventionen im Rahmen multimodaler Therapieansätze mit Beachtung finden sollten.

Psychoedukative Interventionen

Für Patienten und Patientinnen mit Zwangsstörungen sind die mit der Erkrankung verbundenen Symptome oft mit großer Peinlichkeit sowie Scham verbunden, so dass es nicht selten zur Verheimlichung der Symptomatik kommt. In der Folge werden Zwangsstörungen sehr oft fehldiagnostiziert, zum Teil haben die Patienten und Patientinnen mehrjährige Odysseen durch das Versorgungssystem hinter sich (Wahl et al. 2010; Voderholzer et al. 2011; Stengler et al. 2013). Gerade vor diesem Hintergrund sollte die Psychoedukation bereits während des diagnostischen Prozesses beginnen.

Zudem wird in beiden S3-Leitlinien (DGPPN 2013; 2019) empfohlen, dass auch die Angehörigen Aufklärung und Informationsvermittlung erhalten sollen. Ebenso halten Stengler-Wenzke und Angermeyer (2005, S. 200) fest, dass aufgrund der oft engen Einbindung der Angehörigen in die Zwangssymptomatik der Patienten und Patientinnen Angehörige zeitnah in die diagnostischen und therapeutischen Prozesse einzubeziehen sind. Dies erscheint umso mehr erforderlich, da Angehörige zum einen Unterstützer sein wollen und andererseits dadurch aber auch deren sozialer Aktionsradius eingeengt wird. So berichtete eine 84-jährige Angehörige: *Meine Tochter konnte wegen der Zwänge nicht mehr ihre*

Wohnung verlassen. Obwohl ich einen langen Weg hatte, habe ich meiner Tochter täglich Essen gebracht. Das war sehr aufwendig, aber was hätte ich machen sollen, es ist doch meine Tochter.

Trainings von Alltags- und sozialen Fertigkeiten

Bei Patienten und Patientinnen mit schweren Zwangsstörungen kann u. a. die Bewältigung verschiedener Aufgaben des täglichen Lebens als auch die Selbstsorge deutlich eingeschränkt sein. An dieser Stelle sei beispielhaft eine 55-jährige Patientin erwähnt, die je nach Situation mehrlagig Einmalhandschuhe übereinander trug. Der Alltag dieser Patientin war nur noch darauf ausgerichtet, dass die Hände rein bleiben sollten. Auf der einen Seite wirkten die Hände sauber, fast pergamentartig und auf der anderen Seite hatte diese Patientin die Körperhygiene als auch die Sauberkeit in der Wohnung über Monate hinweg komplett vernachlässigt. Anhand des Beispiels soll verdeutlicht werden, dass Patienten und Patientinnen mit schweren Zwangsstörungen auch Trainingsansätze zur Verbesserung von alltags- oder lebenspraktischen Fertigkeiten angeboten werden sollten (DGPPN 2019).

Bei einem Großteil der Patienten und Patientinnen mit schweren Zwangsstörungen ist auch die Aufrechterhaltung sozialer Beziehungen in Familie, Freizeit als auch beruflichen Bezügen deutlich erschwert. Hier sollten im Rahmen eines Gesamtbehandlungsplans u. a. ein Training sozialer Fertigkeiten zur Anwendung kommen (DGPPN 2019).

Künstlerische Therapien

Musik-, Kunst- bis hin zu Dramatherapie – die Vielfalt künstlerischer Ansätze ist groß. Künstlerische Therapien ermöglichen bei Menschen mit schweren psychischen Erkrankungen »*eine Kommunikation jenseits konventioneller Sprachhandlung und befähigen zu Wahrnehmung und Ausdruck von emotionalen und kognitiven Inhalten*« (DGPPN 2019, S. 255). Besonders für die Musiktherapie ist die Studienlage konsistent, es zeigt sich neben der Verringerung psychopathologischer Symptome eine Verbesserung des sozialen Funktionsniveaus, der Lebensqualität und des Selbstwertgefühls (DGPPN 2019, S. 268).

Patienten und Patientinnen mit schweren Zwangsstörungen können beispielsweise im Rahmen von aktiver Musiktherapie angeregt werden, in der Gruppe miteinander auf vielseitigen Instrumentarien zu spielen. Durch das in der Regel ungewohnte Medium wird weniger kontrolliertes Handeln möglich, die Patienten und Patientinnen können dadurch neue Erfahrungen machen. Eine 28-jährige Patientin mit schwerer Zwangsstörung sagte z. B.: »*Beim Musik machen denke ich nicht über Zwänge nach. Mache ich einen Ton, kann ich ihn nicht zurückholen. Am Ende war die Musiktherapie sehr befreiend für mich.*«

Ergotherapie

Traditionell spielt Ergotherapie bei psychischen Störungen eine große Rolle. Ebenso wird in der modernen Ergotherapie der Wert sinnvoller und bedeutsamer Betätigung für psychisch kranke Menschen genutzt (DGPPN 2019). Ergotherapeutische Interventionen zielen dabei definitionsgemäß auf das (Wieder-)Erlangen sinnerfüllter Betätigungen im Alltag ab. In beiden S3-Leitlinien (DGPPN 2013; 2019) sind die ergotherapeutischen Interventionen in den Empfehlungen mit aufgeführt. Ergotherapie soll dabei im Rahmen eines Gesamtbehandlungsplans und orientiert an den individuellen Bedürfnissen und Präferenzen des Patienten oder der Patientin angeboten werden.

Die klinische Erfahrung zeigt, dass auch Patienten und Patientinnen mit schweren Zwangsstörungen sehr von ergotherapeutischen Interventionen profitieren. Eine 40-jährige Patientin mit schwerer Zwangsstörung hielt fest: »*Während der Ergotherapie komme ich aus meinen Gedankenketten heraus. Es ist echt so, ich bin da konzentriert, es macht mir Spaß. Ich kann da was mit den Händen machen, es ist für mich eine gesunde Fokussierung auf was anderes.*«

Bewegungs- und Sporttherapie

Bei vielen verschiedenen psychischen Störungen gehören Bewegungs- und Sporttherapien mittlerweile zur ambulanten und stationären Standardbehandlung, wobei eine grobe Einteilung in somatisch-funktionelle, psychotherapeutisch und edukativ-sozial ausgerichtete Verfahren besteht (DGPPN 2019). Insgesamt wird festgehalten, dass Bewegung in der Behandlung von Menschen mit psychischen Erkrankungen eine große Bedeutung hat. Körperliche Aktivität kann demnach die Lebensqualität von Menschen mit psychischen Erkrankungen verbessern (DGPPN 2019). Dies kann sich über die Verbesserung der körperlichen Gesundheit aber auch über die Abschwächung der psychischen und damit auch sozialen Behinderung zeigen. Grundsätzlich sollte die Verbesserung der körperlichen Gesundheit als ein bedeutendes Ziel für die Behandlung psychisch kranker Menschen im Blick behalten werden.

Im Rahmen eines Gesamtbehandlungsplans sollten somit auch Patienten und Patientinnen mit schweren Zwangsstörungen Bewegungs- und Sporttherapie erfahren. Dass Sport unterstützend hilfreich sein kann, soll durch die Aussage eines 34-jährigen Patienten mit schwerer Zwangsstörung untermauert werden: »*Ein, zwei Zwänge sind zwar immer da, aber ich fühle mich beim Sport etwas weniger belastet. Die Zwänge sitzen während des Sports auf der Ersatzbank und warten bis der Sport vorbei ist.*«

20.5 Implementierung psychosozialer Behandlungsinterventionen für Patienten und Patientinnen mit schweren Zwangsstörungen in den Versorgungsalltag

Mit Bezugnahme auf das integrative Leipziger Versorgungsmodell für Menschen mit schweren Zwangsstörungen (Jahn et al. 2019) soll beispielhaft aufgezeigt werden, wie die Empfehlungen der S3-Leilinien konkret im Versorgungsalltag von Patienten und Patientinnen mit schweren Zwangsstörungen umgesetzt werden und damit einen praktischen Stellenwert erlangen können. Dem Leipziger Versorgungsmodell liegt ein settingübergreifender multimodaler Behandlungsansatz zugrunde, wobei medizinische und soziale als auch arbeitsförderliche therapeutische Angebote im Vordergrund stehen (▶ Abb. 20.3). Es stellt ein am individuellen Bedarf jedes Betroffenen orientiertes Behandlungsangebot dar, das aufgrund der Gemeindenähe direkt im sozialen Aktionsfeld der Betroffenen ansetzen kann. Von Anfang an wird versucht, psychosoziale Behandlungsschritte in einen individuellen Gesamtbehandlungsplan zu integrieren, der vom multiprofessionellen Team umgesetzt wird. Die multiprofessionelle Teameinheit besteht aus verschiedenen Berufsgruppen mit *diagnosespezifischen* Kompetenzen. Die settingübergreifende Planung und Koordination *aller* am Prozess Beteiligten sichert die für die Menschen mit schweren psychischen Erkrankungen empfohlene Behandlungskontinuität. Als Sport- und Bewegungstherapie wird u. a. Klettern gegen den Zwang angeboten. Musiktherapie kann im einzel- als auch gruppentherapeutischen Setting erfolgen. Neben verschiedenen Angeboten für Angehörige wird zudem versucht, die Patienten und Patientinnen mit schweren Zwangsstörungen über den gesamten Behandlungsprozess im Selbstmanagement zu unterstützen. Weiterhin besteht durch das 2018 gegründete Leipziger Netzwerk Zwangserkrankungen die Möglichkeit zum gemeindenahen Trialog.

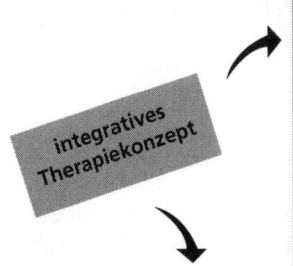

Abb. 20.3: Leipziger Versorgungsmodell für Patienten und Patientinnen mit schweren Zwangsstörungen (modifiziert nach Jahn et al. 2019, S. 410, Abdruck mit freundlicher Genehmigung des Georg Thieme Verlags)

20.6 Zusammenfassung

Psychosoziale Interventionen nehmen im Rahmen von modernen multimodalen Gesamtbehandlungskonzepten für die Behandlung von Menschen mit schweren Zwangsstörungen einen hohen Stellenwert ein. Das Update der S3-Leitlinie »Psychosoziale Interventionen bei schweren psychischen Erkrankungen« (DGPPN 2019) gibt für die psychosozialen Interventionen auf der Basis der besten verfügbaren wissenschaftlichen Evidenz als auch vor dem Hintergrund des deutschen Versorgungssystems Empfehlungen zur psychosozialen Behandlung der Menschen mit schweren psychischen Erkrankungen.

Wie eine konkrete Implementierung der Empfehlungen der S3-Leitlinien in den Versorgungsalltag von Patienten und Patientinnen mit schweren Zwangsstörungen erfolgen kann, konnte anhand des schnittstellenüberwindenden multimodalen Leipziger Versorgungsmodells für Menschen mit schweren Zwangsstörungen verdeutlicht werden. Die settingübergreifende Planung und Koordination aller im Gesamtbehandlungsprozess Beteiligten nimmt innerhalb des Leipziger Versorgungsmodells eine Schlüsselfunktion ein und sichert Menschen mit schweren Zwangsstörungen in der Form eine Behandlungskontinuität, dass längerfristig eine Begleitung des sozialen als auch beruflichen Integrationsprozesses individuell und bedarfsorientiert erfolgen kann.

Wenn es gelingt, Kernelemente der S3-Leitlinie »Psychosoziale Interventionen bei schweren psychischen Erkrankungen« (DGPPN 2019) *und* der diagnosespezifischen S3-Leitlinie Zwangsstörungen (DGPPN 2013) zu kombinieren, bieten sich gerade für Menschen mit schweren Zwangsstörungen Möglichkeiten der Veränderung in Richtung Symptomreduktion als auch Chancen hinsichtlich der Teilhabe am sozialen Leben.

Zusammenfassend kann gesagt werden, dass im Rahmen der Behandlung von Patienten und Patientinnen mit schweren Zwangsstörungen neben den bereits etablierten psychotherapeutischen und pharmakotherapeutischen Therapieelementen *frühzeitig, nachhaltig und konsequent* auf die Förderung von Teilhabechancen im Beruf, sozialen und persönlichen Alltag der Betroffenen geachtet werden sollte.

Literatur

Bundesgesetzblatt (BGBL) (2016a) Gesetz zur Stärkung der Teilhabe und Selbstbestimmung vom Menschen mit Behinderungen – Bundesteilhabegesetz (BTHG). Teil I Nr. 66 ausgegeben zu Bonn am 29. Dezember 2016: 3234–3340. (https://www.bgbl.de, Zugriff am 30.08.2020).

Bundesgesetzesblatt (BGBL) (2016b) Gesetz zur Weiterentwicklung der Versorgung und Vergütung für psychiatrische und psychosomatische Leistungen (PsychVVG). Teil I Nr. 63 ausgegeben zu Bonn am 23. Dezember 2016: 2986–2997 (https://www.bgbl.de, Zugriff am 30.08.2020).

Deutsche Gesellschaft für Psychiatrie und Psychotherapie, Psychosomatik und Nervenheilkunde (DGPPN) (2013) S3-Leitlinie Zwangsstörungen. (https://www.awmf.org/leitlinien/detail/ll/038-017.html, Zugriff am 30.08.2020).

Deutsche Gesellschaft für Psychiatrie und Psychotherapie, Psychosomatik und Nervenheilkunde (DGPPN) (2019) S3-Leitlinie Psychosoziale Therapien bei schweren psychischen Erkrankungen. 2. Aufl. Berlin: Springer.

Jahn I, Becker T, Stengler K (2017) Likely impact of the UN Convention on disability on mental health services. Curr Opin Psychiatry 30(4): 318–322.

Jahn I, Lehnert A, Stengler K (2019) Integrative stationsambulante Behandlung für Patienten mit schweren Zwangserkrankungen – Chancen und Grenzen eines Versorgungsmodells. Psychiatr Prax 46(07): 410–412.

Jahn I, Stengler K (2020) Aufsuchende psychiatrisch psychotherapeutische Versorgung von Menschen mit schweren Zwangserkrankungen. Neurotransmitter. NeuroTransmitter 31 (4): 44–52.

Krasselt A, Stengler K, Steinberg H (2020) Work participation for people with Severe Mental Illnesses: a challenge yesterday and today. Psychiatr Prax 47(5): 273–280.

Kroll M, Beyrich U, Stengler-Wenzke K (2006) Die psychiatrische Institutsambulanz: eine Behandlungsalternative für Patienten mit *therapieresistenten* Zwangserkrankungen. Psychiatr Prax 33(1): 45–50.

Lang FU, Gühne U, Riedel-Heller SG et al. (2015) Innovative patient-centered care systems: international perspectives. Nervenarzt 86(11): 1313–1319.

Riedel-Heller S, Stengler K, Seidler A (2010) Psychische Gesundheit und Arbeit. Psychiatr Prax 39: 196–201.

Stengler K, Olbrich S, Heider D et al. (2013) Mental health treatment seeking among patients with OCD: impact of age of onset. Soc Psychiatr Epidemiol 48(5): 813–819.

Stengler K, Becker T, Riedel-Heller SG (2014) Teilhabe am Arbeitsleben bei Menschen mit schweren psychischen Erkrankungen. Fortschr Neurol Psychiatr 82(1): 43–53.

Stengler-Wenzke K, Angermeyer MC (2005) Inanspruchnahme von professioneller Hilfe durch Patienten mit Zwangserkrankungen. Psychiatr Prax 32: 195–201.

United Nations General Assembly (UN) (2006) Convention on the rights of person with disabilities (CRPD). New York: United Nations (http://www.un-documents.net/a61r106.htm, Zugriff am 30.08.2020).

Voderholzer U, Schlegl S, Külz AK (2011) Epidemiology and health care situation of obsessive-compulsive disorders. Nervenarzt 82(3): 273–274.

Wahl K, Kordon A, Kuelz KA et al. (2010) Obsessive-Compulsive Disorder (OCD) is still an unrecognised disorder: a study on the recognition of OCD in psychiatric outpatients. Eur Psychiatry 25: 374–377.

21 Neue Technik – neue Möglichkeiten? Technologiegestützte Behandlung der Zwangsstörung

Karsten Hollmann und Tobias Renner

21.1 Einleitung

Der Einsatz von technischen Hilfsmitteln ist generationenübergreifend Alltag der Lebenswelt geworden. Insbesondere die Möglichkeiten der digitalen Technik und Medien werden umfassend genutzt und die Kompetenzen im Umgang mit digitalen Endgeräten sind auch bei älteren Menschen stetig steigend. In der Konsequenz werden neue Technologien auch in der Behandlung von psychischen Erkrankungen seit einigen Jahren zunehmend erprobt. Während lange Zeit technikgestützte Behandlungen, auch aufgrund von Datenschutzfragen, hauptsächlich im Rahmen von wissenschaftlichen Projekten durchgeführt wurden, wurde durch die COVID-19-Pandemie eine erhebliche Beschleunigung und Ausbreitung des Einsatzes von technikgestützten Behandlungen bewirkt. Insbesondere videogestützte Therapiesitzungen wurden genutzt, nachdem unter den Bedingungen von Kontaktbeschränkungen die bisherige Behandlung in Präsenzterminen erschwert und auch zeitweise nicht möglich war. Diese besonderen Bedingungen haben zu einer erheblichen Beschleunigung der digitalen Transformation geführt, also der Umsetzung von bereits vorhandenen und erprobten Therapieabläufen in digitale Formate.

Die technischen Voraussetzungen für diese neuen Formen in der Therapie sind hervorragend. Die Verfügbarkeit von geeigneten Endgeräten ist sowohl auf therapeutischer Seite als auch bei den Patienten und Patientinnen sehr hoch und es sind Softwarelösungen erhältlich, die auch sensiblen Datenschutzanforderungen genügen. So können beispielsweise Inhalte von klassischen paper-pencil-Tagesprotokollen problemlos und direkt in die Anwendung einer Diary-App übertragen werden. Jedoch sind in App-Stores hunderttausende digitale Gesundheitsanwendungen als Apps verfügbar, von denen nur für einen sehr geringen Anteil ein Wirknachweis erbracht wurde. Auch ist sicherzustellen, dass die durch die Anwendungen erhobenen und verarbeiteten sensiblen Daten nur für die therapeutischen Zwecke eingesetzt werden. Es ist dabei unerlässlich, dass Art und Weise von Erhebung, Verarbeitung und Nutzung der Daten mit den Patientinnen und Patienten klar und transparent besprochen werden und eine informierte Einwilligung vorliegt. Dies betrifft beispielsweise auch die Einbeziehung von Metadaten, die Auskunft über Nutzungszeiten oder Frequenz der Nutzung von digitalen Gesundheitsanwendungen geben.

Vor einem therapeutischen Einsatz einer digitalen Gesundheitsanwendung ist daher auch genau zu prüfen, ob sie den gegebenen gesetzlichen Rahmenbedingungen entspricht.

21.2 Anwendungsmöglichkeiten neuer Technologien bei Zwangsstörungen

Die Möglichkeiten neuer Technologien können grundsätzlich in der Behandlung von psychischen Erkrankungen angewandt werden. Die unterschiedlichen technischen Herangehensweisen sowie damit zusammenhängende Begriffserläuterungen sind dem Kasten zu entnehmen. Für die erfolgreiche Umsetzung von kognitiver Verhaltenstherapie über digital vermittelte Therapieangebote besteht eine breite Studienlage. Insbesondere und auch für die Behandlung von Zwangsstörungen weist digitalgestützte Therapie ein besonders vielversprechendes Potenzial auf (Ferreri et al. 2019). Der Erfolg von technikgestützter Behandlung bei Zwangsstörungen wird seit Jahren in Studien untersucht, noch beginnend mit Telefoninterventionen (Turner et al. 2014). In verschiedenen Untersuchungen (Andersson et al. 2012; Lenhard et al. 2017a) hat sich gezeigt, dass bereits der Einsatz eines angeleiteten Selbstmanagement-Programms, das Kontakte zwischen Therapeuten bzw. Therapeutinnen und Patienten bzw. Patientinnen per E-Mail oder Telefon beinhaltete, zu einem signifikanten Rückgang der Symptomatik führte. Auch gesundheitsökonomische Betrachtungen zu digital vermittelten Therapien ergeben für Zwangsstörungen durch die Möglichkeit des Einsatzes von Fernbehandlungen und die bessere Erreichung mit spezifischer Therapie Vorteile im Vergleich zu klassischen Therapieangeboten (Lenhard et al. 2017b).

> **Neue Technologien – Begriffsklärungen**
>
> **Digitale Gesundheitsanwendungen (DiGA):** Interventionen, die Informationen über Gesundheitsprobleme und Therapien hierfür mithilfe digitaler Medien (z. B. Websites) und Technik (Computer, App, SMS, E-Mail, Videokonferenz) anbieten.
> **Health-App:** Dies ist eine mobile App, die gesundheitsrelevante Daten sammelt und für den Benutzer und die Benutzerin aufbereitet darstellt. Die Erfassung entsprechender Daten erfolgt in der Regel mithilfe eines Wearable (s. u.).
> **Wearable:** Hierbei handelt es sich um ein kleines Computersystem (sog. smart device), das am Körper getragen oder an der Kleidung angebracht wird. Der tragbare Computer nimmt dabei in der Regel Daten aus der Umgebung auf und verarbeitet diese. Zu den bekanntesten Wearables gehören Fitnessarmbänder, die unter anderem den Herzschlag oder die Aktivität aufzeich-

nen. Häufig werden die Daten zur Auswertung an eine App auf dem Smartphone gesendet.

Ambulatory Assessment: Technikgestützte Datenerhebung im Alltag des Patienten und der Patientin. Erfasst werden Selbstauskünfte über das momentane Befinden und Verhalten, Verhaltensmaße, Bewegungsverhalten und physiologische Messwerte wie z. B. Herzratenvariabilität und elektrodermale Aktivität. Daily-Diary Erhebungen und das Ecological Momentary Assessment (s. u.) stellen ähnliche Ansätze dar, sind jedoch in der Regel auf Selbstberichte beschränkt.

Daily-Diary App: Tagebuchartige Erfassung von Selbstberichten mithilfe einer App.

Ecological Momentary Assessment: Untersuchungsstrategie, mit deren Hilfe über einen bestimmten Zeitraum hinweg zu verschiedenen Messzeitpunkten das Verhalten und Erleben von Personen in deren natürlicher Umgebung erfasst wird. Die Abfrage erfolgt in der Regel über Fragen, die auf Smartphones oder Tablets dargeboten werden.

Blended Care Design: Eine Kombination von Face-to-Face Gesprächen und internetgestützen Interventionen, wobei beide Interventionsformen miteinander verbunden werden. Beispielsweise kommen Online-Videos mit psychoedukativen Inhalten zwischen Face-to-Face-Gesprächen zum Einsatz.

Videogestützte Therapie: Gespräch zwischen Behandler bzw. Behandlerin und Patient bzw. Patientin per Videokonferenz.

Internetgestützte Intervention: Gesundheitsbezogene Interventionen, die über das Internet bereitgestellt werden. Ein wesentliches Unterscheidungsmerkmal ist der Kontaktumfang mit einem Therapeuten oder einer Therapeutin. Dieser reicht von intensiv (Videosprechstunde), über wenig (angeleitetes Selbstmanagement-Programm), bis zu keinem Kontakt (nicht angeleitetes Selbstmanagement-Programm). Innerhalb der Interventionen mit intensivem Kontakt kann zudem zwischen asynchronen Formen (E-Mail) und synchronen (Videogespräch) unterschieden werden.

E-Health (Electronic Health): Gilt als Oberbegriff, unter dem alle elektronischen (primär digitalen) Anwendungen der medizinischen Versorgung zusammengefasst werden.

E-Mental Health (Electronic-Mental-Health): Überbegriff für den Einsatz neuer Medien und digitaler Technologien im Rahmen von Prävention, Behandlung und Nachsorge psychischer Erkrankungen. Hierunter fallen u. a. Gesundheitsapps, onlinebasierte Selbsthilfeprogramme und Videosprechstunden.

Telemedizin: Ermöglicht es, unter Einsatz audiovisueller Kommunikationstechnologien medizinische Leistungen über eine räumliche Distanz hinweg anzubieten. Der Einsatz erfolgt nicht nur für den Kontakt zwischen Arzt bzw. Ärztin und Patient bzw. Patientin, sondern auch zur Kommunikation zwischen Medizinern und Medizinerinnen. Wird häufig synonym mit E-Health verwandt, ist aber eher als ein Anwendungsfall von E-Health einzustufen.

21.2.1 Verbesserung der Verfügbarkeit von spezialisierter Therapie

Durch ein technikgestütztes Behandlungsangebot kann der Zugang zu spezialisierter Therapie generell erleichtert werden. Die Behandlung von Zwangsstörungen durch spezialisierte therapeutische Fachpersonen ist nicht immer ortsnah verfügbar und Betroffene müssen deshalb häufig auch weitere Fahrtwege auf sich nehmen. Insbesondere bei Menschen, die aufgrund von Zwängen unter Einschränkungen leiden, oder bei Kindern und Jugendlichen, die aufgrund ihres Alters für die Überwindung der Fahrtstrecke auf die Unterstützung von anderen angewiesen sind, führt die Möglichkeit einer Fernbehandlung im Rahmen von internetbasierten Behandlungen zu einer deutlichen Erleichterung (Allgaier et al. 2020). Zugleich kann durch den Einsatz von telemedizinischer Behandlung der Sorge vor möglicher Stigmatisierung entgegengewirkt werden. Patientinnen und Patienten müssen nicht regelmäßig und für andere sichtbar die Therapieräume physisch aufsuchen, was die Inanspruchnahme von therapeutischen Angeboten behindern kann.

21.2.2 Therapiematerialien per Cloud

Hinsichtlich der Bereitstellung von Therapiematerialien bieten cloudbasierte Ansätze neue Möglichkeiten mit den Vorteilen von niedrigschwelligen Zugängen und konstanter Verfügbarkeit. Arbeitsmaterialien können für Patientinnen und Patienten und an der Therapie beteiligten Angehörige über das Internet leicht und zuverlässig zugänglich und dennoch geschützt zur Verfügung gestellt werden. Über die Nutzung von Clouds besteht die Möglichkeit der Bearbeitung von Arbeitsmaterialien in sicheren und persönlich zugewiesenen Datenräumen. Je nach Therapiefortschritten kann entsprechendes Material individualisiert freigeschaltet werden. Psychoedukationsmaterial oder therapeutische Hausaufgaben können in die Cloud für Betroffene sowie Angehörige eingestellt werden und, beispielsweise in videogestützten Therapiestunden, mit den behandelnden Fachpersonen gemeinsam besprochen werden. Die Nutzung von Metadaten, die angeben, ob und wann eine Bearbeitung der Cloud-Inhalte durch die Patientinnen und Patienten erfolgt ist, erlauben Therapeutinnen und Therapeuten unter anderem die Einschätzung der Therapie-Adhärenz. In der gemeinsamen Reflexion des Therapieverlaufs können so Hindernisse in der Durchführung von Therapieaufgaben frühzeitig thematisiert und im therapeutischen Prozess bearbeitet werden.

21.2.3 Einsatz von spezifischen Softwarelösungen bei Zwangsstörungen

Während in Clouds therapeutische Inhalte in Dokumentenform technisch einfach übertragen werden können, bieten für Zwangsstörungen programmierte Softwarelösungen (*Application Software*, *Apps*) als digitale Gesundheitsanwendungen die Möglichkeit, differenzierte und spezifisch für Zwangsstörungen angepasste Inhalte zu nutzen. Digitale Gesundheitsanwendungen, die auf den digitalen Endgeräten der Betroffenen installiert werden, sind Meilensteine des Ambulatory Assessments, bei dem Daten im natürlichen Lebensumfeld erhoben werden. Das Führen von Protokollen und Selbsteinschätzungen zwischen den Therapiestunden ist ein bewährtes therapeutisches Werkzeug, und dient sowohl der Eigenreflexion als es auch der konkreteren Erfassung von aktuellen Problemstellungen oder therapeutischen Erfolgen. Die Erhebung von Daten unmittelbar im Alltag der Patientinnen und Patienten ist dabei als ökologisch valider zu betrachten als beispielsweise eine retrospektive Abfrage von Symptomausprägungen. Durch den Einsatz von entsprechenden Softwarelösungen (Diary-Apps) können Verlaufseinträge über die empfundene Symptomschwere von Zwängen oder besonders schwierige Situationen im Alltag zeitlich noch genauer zugeordnet werden. Über aktive Erinnerungsfunktionen (z. B. Textnachrichten und Signaltöne) können digitale Gesundheitsanwendungen ein zuverlässigeres Eintragen durch die Patientinnen und Patienten erreichen und so die Rate von retrospektiver Einschätzung oder fehlenden Daten senken. Des Weiteren ist ein individueller Einsatz der abgefragten Items möglich, die nach den aktuellen Symptomen der Betroffenen angepasst werden kann. So kann durch den Austausch von abgefragten Inhalten ein Symptomwechsel schnell und unkompliziert aufgegriffen werden. Durch die Funktionalität der Software können auch Therapieerfolge im Alltag und positive Erlebnisse genauer erfasst und zum Ressourcenaufbau eingesetzt werden.

Neben digital unterstützten Protokollstrukturen können über digitale Gesundheitsanwendungen auch Zugänge zum Einsatz kommen, in denen die Betroffenen interaktiv beispielsweise Psychoedukation und Stärkung von Therapiemotivation nutzen können. Dabei können Bedürfnisse von einzelnen Zielgruppen gesondert angesprochen werden und altersentsprechende Inhalte und Designs beispielsweise in *Serious Games/Edu-Games* eingesetzt werden, die über spielerische Ansätze therapeutische Inhalte vermitteln. Eine der ersten und sehr erfolgreichen Anwendungen in diesem Bereich wurde für Kinder entwickelt *(Ricky and the Spider)*. Sie bietet betroffenen Kindern unter anderem eine computeranimierte Identifikationsfigur, über die sie neben psychoedukativen Inhalten auch Zugang zu eigenen Problemstellungen erlangen und Lösungsstrategien entwickeln können (Brezinka 2013).

21.2.4 Videogestützte Therapie von Zwangsstörungen

Der derzeit am breitesten für die Therapie genutzte technologiegestützte Ansatz betrifft videogestützte Therapiesitzungen im Sinne einer Transformation bestehender Therapieabläufe in eine digitale Umsetzung. Diese wurden im Rahmen der Kontaktbeschränkungen während der COVID-19-Pandemie breit genutzt und fanden regional auch überdauernd Eingang in die Regelversorgung von psychisch erkrankten Menschen. Durch die Videoformate wird ortsunabhängig das therapeutische Gespräch ermöglicht, bei dem Patientinnen und Patienten sowie Therapeutinnen und Therapeuten im Gegensatz zu telefonischen Kontakten auch über

Mimik und Gestik kommunizieren können. Der Einsatz von videogestützten Therapiesitzungen erlaubt in der Behandlung von Zwangsstörungen insbesondere die Begleitung von Expositionsübungen im häuslichen Umfeld. Möglicherweise kann hierdurch auch die ökologische Validität im Alltag erhöht werden (Storch et al. 2011). Angesichts der Tatsache, dass viele Therapeutinnen und Therapeuten die Begleitung von Expositionsübungen aufgrund von mangelnden Zeit-Ressourcen nach eigenen Angaben nur unzureichend einsetzen (Moritz et al. 2019; Pittig et al. 2019), bieten videogestützte Lösungen sehr gute Behandlungsalternativen. Auch ein virtueller Hausbesuch zur Einschätzung der häuslichen Bedingungen für die Therapieplanung kann so leichter verwirklicht werden.

Dennoch bestehen im Vergleich zu klassischen Therapiesitzungen Einschränkungen bezüglich der Wahrnehmbarkeit von Nuancen und nonverbaler Kommunikation, die auch in Expositionsübungen für die behandelnden Fachpersonen bzgl. der Bewertung des Therapieverlaufs wichtig sein können. Ob ein Verlust dieser Nuancen beispielsweise die therapeutische Beziehung einschränkt oder gar therapeutische Erfolge mindert, ist durch die Studienlage noch nicht ausreichend geklärt (Allgaier et al. 2020). Der Einsatz von Wearables wie Datenbrillen oder anderen Sensoren könnte zukünftig derartige Einschränkungen ausgleichen. Bezogen auf die videogestützte Behandlung von Zwangsstörungen ist jedoch festzuhalten, dass in den bisher verfügbaren Studien sowohl die Zufriedenheit auf Seiten von Patientinnen und Patienten und Behandlerinnen und Behandlern als auch die Therapieadhärenz als nicht gemindert einzuschätzen sind (Hollmann et al. 2019; Vogel et al. 2014). Durch die bestehenden Studien werden als sehr gut einzuschätzende Therapieerfolge berichtet, die auch über Nachuntersuchungen hinweg anhalten (Comer et al. 2017; Storch et al. 2011).

21.2.5 Einsatz von Wearables

Neben der digitalen Transformation von bestehenden Therapieverfahren hinaus werden durch die neuen Technologien auch technikgetriebene Innovationen in Diagnostik und Therapie in Studien erprobt. Ein Beispiel dafür ist die Erhebung und Einbeziehung von physiologischen Daten in Expositionssituationen. Über den Einsatz von tragbaren Computersystemen können entsprechende Daten gewonnen werden. Solche Wearables, die Rückschlüsse auf beispielsweise die Herzrate oder Bewegungsverhalten erlauben, werden bereits verbreitet von Verbrauchern im Alltag zum Selbstmonitoring verwendet. Der Einsatz von Wearables für Therapien ist jedoch in der Regel noch auf Studien-Settings beschränkt, auch weil die kommerziell erhältlichen Geräte nicht für die Einhaltung der notwendigen Datenschutzbestimmungen für die Anwendung im therapeutischen Bereich vorgesehen sind. Zukünftig ist jedoch davon auszugehen, dass auch für den therapeutischen Einsatz von Wearables Lösungen bereitstehen werden, die über verschiedene Datenqualitäten zu einer individualisierten Behandlung beitragen.

So können Bilddaten über beispielsweise Datenbrillen (*smart glasses*) aufgezeichnet und übertragen werden und während Expositionsbehandlungen den begleitenden Fachpersonen eine bessere Einschätzung der Therapiesituation ermöglichen. Die Erfassung von stressrelevanten Daten kann die Intensität der Symptomatik widerspiegeln, sowohl innerhalb von Therapiesituationen als auch im Alltag der Betroffenen. Physiologische Daten können im Zusammenhang mit dem Situationskontext die Intensität der Belastung durch Zwangssymptome widerspiegeln. In experimentellen Ansätzen werden hier unter anderem die Herzrate mit Herzratenvariabiliät, die Hautleitfähigkeit und die Pupillenweite erfasst und einer integrierten Auswertung zugeführt. Diese könnten durch Fachpersonen in der Therapie verwendet werden, sowohl als zusätzliche Informationsbausteine für die Therapieplanung und die Einschätzung des Therapieverlaufs, als auch im Sinne eines Biofeedbacks für die Patientinnen und Patienten zur Veranschaulichung von vegetativen Reaktionen im Rahmen der Therapie. Es ist durchaus wahrscheinlich, dass es durch die Integration von verschiedensten, aus Wearables gewonnenen Daten gelingt, mithilfe von Analysen durch künstliche Intelligenz qualitative Aussagen über die individuellen Bedingungen von Patientinnen und Patienten zu treffen, um daraus in der Therapie noch genauer abgestimmte therapeutische Interventionen abzuleiten.

21.3 Praktische Aspekte in der therapeutischen Anwendung digitaler Medien bei Zwangsstörungen

Die aktuelle Studienlage zeigt, dass der Einsatz von technikbasierten Interventionen im Rahmen der Behandlung von Kindern und Jugendlichen mit Zwangsstörungen den Zugang zu therapeutischen Angeboten erleichtern kann. Dies wird z. B. in der Untersuchung von Storch und Kollegen (2011) deutlich, bei der 74 % der Patientinnen und Patienten mehr als 140 Kilometer vom Studienzentrum entfernt lebten. Die kognitiv-verhaltenstherapeutische Behandlung erfolgte per Videokonferenz, so dass die Entfernung keine Rolle spielte. Ein signifikanter Rückgang der Zwangssymptomatik in der Behandlungsgruppe konnte erzielt werden. Zudem wurde die Wirksamkeit dieses Ansatzes im Vergleich mit einer Wartelisten-Kontrollgruppe nachgewiesen ($d = 1.36$).

Bei Betroffenen, die aufgrund ihrer Zwänge Schwierigkeiten haben, ihre Wohnung zu verlassen, kann ein videogestützter Behandlungsbeginn sinnvoll bzw. sogar notwendig sein, um überhaupt in Kontakt mit dem behandelnden Personal treten zu können. Gleichzeitig muss jedoch darauf geachtet werden, dass eine digital vermittelte Therapie nicht unfreiwillig dazu beiträgt, Vermeidungsverhalten aufrechtzuerhalten. Im Verlauf kann es deshalb notwendig werden, Therapiesitzungen auch im klassischen Setting durchzuführen.

Damit die Vorteile, die der Einsatz von neuen Technologien mit sich bringen kann, voll zum Tragen kommen, ist vonseiten der Fachpersonen für die Durchführung auf verschiedene Aspekte zu achten. Zunächst müssen die eingesetzten technikbasierten Interventionen und Anwendungen verschiedene Basisanforderungen erfüllen. Hierzu gehört die Datensicherheit, Klarheit darüber, für welche Symptomatik welche Anwendung geeignet ist und ein Nachweis über deren Wirksamkeit. Dies einzuschätzen, war bislang für Fachpersonen eine große Herausforderung. Gesetzliche Rahmenbedingungen werden derzeit geschaffen, beispielsweise in Deutschland in Form des Digitalen Versorgung Gesetzes, das 2019 in Kraft trat (BGBl. I S. 2562). Einschränkend ist anzufügen, dass für Zwangsstörungen noch keine geprüfte Anwendung vorliegt.

21.3.1 Technische Voraussetzungen

Grundvoraussetzung für den Einsatz von technikgestützten Therapieverfahren in der Versorgung ist das Vorliegen einer Zertifizierung für das anzuwendende Verfahren. Auch sollten die Anbieter entsprechenden technischen Support anbieten. Damit der Einsatz der Technik reibungslos funktioniert, ist es empfehlenswert, die Bild- und Tonübertragung vor der ersten Sitzung zu testen. Mit den Familien sollte zudem vorab besprochen werden, welche Voraussetzungen ein Raum zu Hause mitbringen sollte, um für Therapiesitzungen geeignet zu sein. Hierzu gehört insbesondere, dass die Privatsphäre des Patienten oder der Patientin gewahrt bleibt und andere Familienmitglieder das Therapiegespräch nicht gegen seinen oder ihren Willen mitverfolgen können. Auch für die Räumlichkeiten der Fachpersonen sind verschiedene Aspekte zu beachten. Um vom Gegenüber gut gesehen zu werden, ist eine angemessene Ausleuchtung des Raums wichtig. Als äußerst ungünstig hat sich herausgestellt, wenn sich im Hintergrund ein Fenster oder eine andere Lichtquelle befindet, da selbst geringer Lichteinfall dazu führt, dass nur noch die Silhouette gesehen wird. Mimische Regungen zu erkennen, ist dann nicht mehr möglich.

Um bei einer telemedizinisch begleiteten Exposition im häuslichen Rahmen ausreichend mobil zu sein, sollten die Patientinnen und Patienten ein tragbares Endgerät einsetzen. Hierfür eignen sich wegen des im Vergleich zum Smartphone größeren Displays vor allem Tablets. Auf diesem Weg können Fachpersonen den Ablauf der Übung, ähnlich wie in der klassischen Therapie aktiv begleiten.

21.3.2 Einbezug von Angehörigen

In verschiedener Hinsicht stellen Gespräche, an denen mehrere Familienmitglieder gleichzeitig teilnehmen, Herausforderungen dar. In technischer Hinsicht ist dies, dass schon ab drei Personen die beiden außen Sitzenden oftmals nicht mehr vollständig zu sehen und auch akustisch nicht mehr gut zu verstehen sind. Bei Familiengesprächen ist deshalb die Positionierung der Gesprächsteilnehmenden vor der Webcam besonders wichtig. In der Regel ist es notwendig, dass diese eng zusammensitzen und sich etwas weiter entfernt von der Kamera befinden als im Einzelgespräch. Auf diesen Umstand sollte die Fachperson vorab hinweisen und ggf. die Gesprächsteilnehmenden darum bitten. Alternativ kann diese Problematik technisch über die Anschaffung einer höherwertigen Ausstattung gelöst werden. Hier empfiehlt es sich, auf Webcams mit einem größeren Blickfeld (ca. 90 Grad) zurückzugreifen. Zudem kann ein spezielles Tischmikrofon, das für Videokonferenzen geeignet ist, genutzt werden.

Eine weitere Herausforderung für Fachpersonen kann in der Moderation des Gesprächs liegen. Häufig gestaltet sich die Interaktion zwischen den Familienmitgliedern deutlich authentischer und dynamischer, da sie sich in ihrem gewohnten und sicheren Umfeld befinden. Gleichzeitig stehen den Fachpersonen ausschließlich verbale Mittel zur Verfügung, um zu intervenieren. Hoch sinnvoll ist deshalb, auf diesen Umstand hinzuweisen, gemeinsam mit der Familie festzulegen, wie der Umgang miteinander gestaltet werden soll, um massive Konflikte zu verhindern und sich als Fachperson die Erlaubnis zu holen, im Notfall jemanden hinausschicken zu dürfen.

21.3.3 Problemstellungen in der Anwendung von technikgestützter Behandlung

Bei den Vorteilen, die der Einsatz von digitalen Medien im Sinne der Ortsunabhängigkeit bietet, bestehen auch Limitierungen und Nachteile. So ist die Einschätzung der Gesamtsituation bei videogestützten Formaten erschwert, da für sie per Webcam nur ein Ausschnitt der Situation und des Gegenübers sichtbar ist. Dadurch, dass die Betroffenen nicht vollständig zu sehen sind, können nonverbale Signale, beispielsweise für Anspannung, von Therapeutinnen und Therapeuten schwerer interpretiert werden. Auch ist es schwer zu differenzieren, ob die Betroffenen zwangsbesetzte Gegenstände nur oberflächlich berühren oder dezente, über den Bildschirm kaum identifizierbare Zwangshandlungen ausführen. Eine weitere Besonderheit, die der begrenzte Bildausschnitt mit sich bringt, ist, dass Betroffene Handlungen der Fachpersonen nicht fälschlicherweise als Desinteresse und mangelnde Präsenz interpretieren. Aus diesem Grund ist ein höheres Maß an verbalen Informationen notwendig.

Auch ist bei der Therapieplanung zu berücksichtigen, welche komorbiden psychischen Störungen vorliegen. Insbesondere bei einer depressiven Erkrankung, verbunden mit wiederkehrenden lebensüberdrüssigen Gedanken oder Suizidalität, sind reine Selbstmanagementprogramme, oder Interventionen, bei denen der Kontakt zwischen Betroffenen und Behandlern und Behandlerinnen primär über E-Mail erfolgt, als ungünstig einzustufen. Warnsignale hinsichtlich einer suizidalen Entwicklung sind deutlich schwieriger wahrzunehmen und Fachpersonen können gegebenenfalls nicht angemessen zeitnah reagieren. Hingegen sind videogestützte Therapien für Menschen mit Zwängen, bei denen auch das Thema Suizidalität immer wieder eine Rolle spielt, nicht per se ungeeignet. Hierbei müssen jedoch verschiedene Absicherungsmaßnahmen getroffen werden. Die Organisation der Anwesenheit von Angehörigen im Haushalt während der Therapie, die im Krisenfall hinzugezogen werden können und die örtliche Versorgung sicherstellen, gehört beispielsweise hierzu. Auch ist es sinnvoll, dass solche Patientinnen oder Patienten unabhängig von der spezialisierten telemedizinischen Behandlung wohnortnah eine psychiatrische Anbindung haben und im Krisenfall dort vorgestellt werden können.

21.4 Zusammenfassung

Zusammenfassend ist auch durch die Kontaktbeschränkungen im Rahmen der COVID-19-Pandemie der Einsatz von videogestützter Therapie im Versorgungsalltag angekommen. Digital vermittelte Therapien bieten Vorteile, beispielsweise aufgrund der ortsunabhängigen Verfügbarkeit von spezialisierter Therapie. Insgesamt ist trotz der vielversprechenden grundsätzlichen Anwendungsmöglichkeiten und positiver Studienergebnisse die Datenlage zum Einsatz von neuen Technologien bei Zwangsstörungen als noch nicht gefestigt zu betrachten. Insbesondere sind noch keine Aussagen möglich, für welche Patientinnen und Patienten digitale Ansätze besonders geeignet sind. Zukünftig ist zu erwarten, dass neben dem Einsatz von videogestützter Therapie durch den alltagsbezogenen Einsatz von Wearables qualitativ neue Daten gewonnen werden, die beispielsweise für eine differenzierte Diagnosestellung sowie zur individuell abgestimmten Durchführung von Therapieaufgaben eingesetzt werden können. Ein weiterer Schritt könnte dabei die Anwendung von Analysen durch künstliche Intelligenz sein, die die Identifikation und Einordnung von Symptomen erleichtern kann. Bei all den spannenden technischen Entwicklungen, die helfen werden, die Behandlung von Menschen mit Zwangsstörungen zu verbessern, ist dennoch festzuhalten: Eine belastbare therapeutische Beziehung bleibt auch zukünftig die tragende Basis für eine gelingende Psychotherapie.

Literatur

Allgaier K, Schmid J, Hollmann K et al. (2020) Times are changing: digitalisation in child and adolescent psychotherapy. European Child & Adolescent Psychiatry 31: 1–4.
Andersson E, Enander J, Andrén P et al. (2012) Internet-based cognitive behaviour therapy for obsessive–compulsive disorder: a randomized controlled trial. Psychological Medicine 42(10): 2193–2203.
Bundesgesetzblatt (2019) Teil I, Nr. 49, S. 2562 Gesetz für eine bessere Versorgung durch Digitalisierung und Innovation (Digitale-Versorgung-Gesetz – DVG).
Brezinka V (2013) Ricky and the Spider – a video game to support cognitive behavioural treatment of children with obsessive-compulsive disorder. Clinical Neuropsychiatry 10 (Suppl. 1): 6–12.
Comer JS, Furr JM, Kerns, CE et al. (2017) Internet-delivered, family-based treatment for early-onset OCD: A pilot randomized trial. Journal of Consulting and Clinical Psychology 85(2): 178–186.

Ferreri F, Bourla, A, Peretti, CS et al. (2019) How New Technologies Can Improve Prediction, Assessment, and Intervention in Obsessive-Compulsive Disorder (e-OCD): Review. JMIR Mental Health 6(12): e11643.

Hollmann K, Conzelmann A, Nickola M et al. (2019, April) Internetbasierte Psychotherapie bei Kindern und Jugendlichen mit Zwangsstörungen: Evaluation einer Pilotstudie. Beitrag präsentiert auf dem 36. Kongress der Deutschen Gesellschaft für Kinder- und Jugendpsychiatrie, Mannheim.

Lenhard F, Andersson E, Mataix-Cols D et al. (2017a) Therapist-guided, internet-delivered cognitive-behavioral therapy for adolescents with obsessive-compulsive disorder: a randomized controlled trial. Journal of the American Academy of Child & Adolescent Psychiatry 56(1): 10–19.

Lenhard F, Ssegonja R, Andersson E et al. (2017b) Costeffectiveness of therapist-guided internet-delivered cognitive behaviour therapy for paediatric obsessive–compulsive disorder: results from a randomised controlled trial. BMJ Open 7: e015246.

Moritz S, Külz AK, Voderholzer U et al. (2019) »Phobie à deux« and other reasons why clinicans do not apply exposure with response prevention in patients with obsessive-compulsive-disorder. Cognitive Behaviour Therapy 48(2): 162–176.

Pittig A, Kotter R, Hoyer J (2019) The Struggle of Behavioral Therapists With Exposure: Self-Reported Practicability, Negative Beliefs, and Therapist Distress About Exposure-Based Interventions. Behavior Therapy 50: 353–366.

Storch EA, Caporino NE, Morgan JR et al. (2011) Preliminary investigation of web-camera delivered cognitive-behavioral therapy for youth with obsessive-compulsive disorder. Psychiatry research 189(3): 407–412.

Turner CM, Mataix-Cols D, Lovell K et al. (2014) Telephone Cognitive-Behavioral Therapy for Adolescents With Obsessive-Compulsive Disorder: A Randomized Controlled Noninferiority Trial. Journal of the American Academy of Child & Adolescent Psychiatry 53(12): 1298–1307.

Vogel PA, Solem S, Hagen K et al. (2014). A pilot randomized controlled trial of videoconference-assisted treatment for obsessive-compulsive disorder. Behaviour Research and Therapy 63: 162–168.

22 Einbezug von Angehörigen in die Behandlung

Susanne Fricke

22.1 Einleitung

In der verhaltenstherapeutischen Behandlung von Zwangserkrankungen spielen die Menschen aus dem nahen Umfeld der Patienten und Patientinnen häufig eine bedeutsame Rolle, denn in vielen Fällen sind nicht nur sie selbst von den Zwängen betroffen, sondern auch ihre Angehörigen[2]. Nicht selten sind diese – ursprünglich aus dem Wunsch heraus, die Patientin oder den Patienten zu unterstützen – im Laufe der Zeit zunehmend Teil des Zwangssystems geworden. Auf diese Weise tragen sie ungewollt zur Aufrechterhaltung der Symptomatik bei, indem sie Rückversicherungen geben, Zwangshandlungen ausführen oder sich an zwangsbedingte Vorgaben halten. Zwänge können außerdem interpersonelle Funktionalitäten haben, wie beispielsweise die Regulation von Nähe und Distanz oder die Vermeidung von Anforderungen (Fricke 2021; Külz et al. 2010), deren Bearbeitung aussichtsreicher ist, wenn die beteiligten Interaktionspartner und -partnerinnen in die Therapie einbezogen werden. »Schwierige« Angehörige können zudem die Therapie erheblich erschweren. Auf der anderen Seite sind nicht selten Angehörige durch die Erkrankung in ihrer eigenen Lebensqualität beeinträchtigt (Stengler-Wenzke et al. 2006) oder sogar psychisch erheblich belastet (Trosbach et al. 2003), so dass auch hier gemeinsame Gespräche sinnvoll sein können.

Positive Beziehungen stellen zudem eine große Ressource aufseiten des Patienten und der Patientin dar. Gut informierte und engagierte Angehörige können einen wertvollen Beitrag zum Gelingen der Therapie leisten, indem sie den Patienten und die Patientin emotional unterstützen, als Modell für gesunde Einstellungen und Verhaltensweisen herangezogen werden können, bei symptombezogenen Interventionen motivieren oder auch mitarbeiten sowie den Ausgleich in anderen Lebensbereichen fördern können.

Daher sind die Erfolgsaussichten für eine Therapie oft höher, als wenn nur eine Einzeltherapie stattfindet. Thompson-Hollands et al. (2014) konnten im Rahmen einer Metaanalyse nachweisen, dass Patientinnen und Patienten nicht nur eine höhere Reduktion der Zwangssymptomatik erreichten, sondern auch in anderen Lebensbereichen stärker profitierten, wenn Angehörige in die Behand-

---

[2] Mit dem Begriff »Angehörige« sind nicht nur Familienmitglieder gemeint, sondern alle Menschen im privaten Umfeld eines Patienten oder einer Patientin, die von der Erkrankung mitbetroffen sind.

lung einbezogen waren. Als bedeutsam erwies sich insbesondere die Reduktion der Eingebundenheit von Angehörigen in die Symptomatik. In einer eigenen Studie konnten Thompson-Hollands et al. (2015) zudem zeigen, dass bereits zwei Sitzungen ausreichen, um signifikant bessere Therapieergebnisse zu erzielen.

Im Folgenden werden daher verschiedene Möglichkeiten dargestellt, wie Angehörige in eine Therapie einbezogen werden können. In welcher Form das geschieht, hängt vom Bedarf und den Möglichkeiten im Einzelfall ab und muss individuell entschieden werden. Sind die Beziehungen unproblematisch bzw. unterstützend, reicht häufig ein gemeinsames Gespräch aus. Ist das nicht machbar, kann die Vermittlung von Inhalten für den Angehörigen auch durch die Patientin oder den Patienten erfolgen, die oder der vorher von der Therapeutin oder vom Therapeuten entsprechend informiert wurde. In anderen Fällen können mehrere gemeinsame Termine erforderlich sein.

22.2 Eingangsphase

Sehr häufig bekommt man bereits im Erstgespräch mit einem Patienten oder einer Patientin einen Eindruck davon, ob es nahestehende Bezugspersonen gibt und wie das Verhältnis zu diesen ist. Je länger eine Zwangserkrankung bereits andauert und je stärker sie ausgeprägt ist, desto höher ist die Wahrscheinlichkeit, dass Angehörige im Hinblick auf die Erkrankung eine Rolle spielen, insbesondere, wenn sie mit der Patientin oder dem Patienten zusammenwohnen.

Da die in der Eingangsphase erhobenen Informationen die Grundlage für die gemeinsame Entwicklung eines Störungsmodells, die Ableitung der Therapieziele und die Therapieplanung bilden, sollte man in dieser Phase möglichst konkrete Informationen über die Bedeutung der Angehörigen und mögliche Zusammenhänge zur Zwangserkrankung erfragen. Der Therapeut oder die Therapeutin sollte am Ende der Eingangsphase für sich folgende Fragen beantworten können:

- Welche Angehörigen sind relevant für die Therapie?
- Ist die Beziehung positiv? Ist die Bezugsperson eine Ressource? In welcher Weise könnte sie zu einem Gelingen der Therapie beitragen? Ist sie motiviert dazu?
- Ist die Beziehung problematisch? Gibt es viele Konflikte aufgrund der Zwangserkrankung? Gibt es andere Konflikte?
- Trägt die Person zur Aufrechterhaltung der Zwänge durch »Mithilfe« beim Zwang bei? Gibt es Hinweise auf interindividuelle Funktionalitäten in der Beziehung?
- Wie belastet ist der oder die Angehörige?

- Gibt es dringenden Handlungsbedarf (z. B. wenn Kinder übermäßig in die Erkrankung einbezogen sind, einer der Beteiligten körperlich aggressiv wird oder Partner oder Partnerin sich trennen will)?

Aus Sicht der Autorin ist es empfehlenswert, der Patientin oder dem Patienten bereits in den ersten Gesprächen zu signalisieren, dass wichtige Bezugspersonen in der Therapie willkommen sind und gern ein gemeinsames Gespräch stattfinden kann, wenn alle Beteiligten dies wünschen. Die Reaktion auf dieses Angebot ist in der Regel positiv, denn viele Angehörige haben selbst den Wunsch, in die Therapie miteinbezogen zu werden, wollen sich aber auch nicht aufdrängen. Sie haben oft eigene Anliegen und Fragen, die sich auf die Zwangserkrankung und deren Auswirkungen beziehen, wollen den Betroffenen gern konstruktiv unterstützen, sind sich aber unsicher, wie sie das am besten tun können. Belastete Angehörige haben zudem oft den Wunsch, auch einmal ihre Seite darzustellen und Hinweise zu bekommen, was sie für sich tun können.

Wann ein gemeinsames Gespräch sinnvoll ist, hängt von den Anliegen selbst ab. Wenn kein akuter Druck besteht, ist es empfehlenswert, zuerst einmal die Informationserhebung sowie die Erarbeitung eines störungsspezifischen Modells abzuschließen und erst im Anschluss einen gemeinsamen Termin zu vereinbaren. Dann haben Sie selbst bereits ausreichend Informationen erhoben, Sie haben eine genauere Vorstellung davon, welche Anliegen Sie selbst für das Gespräch haben und können die Fragen des Angehörigen besser beantworten (siehe auch Fricke 2021, Leitfaden für unproblematische Angehörigengespräche, S. 114 f.).

Angehörige haben häufig das Anliegen, die Symptomatik besser verstehen zu können und vom Therapeuten allgemein verständliche Informationen über das Störungsbild, die aktuelle Verhaltenstherapie und andere Behandlungsoptionen sowie deren Erfolgsaussichten zu erhalten (Rufer und Fricke 2012). Viele wünschen zudem konkrete Tipps und Hilfen, wie sie den Patienten und die Patientinnen unterstützen können. Besteht der Wunsch, sich über das Gespräch hinaus weiter zu informieren oder die Inhalte noch zu vertiefen, so kann Selbsthilfeliteratur empfohlen werden (beispielsweise Fricke und Armour 2018; Rufer und Fricke 2016). Wichtig ist auch, dass der Therapeut oder die Therapeutin Anerkennung für das Engagement der Angehörigen ausspricht, da sie selbst dieses häufig für selbstverständlich halten.

Ein Termin sollte möglichst frühzeitig vereinbart werden, wenn die Patientin oder der Patient Schwierigkeiten hat, offen über ihre oder seine Symptomatik zu sprechen, so dass die Therapeutinnen und Therapeuten selbst kein umfassendes Bild bekommen können. Dann stellen Informationen von Angehörigen eine wichtige Ergänzung zum Bericht der Patientin oder des Patienten dar. Auch wenn stärkere Konflikte bestehen, ist es sinnvoll, möglichst bald einen Gesprächstermin zu vereinbaren (siehe auch Fricke 2021, Leitfaden für schwierige Angehörigengespräche, S. 116 ff.).

Fallbeispiel

Frau P., eine 19-jährige Auszubildende mit mäßig ausgeprägter Introspektionsfähigkeit, berichtete von häufigen Konflikten mit ihren Eltern aufgrund ihrer Waschzwänge, unter denen sie sehr leide. Gleichzeitig fühlte sie sich von ihren Eltern sehr unter Druck gesetzt, umgehend Fortschritte zu erreichen. Trotz wiederholtem und genauem Nachfragen wurde der Therapeutin nicht deutlich, was für die Eltern problematisch war, da Frau P. nur eine milde Symptomatik beschrieb. Mit dem Einverständnis aller Beteiligten wurde sehr schnell ein gemeinsamer Termin vereinbart. Ziel war einerseits, Informationen aus der Elternperspektive zu erhalten, andererseits die Eltern über den Ablauf einer Therapie zu informieren und um Verständnis zu bitten, dass Fortschritte erst in ein paar Wochen bis Monate zu erwarten sind.

Viele Angehörige sind schon dadurch sehr entlastet, dass die Patientin oder der Patient sich in Therapie begeben hat und sie selbst sich informiert und einbezogen fühlen. Sind Angehörige erheblich psychisch belastet, so sollte gemeinsam nach Möglichkeiten der Abgrenzung und des Ausgleichs für sie gesucht werden. Häufig haben Angehörige Schuldgefühle gegenüber dem Patienten bzw. der Patientin. Dann kann das Argument helfen, dass sie längerfristig den Betroffenen besser unterstützen können, wenn sie selbst ausgeglichener sind (Fricke und Rufer 2009). Man kann außerdem den Austausch mit anderen beispielsweise im Rahmen von Angehörigengruppen oder in Diskussionsforen im Internet anregen. Im Einzelfall sollte auch die Inanspruchnahme eigener Beratung oder Therapie in Betracht gezogen werden, um die eigene psychische Stabilität wiederherzustellen.

Immer wieder ist man als Therapeutin oder Therapeut auch damit konfrontiert, dass Angehörige durch problematisches Verhalten dazu beitragen, dass Zwänge stärker werden. Auch in solchen Fällen ist es wichtig, den Angehörigen früh einzubeziehen, damit die Patientin oder der Patient Fortschritte machen kann.

Fallbeispiel

Frau M., Mutter eines zweijährigen Sohns, kam immer sehr erschöpft in die Therapie, für das Ausfüllen der Fragebögen fand sie häufig keine Kraft, weil sie sich um Haushalt und Kinderbetreuung kümmern musste. Zwänge nahmen aufgrund der Erschöpfung immer mehr zu. Bei Nachfragen stellte sich heraus, dass sie sich aufgrund ihrer selbstunsicheren Persönlichkeit nicht traute, mit ihrem Ehemann über die Aufgabenverteilung zu sprechen, damit sie etwas Zeit für sich hat. Da sie trotz Vorbesprechung und Einüben im Rollenspiel mit der Therapeutin keinen Mut für das Gespräch fand, wurde der Ehemann zu einem gemeinsamen Gespräch eingeladen, in welchem Frau M. mit Unterstützung der Therapeutin ihre Wünsche formulierte.

22.3 Arbeit am Symptom

Die Bearbeitung der Zwangssymptomatik steht häufig am Beginn der eigentlichen Therapie, da diese für Patientinnen und Patienten meist ein Hauptanliegen darstellt und sie diesbezüglich den höchsten Leidensdruck haben. Angehörige können in mehrerlei Hinsicht zum Erfolg beitragen.

Reduktion zwangsverstärkender Verhaltensweisen: Wenn Angehörige in die Symptomatik eingebunden sind, so ist die Reduktion dieser Mithilfe unbedingt im Rahmen der symptombezogenen Therapieplanung zu berücksichtigen, da sonst keine längerfristige Besserung zu erwarten ist.

Viele Angehörige haben in der Vergangenheit die Erfahrung gemacht, dass es für den Betroffenen kurzfristig hilfreich war, wenn sie Mitarbeit beim Zwang leisteten, längerfristig Zwänge und damit verbunden die benötigte Mitarbeit aber zunahmen. Versuche, sich dem wieder zu entziehen, hatten sich häufig als wenig erfolgreich erwiesen, sondern zu Auseinandersetzungen mit dem Betroffenen und zu Schuldgefühlen seitens des Angehörigen geführt. Sie benötigen daher genauere Informationen über die längerfristig problematischen Auswirkungen ihrer Mithilfe beim Zwang. Dieses Verständnis erleichtert es ihnen, im Therapieverlauf in den entsprechenden Situationen konsequent die Mithilfe zu verweigern. Da viele Verhaltensweisen im Verlauf meist hoch automatisiert gezeigt werden, sollten diese zunächst schriftlich über einen Zeitraum von mehreren Tagen vom Angehörigen protokolliert werden (Beispiele für Arbeitsblätter zur Erfassung von Mithilfe in Fricke 2021).

Manchmal wollen Angehörige mit dem neuen Wissen, dass die Mithilfe beim Zwang längerfristig ungünstig ist, diese sofort einstellen. Dabei besteht jedoch die Gefahr, dass der Betroffene überfordert wird und somit Konflikte und Misserfolge hoch wahrscheinlich werden. Wichtig ist daher, dass Angehörige und Patienten und Patientinnen konkret vereinbaren, wie eine Reduktion der Mitarbeit seitens des Angehörigen aussehen soll, denn die Chancen für Erfolge sind deutlich höher, wenn die Schritte gut vorbereitet und gemeinsam abgesprochen sind. In den meisten Fällen ist dafür eine Reduktion in kleinen Schritten in einzelnen Bereichen sinnvoll, die abhängig von den Erfolgen ausgeweitet wird.

Fallbeispiel: Reduktion der »Mithilfe« beim Zwang

Die Eltern von Frau P. waren sehr belastet durch die Erkrankung ihrer Tochter. Beide mussten bestimmte Zwangsregeln einhalten, die Mutter musste täglich mehrere Ladungen Kleidung in der Maschine reinigen. Der Vater war vor allem durch Wünsche nach Rückversicherungen belastet. Diese bezogen sich darauf, dass er seiner Tochter mehrere Male bestätigen musste, dass etwas nicht gefährlich sei. Beide Eltern hatten wiederholt die Erfahrung gemacht, dass ihre Tochter emotional hoch belastet war, wenn sie die Mithilfe verweigerten. Alle Beteiligten litten zudem unter den häufigen Konflikten. In einem gemeinsamen Gespräch wurde der Familie erläutert, warum diese Form der Unterstützung durch die Eltern längerfristig den Zwang verstärkt, auch wenn

Frau P. sich kurzfristig entlastet fühlt. Erläutert wurde aber auch, dass Frau P. überfordert ist, wenn die Eltern ihre Hilfe abrupt einstellen. Gemeinsam wurden dann realistische und für Frau P. bewältigbare Schritte vereinbart. Die Eltern wurden zudem ausdrücklich ermutigt, sich an die Vereinbarung zu halten, auch wenn Frau P. negativ reagierte. Diese wiederum versprach, sich zu bemühen, die Eltern nicht unter Druck zu setzen, wenn diese sich an die Vereinbarungen hielten.

Exposition und Reaktionsmanagement: Expositionen gelten als die wirkungsvollste Symptomtechnik zur Reduktion von Zwängen und kommen daher bei fast jedem Patienten und jeder Patientin zur Anwendung. Eine wichtige Voraussetzung besteht darin, dass der Patient oder die Patientin die Wirkungsweise dieser Technik versteht und darauf eingestellt ist, dass Motivation und Durchhaltevermögen notwendig sind, damit er oder sie längerfristig profitieren kann.

Grundsätzlich ist es sinnvoll, auch den Angehörigen Informationen über das Expositionskonzept zu geben, damit sie den Sinn der Übungen und die damit verbundenen Belastungen verstehen und den Patienten oder die Patientin unterstützen können, insbesondere wenn er oder sie Motivationseinbrüche hat oder Übungen an schlechten Tagen nicht so erfolgreich sind. Finden (begleitete) Expositionen in häuslicher Umgebung statt, so sollten die Angehörigen natürlich darüber informiert werden und damit einverstanden sein. Manchmal unterstützen Angehörige den Patienten oder die Patientin auch direkt bei den Expositionsübungen:

Fallbeispiel: Begleitete Exposition bei Kontrollzwängen

Herr B. führte abends vor dem Schlafengehen immer eine ca. 30 bis 60 Minuten dauernde »Kontrollrunde« durch, in der er nach einem festen Ablauf elektrische Geräte, Wasserhähne, Türen und Fenster kontrollierte. Es fiel ihm extrem schwer, eigenständig die Zeiten zu reduzieren oder bestimmte Geräte auszulassen. Seine Ehefrau bot an, ihn zu unterstützen, indem sie ihn bei den Kontrollrunden begleitete, worüber er sich sehr freute. Gemeinsam vereinbarten sie eine zeitliche Obergrenze für die Kontrollen, die er in Abhängigkeit von seinen Fortschritten weiter reduzierte. Damit Frau B. nicht zu sehr als Sicherheitssignal fungierte, besprachen beide, dass sie bei den ersten Expositionen mit dem Rücken zur Herrn B. steht und im weiteren Verlauf den räumlichen Abstand zu ihm erhöht, bis sie sich außerhalb des Raums aufhielt, in welchem Herr B. kontrollierte. Auf diese Weise war es ihm möglich, das zwanghafte Kontrollieren zu reduzieren, bis es schließlich im Normalbereich lag.

Damit eine Unterstützung bei den Expositionsübungen durch den Angehörigen erfolgreich sein kann, ist neben dem Einverständnis der Patientin oder des Patienten wichtig, dass der oder die Angehörige nicht nur die notwendigen Kenntnisse hat, sondern vorher prüft, ob sie oder er sich die Unterstützung zutraut und sich persönlich für geeignet hält (also z. B. geduldig genug ist). Außerdem sollte sichergestellt sein, dass sie oder er die nötigen zeitlichen Ressourcen hat. Zu bedenken ist immer auch, wie sich die Unterstützung auf die Beziehung auswirkt, wenn der oder die Angehörige in eine Art Co-Therapeutenrolle kommt. Die Beziehung zwischen Herrn und Frau Born war positiv, Herr Born konnte das Angebot dankbar als konkrete Unterstützung in einem Bereich annehmen, so wie er in anderen Bereichen etwas für seine Frau tat (z. B. das samstägliche Einkaufen, was sie nicht mochte). Wenn Ihnen als Therapeut im Hinblick auf die Beziehungsdynamik eine Unterstützung problematisch erscheint, sollten Sie lieber davon abraten und andere Lösungen suchen.

22.4 Arbeit am Hintergrund

Die Arbeit an den zugrundeliegenden Problembereichen ist insbesondere relevant für die längerfristige Aufrechterhaltung der Erfolge. Menschen im nahen Umfeld des Betroffenen, zu denen eine positive Beziehung besteht, können hierzu auf unterschiedliche Weise einen wichtigen Beitrag leisten.

Sie können den Selbstwert stärken, indem sie signalisieren, dass sie den Betroffenen schätzen, dass er oder sie sich auf sie verlassen kann, dass sie gern mit ihm oder ihr Zeit verbringen etc. Sie können außerdem emotionale Unterstützung geben, indem sie Lob für Fortschritte und Trost bei Rückschlägen aussprechen. Sie können außerdem mit dafür sorgen, dass der Zwang im Alltag nicht das bestimmende Thema ist, sondern sie in anderen Bereichen die Beziehung ganz normal gestalten. Auch die Anregung positiver Aktivitäten als Ausgleich zu den Belastungen durch die Erkrankung ist für alle Beteiligten empfehlenswert.

Funktionalitäten: Zwänge erfüllen sehr häufig intraindividuell oder auch interpersonell eine Art Aufgabe (Funktionalität; siehe auch Förstner et al. 2011; Fricke 2021). Man könnte sie mit Zarbock (2011, S. 133) auch als »unteroptimalen Lösungsversuch« bezeichnen, wenn bestimmte Entwicklungsaufgaben, Anforderungen oder auch Konflikte – oft aufgrund individueller Vulnerabilitäten – zu einer Überforderung geführt haben. Der Gesamterfolg einer Verhaltenstherapie hängt oft erheblich davon ab, inwieweit es gelingt, diese Funktionalitäten zu bearbeiten.

Angehörige spielen in diesem Zusammenhang häufig eine wichtige Rolle, wobei es von der individuellen Problematik abhängt, auf welche Weise und in welchem Ausmaß sie in die Therapie miteinbezogen werden. Im Folgenden werden einige Beispiele genannt, für ausführlichere Informationen mit Beispielen sei auf Förstner et al. (2011), Fricke (2016) und Hand (2008) verwiesen.

Fallbeispiel: Herstellen von Nähe durch Zwänge

Herr S. litt unter Zwangsgedanken, dass er seinen sechsjährigen Sohn missbraucht haben könnte. Zum Neutralisieren der Befürchtungen holte er sich (neben anderen Verhaltensweisen) vielfach am Tag Rückversicherungen bei seiner Ehefrau ein, die zunehmend gereizt reagierte. Er vereinbarte mit der Ehefrau eine gewisse Anzahl von Rückversicherungen, die er am Tag nicht überschreiten und langsam reduzieren wollte. Im weiteren Verlauf der Therapie wurde deutlich, dass Herr S. den Eindruck hatte, dass seine Frau ihn gar nicht mehr liebte, sondern beide nur noch nebeneinander her lebten. Nur im Rahmen der Rückversicherungen fühlte er sich von ihr beachtet. In einem gemeinsamen Termin mit dem Therapeuten sprach er sehr offen mit seiner Frau darüber. Diese teilte seinen Eindruck, dass beide seit der Geburt des Kindes ihre Paarbeziehung vernachlässigt hätten, und war sehr froh, dass ihr Mann diese Thematik ansprach. Beide fassten den Entschluss, daran etwas zu ändern. Erste Schritte wurden im Termin mit dem Therapeuten erarbeitet, weitere Maßnahmen besprach das Paar in den weiteren Wochen in Eigenregie. Der Therapeut fragte von Zeit zu Zeit interessiert nach, ein erneuter gemeinsamer Termin war aber nicht erforderlich, da das Paar so viele Kompetenzen besaß, dass sie keine weitere Unterstützung benötigten.

Fallbeispiel: Konfliktregulation bei kommunikativen Defiziten

Die Beziehung von Herrn und Frau W. war geprägt durch zahlreiche erbitterte Konflikte um alltägliche Dinge, beide fühlten sich vom anderen nicht ausreichend wertgeschätzt. Streitereien führten aufgrund der erhöhten Anspannung zur Zunahme von Ordnungszwängen bei Frau W., gleichzeitig waren diese Zwänge wiederum eine Art Strafe für Herrn W., weil seine Ehefrau beispielsweise statt eines gemeinsamen Fernsehabends Ordnungszwänge ausführte. Ein gemeinsames Gespräch mit der Therapeutin ergab, dass beide die Beziehung gern fortführen wollten, jedoch die Konflikte als extreme Belastung sahen. Dabei wurde auch deutlich, dass bei beiden Partnern ausgeprägte kommunikative Defizite vorlagen, sie gleichzeitig sehr motiviert waren, daran etwas zu ändern. Die Therapeutin empfahl ein Selbsthilfebuch für Partnerschaftsprobleme (Schindler et al. 2017), das beide gemeinsam Kapitel für Kapitel einschließlich der Arbeitsblätter und Übungen durcharbeiteten. Frau W. führte weiter die Einzeltherapie durch, in der sie Fragen und Fortschritte ihrer Paartherapie-in-Eigenregie bei Bedarf ansprechen konnte. Im Verlauf der Zeit verbesserte sich die Beziehung deutlich, so dass eine weiterführende Paartherapie nicht notwendig war.

Fallbeispiel: Konflikt- und Distanzregulation durch Zwänge

Frau U. berichtete in der Eingangsphase, dass sie unter ausgeprägten Waschzwängen leide, die sich im Rahmen von zahlreichen Konflikten mit dem Ehemann sehr verstärkten. Ein Streitpunkt seien die Besuche bei ihren Schwiegereltern. Diese empfinde sie als grenzüberschreitend und abwertend. In der Vergangenheit sei ihr Mann ihr mehrfach in den Rücken gefallen, wenn sie den Schwiegereltern Grenzen setzte, was für sie mit starker Demütigung verbunden war. In den letzten Monaten konnten mehrfach Besuche bei und von den Schwiegereltern nicht stattfinden, weil ihre Zwänge zu stark ausgeprägt waren. In den weiteren Stunden wurde deutlich, dass neben dem Thema »Schwiegereltern« zahlreiche weitere grundlegende Konflikte bestanden und Frau U. gar nicht sicher war, ob sie mit ihrem Mann zusammenbleiben oder sich trennen wollte. Im Rahmen der Erarbeitung eines gemeinsamen Störungsmodells verstand Frau U., dass Zwänge »Aufgaben« in der Beziehung erfüllten und eine Reduktion längerfristig ohne Lösung der Konflikte nicht möglich wäre.

Eine Bearbeitung dieser zahlreichen Paarprobleme überschritt den Rahmen der Einzeltherapie mit der Möglichkeit zu einzelnen gemeinsamen Gesprächen bei weitem, auch handelte es sich nicht nur um kommunikative Defizite, so dass die Therapeutin Herrn und Frau U. empfahl, einen Paartherapeuten aufzusuchen, um gemeinsam an einer Lösung ihrer Beziehungskonflikte zu arbeiten.

22.5 Abschlussphase

Am Ende einer erfolgreichen Therapie ist die Patientin oder der Patient idealerweise zum Experten ihrer oder seiner Erkrankung geworden, sie oder er ist motiviert, Expositionsübungen regelmäßig fortzuführen, wenn sie oder er nicht symptomfrei ist, sie oder er kennt ihre oder seine Risikofaktoren und weiß mit ihnen umzugehen.

Auch wenn zu diesem Zeitpunkt im Alltag die Unterstützung durch Angehörige gar keine oder zumindest nur eine geringe Rolle spielt, so kann ihr Blick von außen hilfreich sein im Rahmen der Rückfallprophylaxe. Häufig bemerken nämlich Menschen im nahen Umfeld früher als die Patientin oder der Patient, wenn sich Zwänge wieder einschleichen oder wenn Risikofaktoren wirksam werden. Machen sie sie oder ihn früh darauf aufmerksam, so kann sie oder er schneller wieder gegensteuern und Rückfälle verhindern.

22.6 Zusammenfassung

Angehörige von Zwangskranken können einen erheblichen Einfluss auf die Symptomatik haben. Einerseits können sie zur Aufrechterhaltung und Verstärkung durch »Mithilfe« beim Zwang oder im Rahmen von Funktionalitäten beitragen, auf der anderen Seite können positive Beziehungen durch emotionale und co-therapeutische Unterstützung die Reduktion der Erkrankung fördern. Zur Erhöhung der Erfolgsaussichten einer Therapie ist es daher von großer Bedeutung, einen möglichen Einfluss von Angehörigen möglichst frühzeitig im Rahmen der Exploration, der Hypothesenbildung zu bedenken und im Rahmen der Therapieplanung zu berücksichtigen.

Literatur

Förstner U, Külz AK, Voderholzer U (2011) Störungsspezifische Behandlung der Zwangsstörungen. Ein Therapiemanual. Stuttgart: Kohlhammer.
Fricke S (2021) Therapie-Tools Zwangserkrankungen. 2. Aufl. Weinheim: Beltz.
Fricke S, Armour K (2018) Dem Zwang die rote Karte zeigen. 3. Aufl. Köln: Psychiatrie-Verlag.
Fricke S, Rufer M (2009) Angehörigenberatung bei Zwangserkrankungen – Information, Unterstützung, Erhöhung der Lebensqualität. Notfall & Hausarztmedizin 35: 99–103.
Hand I (2008) Strategisch-systemische Aspekte der Verhaltenstherapie. Wien: Springer.
Külz AK, Lumpp A, Herbst N et al. (2010) Welche Funktionen erfüllen Zwangssymptome? – Ergebnisse einer Analyse im stationären Setting. Verhaltenstherapie 20: 101–108.
Rufer M, Fricke S (2016) Der Zwang in meiner Nähe. Rat und Hilfe für Angehörige von zwangskranken Menschen. 2. Aufl. Bern: Hogrefe.
Rufer M, Fricke S (2012) Behandlung von Zwangserkrankungen. Angehörige miteinbeziehen. Hausarzt Praxis 14–15.
Schindler L, Hahlweg K, Revenstorf D (2017) Partnerschaftsprobleme? So gelingt Ihre Beziehung. Handbuch für Paare. Berlin: Springer.
Stengler-Wenzke K, Kroll M, Matschinger H et al. (2006) Quality of life of relatives of patients with obsessive-compulsive disorder. Compr Psychiatry 47: 523–527.
Thompson-Hollands J, Abramovitch A, Tompson MC et al. (2015) A randomized clinical trial of a brief family intervention to reduce accommodation in obsessive-compulsive disorder: a preliminary study. Behav Ther 46: 218–229.
Thompson-Hollands J, Edson A, Tompson MC et al. (2014) Family involvement in the psychological treatment of obsessive-compulsive disorder: A meta-analysis. J Fam Psychol 28: 287–298.
Trosbach J, Angermeyer MC, Stengler-Wenzke K (2003) Zwischen Einbezogensein und Widerstand: Angehörige im Umgang mit Zwangserkrankten. Psych Praxis 30: 8–13.
Zarbock G (2011) Praxisbuch Verhaltenstherapie. Grundlagen und Anwendungen biografisch-systemischer Verhaltenstherapie. 3. Aufl. Lengerich: Pabst.

Sachwortregister

A

Abhängigkeit 135
Abwehrmechanismen 57
Acceptance und Commitment Therapy 182
Achtsamkeit 208
Achtsamkeitsbasierte Verfahren 182
Affektive Störungen 111, 121
Aggression 55, 67, 150
Aggressive Zwangsgedanken 146
Agomelatin 232
Akzeptanz- und Commitment-Therapie (ACT) 212
Akzeptierende Haltung 213
Ambivalenz 30, 60
AMDP-Modul 89
Angehörige 30, 190, 196, 200, 248, 262, 266
Angst 24, 61, 97, 101, 104, 111, 146, 158, 168, 206
Angststörungen 23, 25, 35, 39, 54, 119, 162, 233
Anxiolytika 26
Arbeitsrehabilitation 248
Assoziationsspaltung 199
Ätiologie 41, 156
Atypische Antipsychotika 162
Aufmerksamkeitsdefizit- und Hyperaktivitätsstörung (ADHS) 125, 147
Augmentation 236
Autismus-Spektrum-Störungen (ASS) 126

B

Behandlungsdauer 233
Bewegungs- und Sporttherapien 250
Bildgebungsstudien 140
Bindungsvermeidung 189
Bipolare Störung 39

C

Children's Yale-Brown Obsessive Compulsive Scale (CY-BOCS) 148
Citalopram 161
Clomipramin 228, 232, 235

D

Defusion 214
Depression 26, 158, 161, 233
Dermatotillomanie 96
Diagnostik 148, 169, 178
Diagnostisches Interview bei Psychischen Störungen (DIPS) 87
Differenzialdiagnose 121
Digital vermittelte Therapien 256
Digitale Gesundheitsanwendungen 255
DSM-5 23, 87, 91, 102, 109, 133, 146
Duloxetin 232
Dysfunktionale Bewertungsprozesse 202
Dysfunktionale Grundannahme 197
Dysfunktionale Kognitionen 218
Dysfunktionale Überzeugungen 209
Dysfunktionalität 134

E

Einsichtsfähigkeit 91
Elektrokonvulsionstherapie (EKT) 184
Eltern 145, 150
Emotionale Unterstützung 272
Emotionen 25, 28, 122, 137, 165
Emotionsregulation 196
Epidemiologie 32
Epidemiologische Studien 34, 117
Ergotherapie 250
Erstgespräch 267
Escitalopram 112, 161, 228
Essstörungen 100
Exposition 149, 185, 193–195, 198, 200, 209, 262, 271
Exposition mit Reaktionsmanagement 182, 192 f.

Sachwortregister

Exposition mit Reaktionsverhinderung 223

F

Familie 149, 165, 170
Fernbehandlungen 256
Flexibilität 218
Fluoxetin 231
Fluvoxamin 231
fMRT 79
Funktionell bildgebende Untersuchungen 75
Funktionsbeeinträchtigungen 35

G

Gedanken 28
Gewissenhaftigkeit 108
Globalisierung 164

H

Hexaflex 215
Home Treatment 247
Horten 111, 157
Hypochondrie 102

I

ICD-10 87, 133, 159
ICD-11 87, 110
Impulse 26
Impulsives Verhalten 139
Impulsivität 96 f.
Impulskontrollstörungen 98, 104
Innere Ereignisse 221
Innerer Drang 21
Intelligenz 38
Intrusionen 111, 202, 206 f.

K

Kindliche Zwangsstörungen 68
Klassische Konditionierung 220
Kognitionen 165, 216
Kognitive Neubewertung 196
Kognitive Störungen 159
Kognitive Techniken 197
Kognitive Verhaltenstherapie (KVT) 65, 77, 149, 152, 158, 179, 181, 188, 198, 209, 212
Kombination 236
Kombinationstherapie 198
Kommunikation 99

Komorbidität 36, 39, 99, 112, 136, 169
Konflikte 272 f.
Kontamination 55, 167
Kontaminationsbefürchtungen 91
Kontrollbedürfnis 179
Kontrolle 22, 55, 189
Kontrollstrategie 223
Kontrollverhalten 97
Kontrollverlust 55, 207
Kontrollversuche 218
Kontrollzwänge 27, 76
Körperdysmorphe Störung 100
Krankheitsverarbeitung 171
Kulturelle Aspekte 168, 171
Kurztherapien 180

L

Lebensspanne 41
Lösungsorientierte Methoden 71

M

Major Depression 39
Maladaptive Überzeugungen 207
Manipulation 30
Medikamentöse Behandlung 150, 227, 234
Metaanalyse 38, 78, 266
Metakognitionen 92
Metakognitive Therapie 199, 206
Migration 164
Mirtazapin 161
Musiktherapie 251

N

Nähe-Distanz-Regulierung 67
Nebenwirkungsprofil 237
Negative Verstärkung 223
Neue Technologien 261
Neurobiologische Veränderungen 77
Neurofeedback 79
Neurotizismus 39
Neurowissenschaften 74
Neutralisation 195, 197

O

Obsessiv-zwanghaftes Verhalten 166
Offenheit 222
Ordnung 108
Ordnungsrituale 97

P

Paarbeziehung 273
Paradoxe Interventionen 71
Paroxetin 231
Pathologisches Horten 96
Peergroup 165
Perfektion 108
Perfektionismus 125
Persönlichkeitsstörungen 119, 125, 158
Pharmakotherapie 167
Physiologische Abläufe 28
Plasmaspiegel 234
Posttraumatische Belastungsstörung (PTBS) 167
Prävalenz 160
Psychische Flexibilität 213, 215
Psychoanalytische Objektbeziehungstheorie 58
Psychodynamische Ansätze 54
Psychodynamische Diagnostik 57
Psychodynamische Perspektive 61
Psychoedukation 149, 189
Psychopathologie 27
Psychopharmakologische Behandlung 237
Psychosoziale Beeinträchtigung 112
Psychosoziale Funktionsbeeinträchtigung 110
Psychosoziale Interventionen 242
Psychosoziale Leistungsfähigkeit 140
Psychotische Symptome 161

R

Reaktionsmanagement 194
Regression 56
Reinigungszwänge 146
Reiz-Reaktivität 140
Religiöse Überzeugungen 167
Remission 227
Repetitive transkranielle Magnetstimulation (rTMS) 78
Rezidiv 227
Rigide Über-Ich-Struktur 56
Rigides Wertesystem 68
Rigidität 108, 125, 157
Risikobereitschaft 193
Risikofaktoren 36, 38, 41, 274
Rückfallprophylaxe 274
Rückzug 192

S

S3-Leitlinie 86, 177 f., 199, 242
Scham 248
Schematherapie 212

Schizophrenie 120, 122
Schuldgefühle 68
Screening 86
Screening-Fragen 31, 86
Selbsthilfe 179
Selbstwertgefühl 112, 249
Selektive Serotonin-Wiederaufnahmehemmer (SSRI) 113, 151, 183, 198, 228
Serotonin-Wiederaufnahmehemmer (SSRI) 161
Sertralin 161, 232
Sexualität 55
Somatisierung 59
Soziale Gruppen 171
Soziale Kompetenz 66
Soziodemografische Faktoren 37
Sozioökonomischer Status 37
Spezifische Phobie 40
Stereotype Verhaltensmuster 64
Stereotypisiertes Verhalten 126
Stress 69, 97, 104, 137, 165
Strukturiertes klinisches Interview 87
Substanzkonsum 136 f.
Substanzmissbrauch 40, 120
Suchterkrankungen 111, 132, 139
Suizidalität 101
Systemische Perspektive 70
Systemische Therapie 70

T

Technikgestützte Behandlung 262 f.
Telefoninterventionen 256
Telemedizinische Behandlung 258
Therapeutische Beziehung 172, 189, 193
Therapieadhärenz 260
Therapiemotivation 203
Therapieplanung 191, 263, 267
Therapieprozess 192, 210, 248
Therapieresistenz 228
Therapieverlauf 270
Therapieziele 267
Tic-Störungen 120, 124, 147
Tiefe Hirnstimulation 184
Transkranielle Gleichstromstimulation (tDCS) 78
Transkranielle Magnetstimulation (TMS) 184
Traumatisierungen 189
Trichotillomanie 96

U

Übertragung 170
Übertragungsfokussierte Therapie 60
Unsicherheit 30

V

Verantwortungsabgabe 196
Verfahren der dritten Welle 217
Verhalten 216
Verhaltensanalyse 169, 191 f.
Verhaltensexperimente 197
Verhaltensexzesse 180
Verhaltenssüchte 102
Verheimlichung 29, 60
Vermeidung 25, 202
Vermeidung von Schuldgefühlen 197
Videogestützte Therapie 259, 264

W

Waschzwänge 27, 76, 91
Weltgesundheitsorganisation (World Health Organization, WHO) 177
Werte 215, 223
Widerstand 22, 129
Wiederholte Verhaltensweisen 24

Y

Yale-Brown Obsessive Compulsive Scale (Y-BOCS) 77, 88

Z

Zählzwänge 99
Zwanghafte Persönlichkeitsstörung 27, 57, 107, 110
Zwanghaftes Horten 103
Zwanghaftes Kontrollieren 146
Zwanghaftes Verhalten 135
Zwangscharakter 134
Zwangsgedanken 23, 41, 56, 88, 146, 157, 190, 195, 203, 208, 227, 273
Zwangshandlungen 23, 56, 58, 88, 99, 122, 146, 157, 227
Zwangshorten 157
Zwangsimpulse 118
Zwangsneurose 58
Zwangsspektrumsstörungen 26, 96, 99
Zwangsstörung im Alter 155
Zwangsstörungen 21, 33, 40, 64, 75, 85, 117, 129, 135, 145, 155, 169, 177, 183, 203, 206, 212, 227, 242, 264
Zwangsstörungen im Kindes- und Jugendalter 145, 151
Zwangssymptome 54, 60, 64, 112, 123, 147, 160, 180, 209
Zwangsvorstellungen 166
Zwischenmenschliche Kontrolle 108